普通医药院校创新型系列教材

# 护理心理学

刘佩健　肖炜明　主编

科学出版社

北京

## 内 容 简 介

本教材为成人教育创新型系列教材之一,在编写时突破传统教材框架,强调心理学知识与护理学专业实践的交织与融合,由浅入深、循序渐进。本教材共分为十一章,主要内容包括心理学的基础知识、理论、治疗和护理基本技术知识,以及护理心理学在临床实践中的具体应用。

本教材的编制专供医学院校护理学成人教育的相关对象,同时可供高校护理专业学生及从事各层次护理专业教学、护理管理工作者进行参考、学习使用。

---

**图书在版编目(CIP)数据**

护理心理学/刘佩健,肖炜明主编. —北京:科学出版社,2018.2

普通医药院校创新型系列教材
ISBN 978-7-03-055552-6

Ⅰ.①护… Ⅱ.①刘… Ⅲ.①护理学-医学心理学-医学院校-教材 Ⅳ.①R471

中国版本图书馆 CIP 数据核字(2017)第 286594 号

责任编辑:闵 捷
责任印制:谭宏宇 / 封面设计:殷 靓

科学出版社 出版
北京东黄城根北街 16 号
邮政编码:100717
http://www.sciencep.com

南京展望文化发展有限公司排版
广东虎彩云印刷有限公司印刷
科学出版社发行 各地新华书店经销

\*

2018 年 2 月第 一 版　开本:889×1194 1/16
2021 年 3 月第六次印刷　印张:13 1/2
字数:376 000

**定价:45.00 元**
(如有印装质量问题,我社负责调换)

普通医药院校创新型系列教材

# 专家指导委员会

**主任委员**

龚卫娟

------

**委　员**

（按姓氏笔画排序）

| | | | | |
|---|---|---|---|---|
| 丁玉琴 | 万小娟 | 王　艳 | 王劲松 | 刘永兵 |
| 刘佩健 | 许正新 | 李吉萍 | 李国利 | 肖炜明 |
| 吴洪海 | 张　菁 | 张　瑜 | 陈玉瑛 | 郁多男 |
| 季　坚 | 郑　英 | 胡　艺 | 胡兰英 | 祝娉婷 |
| 贾筱琴 | 康美玲 | 梁景岩 | 葛晓群 | 程　宏 |
| 谢　萍 | 窦英茹 | 廖月霞 | | |

普通医药院校创新型系列教材

# 《护理心理学》
# 编辑委员会

主 编
刘佩健　肖炜明

副主编
祝娉婷

---

编 委
（按姓氏笔画排序）

王 艳　师 亚　刘佩健　肖炜明　何兴萍
陈爱民　祝娉婷　韩 荟　韩 婷

# 前 言

随着教育改革的深入和教育思想的更新,护理学科的教育也发生了巨大变化,本教材根据学科内容体系编写,主要体现以下特点:一是精选和逐步更新内容。二是着重讲清分析问题的思路和方法,处理好基本概念、基本方法与教学难度的关系,抓住问题的实质。三是教材体系符合教学对象接受知识的规律:教材体系恰当,体现出由简单到复杂,由低级到高级,由特殊到一般,由具体到抽象的辩证法认识论,易于教学对象接受。四是讲究辩证法,首先要抓主要矛盾,其次要充分运用特殊与一般关系的原理,使教学对象能举一反三,触类旁通。五是叙述详略应恰到好处:教材要适合自学,该详则详,该简则简,详简得当,恰到好处。六是选好案例,引导与培养教学对象应用基本理论分析解决问题的能力,并进一步搞清基本概念,启发学生学有所用,用有所疑,疑有所思,从而将所学知识融会贯通,所选案例应具有概念性、典型性、灵活性和明确的目的性。

本书共分为十一章。第一章绪论,介绍护理心理学的基础知识、发展进程及研究方法;第二章心理学基础知识,介绍心理现象、人格及主要心理学理论;第三章心理卫生,介绍心理卫生的基础知识、不同年龄阶段和不同群体的心理卫生;第四章心理应激,介绍应激的基础知识、应激过程及管理;第五章心理评估,介绍评估与测量方法、心理问题与应激相关因素的评估;第六章异常心理,介绍常见的异常心理与精神障碍;第七章心理治疗与护理基本技术,介绍常见的心理疗法与技术;第八章患者心理与护患关系,介绍患者的基本心理特点、护患关系及护患沟通;第九章心理护理,介绍心理护理的基本知识、程序及常见临床疾病患者的心理护理;第十章心身疾病的心理护理,介绍心身疾病的基础知识、诊治及预防;第十一章心理健康教育,介绍心理健康教育的基础知识、内容及方法。

本书结构设计主要围绕三大模块进行构思,第一模块即心理学与护理心理学的基础知识,介绍相关概念、护理心理学的发展及其与整体护理的关系、涉及的心理学理论;第二模块即心理健康与心理异常,以及心理评估、治疗与护理基础技术知识,目的在于使护理人员学会区别健康与异常状态,同时掌握心理学的评估及治疗方法;第三模块即护理心理学的特色部分,重点介绍护理领域常见临床疾病的心理问题、护理措施及实施护理健康教育方法。

除上述特点外,编写教材内容的过程中,着重考虑教材应能培养教学对象掌握以下能力:① 科学思维能力,即思维应是辩证且符合逻辑规律的,而不是条式前后矛盾的;应是创造性的,而不是保守的;应是发散的,而不是收敛的;应是升华的,而不是凝固的。② 自学能力和树立自学成才的信心,激发"再创造的创造精神"。③ 科学研究的方法论:如模型法、理想化法、元过程法等。④ 分析和解决问题的能力:通过钻研基本内容,在教学方法的应用过程中逐步培养分析与解决问题的能力。⑤ 严谨的科学工作作风和治学态度。⑥ 撰写科学论文和科技文献的能力。

本教材在编写过程中,得到了扬州大学护理学院、扬州大学附属医院和扬州大学临床医学院各级领导的关心和大力支持。就组织管理而言,扬州大学护理学院各级领导都很重视此教材的出版工作,多次就编写的形式、内容等组织相关专家讨论、论证。本书由扬州大学护理学院出版基金资助。承担本教材撰写的作者为从事医学心理学教育、临床护理工作的护理专家和护理学院的双师制教师,除承担护理临床、教学、科研工作之外,还集中精力编写此书,实属不易,在此对他们的辛勤劳动及严谨工作表示感谢。受编者水平所限,对书中不足和错误之处,恳请各位专家及使用本教材的师生和护理界同仁不吝赐教,提出宝贵意见。

主编

2017 年 11 月

# 目 录

前言

## 第一章 绪论 001

第一节 护理心理学概述 002
 一、护理心理学的相关概念 002
 二、护理心理学的特征和学科性质 003
 三、护理心理学的研究对象和研究内容 005
 四、护理心理学的研究任务 006
第二节 护理心理学发展进程 007
 一、护理心理学的发展简史 007
 二、护理心理学的发展现状 008
 三、护理心理学的发展趋势 010
第三节 护理心理学研究方法 011
 一、护理心理学研究基本原则 011
 二、护理心理学研究基本方式 012
 三、护理心理学研究常用方法 013

## 第二章 心理学基础知识 017

第一节 心理现象 017
 一、认知过程 017
 二、情绪与情感过程 023
 三、意志过程 027
第二节 人格 028
 一、人格的概述 028
 二、人格倾向性 029
 三、人格心理特征 031
 四、自我意识 034
第三节 主要心理学理论 035
 一、精神分析理论 036
 二、行为主义理论 038
 三、人本主义理论 040
 四、认知心理学理论 041
 五、心理生理学理论 043
 六、健康信念理论 044
 七、激励理论 045

## 第三章 心理卫生 049

第一节 心理卫生概述 049
 一、心理卫生的概念 049

二、心理健康的标准　049
　　三、心理卫生的工作内容及范围　050
第二节　不同年龄阶段的心理卫生　052
　　一、胎儿期心理卫生　052
　　二、婴幼儿期心理卫生　054
　　三、儿童期心理卫生　055
　　四、青少年心理卫生　056
　　五、青年期心理卫生　057
　　六、中年期心理卫生　058
　　七、老年期心理健康　059
第三节　不同群体的心理卫生　060
　　一、家庭心理卫生　060
　　二、学校心理卫生　061
　　三、工作场所心理卫生　062
　　四、社区心理卫生　063

# 第四章　心理应激　066

第一节　应激概述　066
　　一、应激的概念　066
　　二、应激理论模型　067
　　三、心理应激的意义　068
第二节　应激过程　068
　　一、应激源　068
　　二、应激中介机制　070
　　三、应激反应　076
第三节　应激管理　077
　　一、心理应激对健康的影响　077
　　二、心理应激的控制　077
　　三、心理应激系统在临床工作中的应用　079

# 第五章　心理评估　080

第一节　心理评估基本方法　080
　　一、行为观察法　080
　　二、临床访谈法　081
　　三、心理测验法　084
第二节　智力测验　087
　　一、智力与智商　087
　　二、常用智力测验　088
　　三、人格测验　089
　　四、症状评定量表　092
第三节　心理问题评估　093
　　一、自我观念评估　093
　　二、认知评估　093
　　三、情绪及情感评估　094
　　四、患者角色及适应性评估　094
　　五、家庭评估　095
　　六、文化评估　095
　　七、环境评估　096
第四节　应激相关因素的评估　096
　　一、生活事件的评估　096
　　二、应对方式的评估　097
　　三、社会支持的评估　097

# 第六章　异常心理　099

第一节　异常心理　099
　　一、异常心理的概念　099
　　二、异常心理的区分与判断标准　099
　　三、异常心理的影响因素　100
　　四、异常心理的分类　101
第二节　常见的异常心理　102
　　一、认知障碍　102
　　二、情感障碍　105
　　三、意志行为障碍　106
第三节　常见的精神障碍　107

| | | | |
|---|---|---|---|
| 一、精神分裂症 | 107 | 四、人格障碍 | 116 |
| 二、心境障碍 | 110 | 五、性变态 | 117 |
| 三、神经症 | 113 | | |

## 第七章　心理治疗与护理基本技术　　122

| | | | |
|---|---|---|---|
| 第一节　心理治疗概述 | 122 | 三、行为疗法 | 129 |
| 　一、心理治疗的概念 | 122 | 四、精神分析疗法 | 132 |
| 　二、心理治疗的发展 | 122 | 五、家庭疗法 | 132 |
| 　三、心理治疗的基本要求和原则 | 123 | 六、婚姻疗法 | 133 |
| 　四、心理治疗的使用范围 | 124 | 七、催眠疗法 | 134 |
| 　五、心理治疗注意要点 | 125 | 八、暗示疗法 | 135 |
| 第二节　常见心理疗法 | 125 | 九、森田疗法 | 135 |
| 　一、支持性心理治疗 | 125 | 十、集体心理疗法 | 136 |
| 　二、认知疗法 | 128 | | |

## 第八章　患者心理与护患关系　　138

| | | | |
|---|---|---|---|
| 第一节　患者的基本心理特点 | 138 | 三、护患关系发展趋势 | 143 |
| 　一、患者的角色变化 | 138 | 第三节　护患沟通 | 143 |
| 　二、患者的心理需要 | 139 | 　一、人际沟通基本知识 | 143 |
| 　三、患者的心理反应 | 140 | 　二、护患沟通原则 | 144 |
| 　四、患者心理的主要影响因素 | 141 | 　三、护患沟通方式与技巧 | 144 |
| 第二节　护患关系 | 142 | 　四、护患沟通影响因素 | 148 |
| 　一、护患关系模式 | 142 | 　五、护患沟通技巧训练 | 148 |
| 　二、护患关系分期 | 142 | | |

## 第九章　心理护理　　152

| | | | |
|---|---|---|---|
| 第一节　心理护理概述 | 152 | 三、心理护理的常用方法 | 158 |
| 　一、心理护理的概念 | 152 | 第三节　常见临床疾病患者的心理护理 | 158 |
| 　二、心理护理在整体护理的意义 | 152 | 　一、精神分裂症及其他精神病性障碍 | 158 |
| 　三、心理护理的实施形式 | 153 | 　二、常见内科患者的心理护理 | 160 |
| 　四、心理护理的基本要素 | 153 | 　三、常见外科患者的心理护理 | 161 |
| 第二节　心理护理程序 | 155 | 　四、常见妇产科患者的心理护理 | 164 |
| 　一、心理护理程序的概念 | 155 | 　五、常见儿童患者的心理护理 | 165 |
| 　二、心理护理程序的环节 | 156 | | |

## 第十章　心身疾病的心理护理　168

- 第一节　概述　168
  - 一、心身疾病的概念　168
  - 二、心身疾病的特点　168
  - 三、心身疾病的范围　169
  - 四、心身疾病的致病因素与发病机制　169
- 第二节　常见的心身疾病　170
  - 一、冠心病　170
  - 二、原发性高血压　171
  - 三、糖尿病　172
  - 四、消化性溃疡　172
  - 五、支气管哮喘　173
  - 六、肿瘤　174
- 第三节　心身疾病的诊治及预防　175
  - 一、心身疾病的诊断　175
  - 二、治疗　176
  - 三、心身疾病的护理　176
  - 四、心身疾病的预防　176

## 第十一章　心理健康教育　178

- 第一节　心理健康教育概述　178
  - 一、心理健康教育的概念　178
  - 二、心理健康教育的原则　179
- 第二节　心理健康教育内容　180
  - 一、心理社会因素对疾病影响的教育　180
  - 二、心身疾病患者的心理健康教育　181
  - 三、躯体疾病患者的心理健康教育　182
  - 四、康复患者的心理健康教育　183
- 第三节　心理健康教育方法　184
  - 一、个别教育技巧　184
  - 二、心理训练技巧　185

## 附　录　187

- 附录1　症状自评量表(SCL-90)　187
- 附录2　焦虑自评量表(SAS)　190
- 附录3　抑郁自评量表(SDS)　190
- 附录4　非精神科患者心理状态评估量表(MSSNS)　191
- 附录5　EPQ人格问卷　192
- 附录6　A型性格问卷　195
- 附录7　生活事件量表(LES)　196
- 附录8　特质应对方式问卷(TCSQ)　198
- 附录9　领悟社会支持量表(PSSS)　199
- 附录10　一般自我效能感量表(GSES)　200
- 附录11　工作倦怠量表　201
- 附录12　护士用住院患者观察量表(NOSIE)　202

## 主要参考文献　204

# 第一章

# 绪 论

## 学习要点

- **掌握**：护理心理学的研究对象和研究方法。
- **熟悉**：护理心理学的特征和学科性质及其与相关学科的关系。
- **了解**：国内外护理心理学发展概况及发展趋势。

医学模式(medical model)是人们对疾病和健康的基本看法与态度,反映了一定时间内医学研究的对象、方法、范畴和基本对策。大致是指医学的一种主导思想,它是某一时代的多种医学思想的集中反映,包括疾病观、健康观,它具有时代的特征。从定义中可知,一种医学模式影响着医学工作者的思维及行动方式,使他们带有一定倾向性的、习惯化的风格和特征,从而也影响医学工作的结果。

经典的西方医学以生物科学为基础,实验生理学和细胞病理学作为两大支柱,认为人体是细胞的"联合王国",是由不同细胞组成的器官构成在一起的一个生物体,任何疾病必定是在某一系统、某一器官,或者某一细胞团,甚至在生物分子水平上发生了可以测量的形态或生化方面的某些生物学变量上的变化,可明确其生物的残缺化的特定原因,从而采取"对号入座"的、一对一的特异性疗法来治愈疾病。它将人体看成一架机器,疾病被看成是机器的故障,医生的工作则是对机器的维修。这种医学模式,被称为生物医学模式。生物医学模式在医学史上发挥了巨大作用,它建立了有效的、特异性强的诊断治疗方法,有力地控制了许多生物因素所造成的人类疾病,特别是许多由生物因素导致的传染病的流行,为人类的健康事业做出了伟大贡献。但是随着社会的发展,科学技术的进步,逐渐发现它存在一定缺陷。主要体现在一方面它忽视了人的社会性,只注重生物医学方面的诊治,在其结构内没有给心理、社会、行为方面留下诊治、思维空间,淡化了心理因素、社会因素对健康的影响;第二方面,它总是用静态的观点考察人体,形成思维定势,在思考、认识健康,认识疾病,进行防治,习惯地、不自觉地撇开心理、社会因素,在医学思维方法上,给医务人员传播了一种不健全的跛脚思维模式;第三方面,它导致了医患关系的疏远,由于只从生物学的角度分析研究人,就必然把人的心理、社会因素抛弃了,关心患者、了解患者的伦理观念也淡漠了,患者与疾病分离,自然的人与社会的人,生理的人与有头脑、有思想的人被割裂了。

一直到1977年,美国纽约罗切斯特大学恩格尔教授(Engel GL)在《科学》杂志上发表的《需要一种新的医学模式——对生物医学的挑战》一文,对这一新医学模式做了有力的分析和说明。Engel认为,人不仅是生物的人,更重要的是社会的人,引起人类疾病的因素不仅有自然因素,而且还有社会、文化、心理、生态(环境)因素。也就是说,在健康与疾病问题上要同时考虑生物、心理和行为的,以及社会的多种因素的综合作用,它是一种系统的和整体观的医学模式(图1-1)。生物、心理、社会医学模式将生物科学、心理学和社会学的成果有机结合起来,从人体心身和所处环境及整个生态系统的相互作用中,综合考虑健康和疾病问题。该模式认为个体的生物因素,外界的社会因素都必

笔记栏

须通过个体的心理反映,才能对人体的健康和疾病发挥作用。同时,也只有通过生物的、心理的、社会的干预才能收到理想的疗效,即现在的医学指导思想应该是从"生物医学模式"向"生物—心理—社会医学模式"转变。

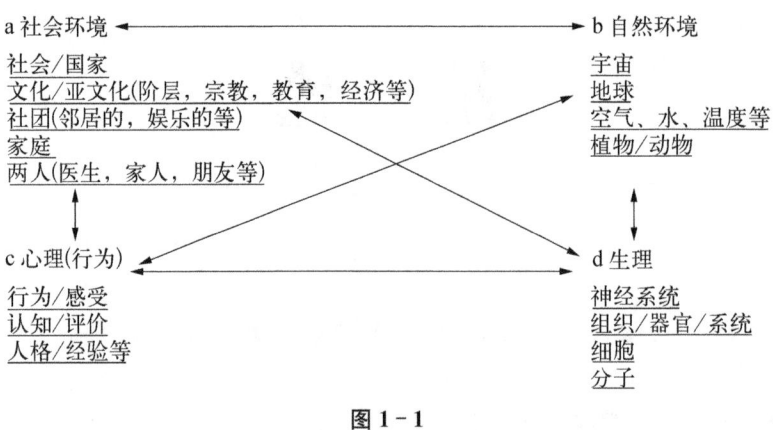

图 1-1

随着医学模式的转变,护理模式也从"以疾病为中心"的功能制护理向"以患者为中心"的"整体护理"的模式转变。在临床护理工作中,护士关注患者的心理反应和情绪变化,满足患者心理需求,对促进患者早日康复具有重要作用。另外,在临床护理工作中,维护护士的心理健康、锻造优秀护士人格对提高临床护理质量具有重要作用,因此,护士学习和掌握护理心理学相关理论和临床实践技能尤为重要。

## 第一节 护理心理学概述

护士在临床护理实践中会遇到许多心理学问题,如对患有心身疾病患者的临床护理、在临床诊疗过程中患者可能出现的各种心理反应和行为问题等。临床护理实践涉及许多心理学理论和技术,如何将心理学理论和技术运用到临床护理实践中,是护理学和心理学共同研究的问题。

### 一、护理心理学的相关概念

#### (一)心理学相关概念

心理学(psychology)与医学一样,也是研究人类科学的主要学科之一,是一门年轻的、正在发展的科学,一般认为,心理学是研究人的心理过程和人格倾向、人格心理特征的科学。许多学者也认为,心理学是研究高级动物(包括人类)的行为和心理活动规律的学科,它是科学发展到一定阶段而出现的一门新学科,它的发展将对与人类有关的各学科产生重大的影响。我们也可以简单地将心理学定义为:心理学是研究人的心理现象的科学。

那么,何为心理现象呢?

心理现象并不玄虚,它是每个人头脑中时刻进行着的活动,也是人人都很熟悉的客观事实。例如,人们通过自己的感受器官(眼、耳、口、鼻、舌、皮肤等),可以看到光亮、颜色、形状,听到声音,尝到各种滋味,嗅到各种气味,感受到物体的温度、软硬度等,这就是人的心理现象之始——感觉(sensation),是客观事物的个别属性在人脑中的直接反映;当人们知道是什么物体发出的光,什么物体发出的声音等时,这就是人的知觉(perception),即是事物的整体属性在人脑中的直接反映;人们除了能够感知事物,思考问题,而且还能把感知过的事物储存在头脑中,这又是一种心理现象,称为记忆(memory);待需要时可以取出来,当感知过的事物不在眼前时,人脑中出现的该事物的形象,称为表象(image);表象在人脑中再加工的过程,即为想象(imagination);人不仅可以直观地反映事物的印象,还能够通过大脑的分析、综合、抽象、概括而认识事物的本质特征和事物之间的内部联系和规律,这称为思维(thinking);人在进行心理活动时,不论是感知、记忆还是思维,都要把心理活动指向于某一个事物,这就是注意(attention)。以上所述,感觉、知觉、记忆、表象、想象、思维、注意等都与人认识事物有关,心理学上称为认知过程。

以医生为例,在进行医疗服务,对疾病的认知过程中,不可避免地会参合进自己的喜怒哀乐,产生各种态度体验,这些就称为情绪(emotion),是人对客观事物是否符合自身需要而产生的态度的体验;但现实生活中,人的情绪更多地与社会性需要是否得到满足有关,这就是所谓的情感(feeling);情绪和情感活动,称为情感过程。

人们在认识世界、改造世界的过程中,为了满足某种需要,会自觉地确定奋斗目标、制订行动计划、努力克服所遇到的各种困难,从而最终达到目的,这种心理过程称为意志(will)过程。

上述认知过程、情感过程、意志过程统称为心理活动过程,是人的心理活动共同性的部分,它是心理现象的一部分。心理学除了研究人类心理活动的共性部分,人类心理活动的差异性也是其研究的重点内容之一,这就是人的人格,它包括人格倾向性和人格心理特征。心理现象可以示意如下(图1-2)。

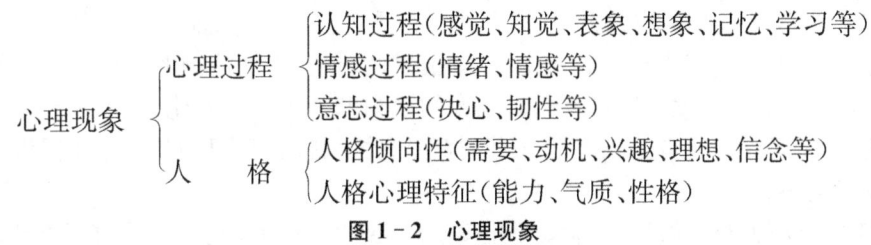

图1-2 心理现象

**(二) 护理心理学的定义**

护理心理学(nursing psychology)是心理学在护理情境中研究与个体或群体心理和行为相关问题的一门应用学科,是将心理学理论和技术应用于护理学领域,研究患者和护士心理活动发生、发展和变化的规律和特点,并实施最佳护理措施的交叉学科。

护理心理学既要研究患者心理活动的规律和最佳心理护理方法,同时还要研究护士的心理活动规律和特点,其目的是了解患者的心理需要,采用个体化的心理护理方法以消除或减轻患者的不良情绪,加快其康复进程;同时还应重视护士自身的心理健康,锻造优秀护士人格,培养优秀护理人才以实施最佳临床护理服务。

## 二、护理心理学的特征和学科性质

**(一) 护理心理学的特征**

护理心理学定义中的个体和群体包括护士和患者(亦称护理对象),而护理情境是指患者所处的特定社会生活条件,既包括医院、患者所处的家庭和社区,又包括所有影响患者和护士心理活动规律的社会条件。护理心理学具有以下特征。

1. 注重探究护理情境中个体或群体间的相互作用　护理心理学在研究个体或群体心理活动规律时,应注重在护理情境下个体或群体间的相互作用。对患者心理活动规律的研究,既要了解患者的心理活动如何受到护理情境中其他个体或群体的影响,还要了解患者的心理活动如何影响护理情境中的其他个体或群体。

2. 重视研究护理情境对患者的影响　护理心理学在研究个体或群体心理活动规律时,应重视护理情境对个体或群体心理活动的影响作用。当患者面对井然有序的医疗环境,镇定自若且技术娴熟的医生和护士,其原本高度紧张和惊恐的情绪就有可能逐渐放松,产生有利于疾病转归的心理活动;如果患者面对的是杂乱无章的医疗环境,惊慌失措、手忙脚乱的医生和护士,其原本高度紧张的情绪就会加剧,产生导致疾病恶化的心理活动。

3. 强调探索个体内在心理因素对疾病的影响　护理心理学研究个体内在心理因素对疾病的影

响,重视个体内在心理因素在特定环境中对其自身具有的决定性作用。在相同的护理情境下,个体因心理因素的不同会产生不同的心理反应,乐观、开朗、坚强的个体与悲观、忧郁、软弱的个体面对疾病可能产生截然不同的心理活动。个体内在的心理因素在特定的情境中对自身的心理活动具有不同的影响作用。

### (二)护理心理学的学科性质

护理心理学是一门新兴学科,涉及许多学科的知识和技术。护理心理学具有以下学科属性。

1. **护理心理学是交叉的边缘学科** 护理心理学是现代医学发展的结果,同时还是心理学向护理学融合渗透的结果。护理心理学是介于医学、护理学和心理学之间的交叉学科,是具有浓重的人文社会科学色彩的边缘学科。护理心理学运用心理学的理论阐述个体或群体在护理过程中的心理活动规律,需要汲取医学、护理学、心理学、生理学、人类学、社会学等学科的研究成果,以丰富护理心理学的学科内容,体现"以人为本"的功能和作用。如应激的生理反应机制涉及生理学、神经科学等学科知识;临床常见患者的心理护理涉及临床医学中各专科的疾病及护理知识;语言、人际沟通、婚姻、家庭等涉及的心理行为问题与人类学、社会学、心理学等知识密切相关。

2. **护理心理学是新兴的独立学科** 新兴学科的出现是内外因素共同作用的结果。护理心理学是从心理学和护理学的交叉渗透过程中逐渐发展成为具有独立理论基础和学科体系的新兴独立学科。随着社会的发展,人类健康观念的变化、医学模式的转变、护理体制的变革是护理心理学成为独立学科的外部条件。社会发展使得人们对健康的认识和需求发生变化,为了满足人民群众不断增长的健康需求,护理学需要借助心理学、社会学等相关学科的理论与方法,由此促进了护理学与上述学科的交叉与融合。

护理学和心理学的自身学科发展需要是推动护理心理学成为独立学科的内部条件。心理学和护理学的相互交叉,在护理临床实践中逐渐形成了相对独立的理论体系和研究领域。同时,大批拥有心理学理论知识和实践技能的护士在临床护理实践中积极探索心理学在护理学领域的应用研究,加速了护理心理学成为新兴独立学科的进程,这些都是促使护理心理学成为新兴独立学科的内在发展动因。

3. **护理心理学是重要的应用学科** 护理心理学是护理学理论体系中非常重要的应用学科。护理心理学是心理学和护理学理论与实践的有机结合,将心理学理论体系和实践技术与临床护理实践紧密结合,应用于临床专科护理、患者心理护理、社区和家庭护理,以及护理院、康复中心、社会福利院、戒毒中心等护理工作中,应用于作为护理行为主体之一的护士本身,对提高临床护理质量具有积极的促进作用。

### (三)护理心理学与相关学科的关系

1. **护理心理学与普通心理学** 普通心理学(general psychology)是研究心理现象发生、发展和活动的一般规律的科学。普通心理学研究心理与客观现实的关系、心理与脑的关系、各种心理现象之间的相互联系,以及心理现象的研究方法,研究人格的构成及人格与心理活动的关系等。普通心理学是心理学的基础学科,涵盖了心理学各分支学科的研究成果,同时又为各分支学科提供理论基础。普通心理学同样也是护理心理学的基础,普通心理学是护理心理学的入门学科。国内的护理心理学教材大多包含普通心理学的内容,其目的是帮助护理专业学生了解和掌握心理现象及其发生、发展的一般规律,为护理心理学其他内容的学习奠定心理学方面的理论基础。

2. **护理心理学与医学心理学** 医学心理学(medical psychology)是将心理学的理论和技术应用于医学领域,研究心理因素在人类健康与疾病及其相互转化过程中的作用和规律的学科。医学心理学既要研究医学领域中的心理、行为与健康和疾病(包括心身)的关系问题,还要研究如何将心理学的知识和技术应用于医学领域中以增进健康和治疗疾病等问题。医学心理学具有交叉学科和边缘学科的特点。医学心理学涉及的研究领域包括心理学的许多分支学科,如临床心理学、生理心理学、认知神经科学、变态心理学、神经心理学、健康心理学、咨询心理学、精神卫生学等。心理评估与心理治疗技术是护理心理学研究和干预的重要手段。心身医学和行为医学则是医学心理学主要

笔记栏

的相关领域。

护理心理学是从医学心理学中分化出来的新兴学科。护理心理学和医学心理学无论在理论建构还是临床实践技术方面,都有许多交叉。如护理心理学中的应激理论,不仅是心理与健康和疾病关系的核心理论,还是医学心理学的基础理论;护理心理学的心理评估理论和方法是医学心理学的重要内容,同时还是临床心理学的核心手段;心理干预在护理心理学和医学心理学中都是非常重要的核心内容。从总体上看,护理心理学同医学心理学一样,都将患者作为本学科的重要研究对象,但是护理心理学更多的是围绕患者的心理问题开展研究,充分发挥护士同患者密切接触的专业优势,探索如何根据患者心理活动的一般规律和个性特征,制订出个体化的心理护理计划,更好地促进患者康复。

3. 护理心理学与社会心理学　社会心理学(social psychology)是研究社会心理与社会行为的产生、发展与变化规律的科学。社会心理学研究社会中的群体心理现象,如社会情绪、阶层和种族心理、宗教心理、社会交往与人际关系等,还研究组织的社会心理现象,如组织内的人际关系、心理相容、团体氛围、领导与被领导、团体的团结与价值取向等。社会心理学的核心理论是人际关系理论,人际关系理论和沟通理论是护理心理学的核心研究内容,如社会因素对患者心理的影响、护患关系的调适等,都需要应用社会心理学的理论和技术加以解决。

### 三、护理心理学的研究对象和研究内容

#### (一) 护理心理学的研究对象

1. 护理服务对象

(1) 患者(医院就医对象):当个体出现躯体不适后到医院寻求医疗帮助时,该个体的角色就由健康人转变为患者,并成为医疗护理活动的主体之一。多数患者都愿意首先选择到医院,尤其是医疗环境和条件好的大医院就医,他们相信在这里能得到更好的诊断治疗服务。因此,患者是护理心理学的主要研究对象。

(2) 社区医疗服务对象:社区医疗服务中心是为社区人群提供医疗保健服务的机构。医疗保健服务包括社区预防、保健、医疗、康复、计划生育指导、健康教育与促进等内容。所以,社区医疗服务对象多为正在患病且病情比较轻或经过大医院诊治后病情得到一定控制的患者、慢性病康复阶段的患者,还包括身体处于健康状态或亚健康状态的社区人群。这些个体来到社区医疗服务中心寻求帮助后就成了医疗护理活动的主体,是护理心理学的研究对象。

(3) 健康体检服务对象:健康体检是指应用体检手段对健康人群的身体进行全面检查,以了解个体身体情况,筛查身体疾病,又称为"预防保健性体检"。我国健康体检的现状是国内的大多数综合医院均设有健康体检中心,另有许多独立私营的健康体检机构也在社会上蓬勃发展。我国大多数企、事业单位职工每年都享有健康体检的福利,大量的健康体检服务对象成了医疗活动的主体,他们可以是健康人群、亚健康人群、慢性病患者,甚至有许多癌症患者通过健康体检筛查出来,这些也是护理心理学的研究对象。

2. 护理人员　护理人员主要指具有护理专业技术职称的护理工作人员,依技术职称等级从低到高分别为护士、护师、主管护师、副主任护师、主任护师,是护理工作的主体。还有少部分护理工作人员无须护理专业技术职称,从事一般性的护理工作,是护理工作的补充。护理人员是护理活动的执行主体,他们的职业素养、心理特征、心理活动都会对护理服务对象产生重要影响。

#### (二) 护理心理学的研究内容

护理心理学的研究内容也即研究任务是,研究在护理情境下护理活动主体中的各种心理现象。主要包括以下几个方面。

1. 研究心身交互作用对健康的影响　护理心理学不仅要深入研究人们的心理活动对躯体生理活动的影响,从而揭示疾病与心理因素之间的内在联系,还要探讨人在患病之后所引起的各种心理反应。护理人员只有认识并掌握了这其中的规律,才能自觉地采取恰当措施进行心理护理。

2. 研究患者心理活动特点　研究患者的一般心理活动规律和特殊的心理表现,并依据其特点,采取恰当措施实施最佳心理护理是护理心理学研究的一项主要内容。显然,这是一项复杂而繁重的任务。

3. 研究心理评估和干预患者心理活动的理论与技术　系统化整体护理要求护理人员更多地接触患者,综合评估患者心理方面的问题并采取相应的干预措施。目前,国内外已发展了许多心理评估和干预技术,并应用于临床工作,取得了不错的效果。因此,掌握已形成的心理学理论与技术并加以发展成为心理学相关研究人员的新目标。

4. 研究护理人员的心理素质与培养　护理人员通过护理服务为患者减轻痛苦,并使之安全与舒适,这是一项崇高的职业。要做好这项工作,就要求护理人员必须具备一系列良好的心理品质。例如,对患者要有同情心,尊重和体贴他们;对患者的需要认真对待,尽量给予满足,在工作中表现出高度的责任心和娴熟精湛的护理技术,以增强患者的安全感。甚至护理人员的言谈举止、仪表修饰都应十分讲究,以便给患者带来白衣天使的崇高形象,使患者在心理上增强战胜疾病的信心和力量。另外,护理人员自身心理健康也很重要,因此,护理人员的心理品质及培养也是护理心理学要研究的一项内容。

### 四、护理心理学的研究任务

#### (一) 研究生理与心理因素之间的相互作用

一般而言,无论患者患了什么病,均会对其心理活动产生负面影响,如恶性肿瘤、心肌梗死等常常导致患者产生严重的心理障碍;另外,一些心理因素也会引发疾病,导致各器官产生一系列的生理病理变化。如美国心脏病专家弗里德曼和罗森曼等人,在进行冠心病的心理和生理研究中发现,A型性格的人(争强好胜、竞争心强、不怕困难、勇于进取)冠心病的发病率比B型性格的人(不争强好斗、没有竞争的压力、办事往往慢条斯理和不慌不忙、工作有主见、不易受外界的干扰)高2倍,而且A型性格的人通常还伴有较多其他危险因素,如高血压、高血脂、糖尿病等。护士应了解疾病对人心理的影响及心理因素对健康的作用,以便在临床实践中能更好地理解患者的言行并妥善处理,及时帮助患者调整心理状态,保持最佳健康状态,提高其生活质量。

#### (二) 研究患者的心理特点和心理护理的方法

疾病种类、发病程度、年龄、性别、社会背景、经济状况等不同,患者的心理常常差异很大,例如,对于一个曾经是领导干部,如今由于高龄导致机体各脏器功能减退、记忆力差、反应迟钝的老人,在护理时要满足其自尊的需要;而对于一些罹患传染性或隐秘性比较强的疾病,如肝炎、性病、肿瘤等疾病的患者,床头卡上的疾病名称会成为其很大的心理负担。护理人员必须掌握各种特殊患者在不同时期的心理特征,采取相应的心理护理措施,以取得良好的护理效果。

#### (三) 研究心理评估的理论和技术

心理评估能有效地帮助护士了解患者在认知、情绪、人格、行为等方面存在的心理问题和评估心理护理的效果,并且为护理科研提供各项评估工具。随着科学的发展,国内外已发展了许多用于评估智力、人格、临床症状、治疗效果等方面的测验和量表。在护理心理学研究领域,也开发了专门用于评价护士和患者的评估工具,如护士职业承诺问卷、护士自我概念问卷、症状自评量表、抑郁自评量表等。

#### (四) 研究和应用心理干预理论和技术

心理护理中很重要的任务是对患者进行干预,以解决或缓解其所存在的心理问题。因此,护士应掌握一些心理咨询与心理治疗的理论与技术,以更加有效地对患者实施心理干预。目前用于临床心理护理的干预方法有音乐疗法、支持疗法、放松疗法、认知行为疗法等。各种方法都有其自身的理论基础和适用对象,护士需要根据护理对象的人格特征、心理问题的性质以选用恰当的心理干预方法。

#### (五) 研究护理过程中的有效沟通和护患关系问题

建立良好的护患关系,并能有效沟通,不仅有助于护士及时、准确地获取信息,为护理诊断与干预提供保障,还能缓解不良因素对患者的影响,提高患者对诊治护理措施的依从性。建立良好的护患关系和有效沟通的方式有很多种,需要护士根据特定的护理情境,运用心理学的理论和技术选择恰当的护理方式。

**(六)研究护士职业心理素质**

护理心理学除了研究患者的心理外,同时研究护士的心理,包括研究护士职业心理素质的结构和影响因素,优化护士职业心理素质的教育途径和管理模式,护士的个人成长所面临的工作压力及护士心理健康的维护等。

## 第二节　护理心理学发展进程

护理心理学是在现代护理学发展过程中逐渐形成的交叉学科,随着医学模式的转变和人们健康需求的不断提高,护理心理学在护理学学科体系中的地位和作用越来越重要,了解护理心理学的发展历史和发展趋势,对丰富和完善护理心理学学科体系具有积极作用。

### 一、护理心理学的发展简史

**(一)我国护理心理学发展概况**

我国护理心理学是随着护理学、心理学和医学心理学的发展而逐渐发展成为独立学科的。1917年,北京大学开设心理学课程,首次建立心理学实验室,标志着我国现代心理学进入科学时代。1920年,南京高等师范学校成立了我国第一个心理学系。1921年,中华心理学会在南京正式成立。1922年,我国第一本心理学的杂志《心理》出版。中华人民共和国成立后仅有少数医院有专职的医学心理学人员从事心理诊断和心理治疗工作。直到1958年,中国科学院研究所成立了"医学心理学组",针对当时为数众多的神经衰弱患者开展以心理治疗为主的综合快速治疗,获得了显著疗效。在"文革"期间心理学和医学心理学的发展受到影响,直到改革开放后,医学心理学才在全国各地陆续开展起来。

1981年,有学者提出应该建立和研究护理心理学的呼吁,由此我国护理心理学的研究逐步展开并深入,其科学性及在临床护理工作中的重要性引起学术界及卫生管理部门的高度重视,整个社会逐渐接受了护理心理学的理念。在过去的30多年里,护理心理学取得了令人瞩目的成就。在1991年人民卫生出版社出版的高等医学院校本科教材《医学心理学》中,将护理心理学归为医学心理学的分支学科。1995年11月,中国心理卫生协会护理心理学专业委员会在北京正式成立,标志着护理心理学作为独立学科在国内学术界有了最高层次的学术机构。1996年,经有关专家学者讨论,将护理心理学教材被正式命名为《护理心理学》,并被列为教育部"九五"规划教材,由此护理心理学在我国成为一门独立的学科,护理心理学的学科建设步入了新的历史发展时期。

**(二)西方护理心理学发展概况**

西方的护理心理学历史可上溯到古希腊罗马时期,希波克拉底的"体液学说"将人的气质划分为4种类型,提出医治疾病应考虑患者个性特征等因素的治疗原则,对日后的临床心理护理理论和实践产生了很大影响。创立于公元4世纪的大教会医院,将照顾患者伤病和拯救患者的灵魂视为同等重要的工作,甚至认为,护理由于可以帮助人们净化灵魂,其地位和作用比医疗更为重要。上述论述都可以作为护理心理学的历史溯源,同时也印证了护理是对人包括身体和心灵的全方位照护的护理理念。

西方护理心理学的发展主要经历了3个阶段的发展历程。

第一阶段是从19世纪60年代开始,南丁格尔的全新护理理念将护理心理学引入了科学发展道路,使护理心理学逐渐得到护理界的普遍重视。南丁格尔对护理工作的定位为护理心理学奠定了学科发展的基础。继南丁格尔之后,随着护理学内涵的不断拓展,重视患者心理成为临床护理工作的重要内容,这种新的护理理念对护理心理学的学科建设与发展具有极大的推动作用。

第二阶段是从20世纪50年代开始,随着护理程序(nursing process)概念的提出,以及责任制护理在美国明尼苏达大学医院开始付诸实践,护理界逐渐认识到护士的工作重点不仅是疾病本身,还必须掌握诸如心理情绪变化、所处的社会环境家庭环境等对患者恢复健康有影响作用的非生物因素。因此,加强专业护士人文社会知识教育成为护理专业自身发展的要求。

第三阶段是从新医学模式提出后开始,新医学模式的提出更清晰地阐明了心理因素与健康之间的关系,以及心理因素对治疗疾病的影响。更明确了护理心理学的发展任务,为护理心理学发展提供了契机,护理心理学进入快速发展阶段,逐渐成为现代护理学的重要支撑。护理心理学日益受到护理管理、护理教育领域的高度重视,如美国的四年制本科护理教育课程体系中全部开设以护理心理学为核心的心理学类课程,平均每年有近百学时的心理学课程。

### 知识拓展

#### 希波克拉底的体液学说

早在公元前5世纪,古希腊著名医生希波克拉底(Hippocrates)就提出了四种体液的气质学说。他认为人体内有四种体液:血液(来自拉丁语——sanguis)、黏液(来自希腊语——phlegma)、黄胆汁(来自希腊语——chole)和黑胆汁(来自希腊语——melanoschole)。四种体液协调,人就健康,四种体液失调,人就会生病。

希波克拉底曾根据哪一种体液在人体内占优势把气质分为四种基本类型:多血质、胆汁质、黏液质和抑郁质。多血质的人体液混合比例中血液占优势,胆汁质的人体内黄胆汁占优势,黏液质的人体内黏液占优势,抑郁质的人体内黑胆汁占优势。

1. 多血质　多血质又称活泼型,属于敏捷好动的类型。这种气质类型具有很强的耐受性、兴奋性、敏捷性和可塑性;反应速度快,感受性较强。在行为上,这种气质类型的人热情、活泼、敏捷、精力充沛,适应能力强,善于交际,常能机智地摆脱窘境。

2. 黏液质　黏液质又称安静型,属缄默而沉静的类型,这种气质类型感受性弱,敏捷性、可塑性、兴奋性也弱,唯有耐受性强。这种气质类型的人行为表现为缓慢、沉着、镇静、有自制力、有耐心、刻板、内向。他们不易接受新生事物,不能迅速地适应变化了的环境,与人交往适度,情绪平稳。

3. 胆汁质　胆汁质又称不可遏止型,属于兴奋而热烈的类型。这种气质类型的人感受性较弱,耐受性、敏捷性、可塑性均强,兴奋比抑制占优势,外向;行为表现常常是反应迅速,行动敏捷,在言语、表情、姿态上都有一种强烈的热情。这种气质如在不良环境影响下,他们可能出现缺乏自制、粗暴、急躁、易生气、爱激动等不良品质。

4. 抑郁质　抑郁质又称弱型,属呆板而羞涩的类型。这种气质类型的人感受性很强,往往为一点微不足道的事而动感情,耐受性、敏感性、可塑性、兴奋性都很弱。他们的行为表现为孤僻,避免同陌生的、刚认识的人交往。在新的情况下,他们容易惶恐不安,在强烈和紧张的情形下容易疲劳。

巴甫洛夫指出,纯粹属于这四种类型气质的人在人群中占比不多,多数人属于两种或三种类型结合的中间型。他预言,除了这四种类型外,还应存在其他未知的神经系统特性和气质类型。

### 二、护理心理学的发展现状

#### (一) 我国护理心理学发展现状

自1996年我国第一本护理心理学教材问世以来,护理心理学作为一门独立学科得到了长足的发展,我国护理心理学发展趋势具有以下3方面的特征。

1. 学科建设日趋成熟完善　护理心理学作为一门具有心理学本质属性、应用于临床护理实践

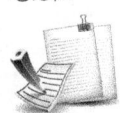

笔记栏

领域中的新兴独立学科,随着人类健康观的发展与完善,在进一步确定学科性质、学科发展目标、构建学科理论体系及实践模式中逐渐走向成熟。

首先,形成了完备的护理心理学人才队伍。随着护理心理学知识的普及和临床心理护理实践的广泛开展,护理心理学人才队伍不断壮大。在这支队伍中既有具有丰富临床经验和心理学造诣的护理专家,还有热爱心理护理工作的临床护理骨干,在他们中间涌现出越来越多的护理心理学领域的学科带头人。由于护士自身心理素质培养,具有优秀护士人格的优秀护理人才大量涌现。其次,成立了护理心理学的最高学术机构,即中国心理卫生协会护理心理学专业委员会,使护理心理学的学科地位得到进一步提高。最后,由于护理心理学专业教材的出现,护理教育体系更加完善。《护理心理学》作为护理教育的必修课,始于20世纪80年代初我国恢复高等护理教育后,不久即从浅显的知识性讲座过渡到了系统讲授专业化理论的必修课程。目前,护理心理学教学体系已经形成,护理心理学既有本科教学,还有护理心理学研究方向的研究生教育,为培养专业性心理护理人才和具有较高心理素质的心理护理专家奠定了基础。

2. 护理心理学科研活动得到深入开展  目前广大护理人员积极开展心理护理的应用研究,随着心理护理方法研究的不断深入,对患者心理活动共性规律和个性特征探索的科学研究,取代了既往千篇一律的经验总结;临床心理护理的个案研究、系统性的患者心理研究及前瞻性研究逐渐增多,标准化心理测验的量化研究正在逐渐取代陈旧的研究方法,这些对心理诊断、心理护理程序、心理评估体系、优秀护理人才选拔和培养都起到了积极的推动作用。心理护理研究开始注重研究设计和影响因素控制,研究论文大多采用量表或问卷评估患者的心理状况,以生命质量评估护理效果,还有大量的文章采用Meta分析,这些都是护理心理学科研方法的进步。研究论文在数量上逐年递增,论文大量发表在《中华护理杂志》《中国心理卫生杂志》等核心刊物上,推动了护理心理学的学术研究和交流,极大地促进了护理心理学的学科发展。

3. 临床心理护理方法得到广泛应用  随着护理心理学地位和作用的日益突出,广大临床护士开展心理护理研究的热情不断提升,他们探究有针对性的心理护理方法,在临床心理护理中不断强调根据患者的人格心理特征,实施个性化的心理护理方法,提高了心理护理的质量和效果,有效地推动了我国临床护理事业的发展。护理心理学要求护士要掌握个体化原则,针对每个患者不同情境下的心理状态和特点施以相应的护理。运用护理程序指导心理护理实践,逐步完善和创建科学的心理护理方法,加强临床心理护理的可操作性研究。随着社会的发展、人类的进步,以及人类健康观的发展,护理心理学在构建独特理论体系、明确学科发展目标的过程中,逐渐走向成熟。

**(二)西方护理心理学发展现状**

西方护理心理学经过发展,已经进入了学科成熟阶段,并呈现出以下3方面的学科特征。

1. 心理学理论与临床护理实践日益融合  "以患者为中心"的护理理念的确立引发了护理领域的一系列变革,现代护理理论更加注重心理、社会、环境等因素对健康和疾病的影响;护士角色也由单一的医疗辅助者转变为照顾者、教育者、研究者、管理者等多重角色;医生和护士的关系由过去的主导辅助关系转变为协作伙伴关系;在临床护理过程中,护士更加重视患者的感受和体验,在诊疗过程中患者可以参与其治疗护理方案的制订,其主观能动性得到充分调动;在护理过程中更加注重患者的个体差异,许多护理制、措施均以患者为中心,采用个体化的护理方案实施临床护理服务。上述变革无论是临床护理实践还是护理教育大量引入心理学理论和技术,都使得心理学理论与临床护理实践的结合日益紧密。

2. 心理学理论与临床护理模式日益融合  整体护理模式是西方国家普遍采用的临床护理模式。护理程序是整体护理的核心内容,强调护理过程是一个持续的循环过程,认为人的生命过程自始至终都在与环境相互作用,会出现生理、心理和社会等方面的活动。护理程序认为人是一个开放的系统,影响健康的问题会不断出现,在影响健康的诸因素中,心理问题是非常重要的原因。临床心理护理模式突出危机干预,强调全方位、最有效的心理援助方法,危机干预的理论基础和临床技术都源于心理学理论,随着整体护理模式被广泛使用,心理学理论与临床护理模式越来越呈现出不断融合的发展趋势。

3. 心理学理论与护理人才培养内容日益融合　根据现代护理理念制订的培养目标,对课程设置和护理专业学生知识结构进行了大幅度调整。根据整体护理模式对护士知识结构的全新要求,在课程设置中增加了心理学领域的相关课程。如美国四年制本科护理专业就开设了包括普通心理学、发展心理学、生理心理学、社会心理学、变态心理学、临床心理治疗学等与心理护理相关的课程;新加坡的护理专业开设心理学、行为学等课程,内容包括普通心理学、发展心理学、生理心理学、社会心理学、变态心理学等,使护理人才的知识体系更贴近整体护理模式的需求。英国三年制护理教育加强了心理学、交谈与安慰艺术等课程的教学;法国护理专业课程加入了心理学、社会医学、行为学等知识;澳大利亚悉尼大学护理学院的本科教育也增加了行为科学和人际沟通;日本护理专业的学生入学后,也要学习包括心理学在内的许多人文社会科学课程。

### 三、护理心理学的发展趋势

护理心理学的学科发展和学科体系建设与护理学自身的学科发展密切相关,护理学作为一门独立学科具有很强的科学性、社会性及服务性。护理学的根本任务是维护健康、预防疾病、恢复健康、减轻病痛。随着护理学一级学科体系的建立,当代护理学的发展趋势主要体现在以下4个方面。

#### (一)护理教育领域发展趋势

护理教育体系随着护理学科的发展得到进一步完善,将出现多层次、多形式的护理教育体系。护理教育将以高等护理教育为学历教育的主流,现有的高等职业教育、本科教育和研究生教育将随着人们对健康需求的不断提高而不断完善。护理教育在课程设置方面将更加体现人文精神和整体护理思想。

随着临床护理领域对护士学历要求的不断提高,护士继续学历教育将成为护理教育体系的重要组成部分,护士继续学历教育在培养目标、课程体系建设、教育评估等方面将不断完善,形成具有中国特色的护士继续学历教育体系。

#### (二)临床护理实践领域发展趋势

随着护理学科的飞速发展,临床护理实践的专业性越来越强,分科越来越细,越来越多的高新技术应用于临床护理领域的各个方面。在这一过程中,护士的角色不断扩大,除了原有的临床护士角色外,还会根据各医院的具体情况和临床需要设立临床护理专家、护理独立开业者、高级护理咨询专家、专科护士、护理顾问、个案管理者等角色。

护士工作场所将从医院逐步向社区、家庭和社会团体等场所延伸。护理对象也由单纯的患者转换为患者和以预防和保健护理为主的健康、亚健康人群。

#### (三)护理管理领域发展趋势

随着护理领域相关法律和法规的不断完善,护理管理的科学化程度越来越高,标准化管理逐步取代经验管理。护理质量保障体系的建立及完善将成为护理管理的重点内容。在护理管理过程中对护士的激励、尊重及帮助其自我实现将成为护理管理的重要组成部分。

#### (四)护理科研领域发展趋势

护理研究将进一步深化,护理研究的重点将就如何解决临床护理问题进行深入探讨。护理研究方法也将出现多元化发展趋势,除传统的定量研究方法外,定性研究及综合研究将成为护理研究的主要方法。

针对护理学科的发展趋势,护理心理学作为高等护理教学体系中的重要组成部分具有如下发展趋势。

#### (一)拓展护士自身心理素质研究领域

护理心理学越来越重视研究和探讨如何维护和提高护士自身的心理健康水平,如何提高护士的自身心理素质,包括研究护士应具备哪些心理素质,如何对护士进行心理负荷训练,以及如何加强管理心理学在临床护理领域中的应用等。

## (二)深化心理护理理论与临床实践方法有机结合的研究

重视研究心理护理的临床实践技术,在临床心理护理过程中摆脱经验和体会,采用科学合理的个体化心理护理手段,提高心理护理质量和效果。在科学研究过程中注重研究计划的科学性和合理性,注意控制相关影响因素,采用标准化的评估方法和科学的统计技术手段是临床心理护理研究的发展趋势。

# 第三节 护理心理学研究方法

分析研究临床护理领域各种复杂的心理现象及其规律是护理心理学的研究目的。根据护理心理学研究对象的特征,结合护理心理学发展现状,选择科学的研究方法,是促进护理心理学健康发展的重要保证。因此,护士在熟练掌握心理学及相关学科的研究方法的基础上,应立足临床护理领域的心理学问题开展研究,并在研究实践中逐渐构建护理心理学研究方法。

## 一、护理心理学研究基本原则

护理心理学的研究与医学、护理学、心理学、医学心理学等相关学科的研究具有相似性,但又有其自身特点。护理心理学遵循心理学研究特点,又有医学研究的特征。在护理心理学研究中,应该主要遵循以下原则。

### (一)方法论原则

科学研究证明,辩证唯物主义和历史唯物主义的基本原理是指导科学研究唯一正确的方法。护理心理学研究同样应遵循辩证唯物主义和历史唯物主义的基本原理,辩证和发展地看待研究对象,不能割裂事物之间的联系,要避免主观唯心主义的影响。

理论联系实际同样也是护理心理学科学研究应遵循的方法论原则。护理心理学研究主要是借助于心理学或社会心理学的理论,分析护理领域中患者与护士的各类心理问题,研究护理情境对个体心理过程的影响作用,在心理学理论的指导之下,积极开展心理护理实践过程,并在此基础上逐渐形成本学科的理论体系。

### (二)客观性原则

客观性原则指对客观事物采取实事求是的态度,既不歪曲事实,也不主观臆断。这是任何科学研究都必须遵循的原则。护理心理学是理论与实践相结合的学科,在护理心理学研究中,要深入临床护理实践工作中获得相关研究素材,并在实践中对研究要素进行观察、思考、总结,认真解决临床护理中存在的实际问题。研究者对研究假设的验证务必坚持客观性原则,不能以个人的价值观倾向影响对研究结果的判断。此外,护理心理学处于学科发展初期,各种评价指标与观察尺度尚未标准化,要求研究者具有高度的责任感和认真严谨的态度,熟练掌握和运用各类研究方法,坚持客观化标准,将理论与实际密切结合,坚持实事求是的科学态度,确保研究工作的真实性、科学性。

### (三)系统性原则

事物不是孤立存在的,事物之间存在相互联系,以系统观点分析问题是科学研究应遵循的原则。护理心理学是研究在护理情境这一特定社会条件下,个体或群体心理活动发生、发展及其变化规律的学科。护理情境与个体之间存在相互作用和影响,如果在分析患者或护士的心理活动时离开护理情境,孤立地对待其心理反应和变化,就无法揭示其心理反应的本质及发展规律。

### (四)伦理学原则

护理心理学的研究对象是人,因此护理心理学的研究过程必须坚持知情同意的伦理学原则,并且严格限制有损于研究对象的任何研究手段,如欺骗、损害或伤害、侵犯等,同时有责任对研究对象的资料实行严格的保密原则,必须恪守以下伦理学原则。

1. 维护研究对象的身心健康 在护理心理学研究过程中,不允许人为地对研究对象施以惊恐、

忧伤等不良刺激,避免使用和采用易导致研究对象不愉快或者疲劳的研究程序。

2. 尊重研究对象的主观意愿　在护理心理学研究过程中,研究者在取得研究对象知情同意的前提下,才能进行试验研究,不能强行要求研究对象参加某项试验,如果研究对象在研究实验过程中有意愿终止合作,研究者应该维护研究对象的权利,尊重他们的选择。

3. 尊重研究对象的个人隐私　在护理心理学研究过程中,研究者有责任对研究对象的个人信息实行严格的保密原则,未经研究对象同意,不得将任何涉及研究对象个人的信息资料公之于众,如需将有关资料反映在研究报告中,必须隐去研究对象的真实姓名,或将其完整原始资料分解处理后使用。

## 二、护理心理学研究基本方式

护理心理学研究方法是指开展临床护理领域心理学研究的各种具体方法,研究方式是根据研究设计的具体需要,综合各种具体研究方法而展开的不同类型的研究。

### (一) 个案研究

个案研究(case study)又称为档案研究(archive research),指采用观察、访谈、测评、实验等方法,以单一典型案例(个体,或一个家庭,或一个团队)为研究对象的研究方式。个案研究将临床诊疗疾病过程中所使用的询问患者的个人既往史、生活史、全面查体等一系列规范化程序引入心理学研究的各个领域。

个案研究强调研究结果对样本所属整体的普遍意义,如临床医学深入研究一个典型病例,即可为更大范围的治疗提供借鉴。个案研究必须配合个案问题的性质,将所得资料按各学科门类做进一步专业化处理。护理心理学常常需采用个案研究的方法,通过对多个护士、患者的典型个案的研究和积累,找出解决问题的方法。

个案研究还可用于某些研究的早期探索阶段,详细的个案研究资料可为进一步开展大规模研究提供依据。个案研究对于某些特殊案例的深入、详尽、全面的研究,揭示某些有实质意义的心理发展及行为改变问题有重要的意义。

### (二) 抽样研究

抽样研究(sampling study)指采用观察、访谈、测评、实验等多种方法针对某类问题采用科学抽样所做的较大样本研究。抽样研究的关键是取样的代表性,如实施"癌症患者心理承受能力研究",如仅从癌症患者俱乐部抽样,其结论不具备整个癌症患者群体的代表性,毕竟"癌症俱乐部"的患者,仅占全部癌症患者的较少部分,从其抽样所得结论,不能分析、获得所有癌症患者的心理活动规律。

### (三) 纵向研究

纵向研究(longitudinal study)指对同一批研究对象在连续时间段内做追踪性研究,以探讨某一现象的发展规律。该研究方式还可依据研究的启动时间分为前瞻性研究和回顾性研究两种。

1. 前瞻性研究(prospective study)　指以当前为起点,综合采用多种研究方法追踪至未来的研究方式。前瞻性研究虽具有很高的科学价值,但因其实施难度较大,对研究者的知识结构、学术水平要求较高,目前在护理心理学研究领域中应用尚不普遍。

2. 回顾性研究(retrospective study)　指以当前为终点,综合采用多种研究方法追溯既往的研究方式。回顾性研究较多采用交谈、访问、查阅记录等方法收集资料和数据,分析和评价既往诸多因素对当前事件的影响。临床心理学领域使用该研究方式较为普遍,但其科学价值远不及前瞻性研究,并且存在较大缺陷,其研究结果易受研究对象所报告资料的真实性和准确程度的制约。如原发性高血压患者可能自认为当前病况与既往经历有关,因而夸大生活事件及其影响程度,由此可能误导研究者得出"该患者的疾病状况与其所经历生活事件密切相关"的不真实结论。

### (四) 横向研究

横向研究(transverse study)指对相匹配的实验组、对照组的研究对象选择同一时间内就相同变量进行的比较分析研究;或对背景相同的几组研究对象分别设置不同的刺激条件和刺激强度,观察各组研究对象所呈现反应的差异,据此分析并推导其主要影响因素的研究方法。如实施"癌症患

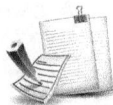

者的家庭功能特点及常用应对方式的研究",在随机抽取一定数量的癌症患者进入实验组的同时,还需随机抽取与癌症患者的家庭背景类似、数量相当的正常个体进入对照组,并尽可能控制两组研究对象的家庭功能、应对方式之外的其他条件,即两组研究对象的其他条件经统计学处理无显著差异。随后通过对两组研究对象的家庭功能、应对方式的分析比较,得出"癌症患者的家庭功能特点及常用应对方式"的研究结论,横向研究常用于护理心理学研究。

(五)质性研究

质性研究(qualitative research)又称定性研究,是一种以研究者本人为研究工具,在自然情境下,对个体的生活环境及社会组织的日常运作进行观察、交流、体验、理解与解释的研究。质性研究以解释现象为导向,其研究焦点是构建和维持有意义、复杂、有微小差别的过程,目的是捕获个体的社会生活经历,以及人们基于自己的观点对其经历的解释。与量性研究遵循的实证主义范式不同,质性研究遵循诠释主义、建构主义和批判主义等科学范式。因而其结果能够比较充分地显示研究对象的生活经历、价值观、情景体验和感受等。质性研究在护理心理学领域的运用日益受到关注,常用的质性研究方法包括现象学研究、扎根理论研究、人种学研究、行动研究等。

1. **现象学研究**(phenomenology, phenomenological approach) 基于现象学的哲学思维、运用归纳及描述,在没有预设及期望下,强调从一个过来人的角度研究其日常生活中所经历的生活世界的本质及其基本结构。如"护士工作倦怠及其影响因素的现象学研究",即以现象学研究方法对护士的工作倦怠及影响因素进行半结构式深度访谈,了解护士对工作倦怠的个人体验,进而探究影响护士工作倦怠的影响因素。现象学研究方法通过有系统地对所研究的生活世界的经历和主观意义,采取开放的态度,不断地质疑、反思、洞察,让经验尽可能地呈现其整体性,以寻求所研究现象的本质。

2. **扎根理论研究**(grounded theory) 是一种自下而上建立理论的研究方法,即在系统收集资料的基础上,寻找反映社会现象的核心概念,然后通过相关概念之间建立起的联系而形成理论。与现象学研究的着眼点不同,扎根理论的重点不在其经验性,而是强调基于资料的理论抽象。如依据"具有'坚强'特质的乳腺癌患者的抗癌体验",运用扎根理论研究方法,形成乳腺癌患者坚强的理论模型。

3. **人种学研究**(ethnography) 又称民族志研究,是聚焦于文化视角的诠释和呈现研究的研究方法,其研究目标是尝试从寻找意义及情感的模式发现文化框架,分析其结构和内容,并以此解释社会现象。民族志研究的核心是完好或深度的描述,要求研究者必须沉浸到一个团体或一种社会环境中去获取信息(田野作业)。民族志研究中资料搜集的途径相当丰富,常用方法有参与观察、无结构性深入访谈和文件分析等。民族志研究适合于探讨不同文化环境中人们的健康信念或特定人群的生活方式及其健康行为等。

4. **行动研究**(action research) 指由社会情境(如教育情境)的参与者,为提高对所从事的社会或教育实践的理性认识,加深对实践活动及其依赖背景的理解所进行的反思研究,一般包括"计划、行动、观察、反思、计划"等循环步骤。行动研究强调以反思理性为基础,认为行动中的"知"很难用概念和语言表达,只有在具体情境和问题解决中才能真正了解行动者的思维和情感。行动研究强调行动者做研究,在行动中研究,为行动而研究,重视以实践中的问题为主要导向,不但强调行动本身,还强调行动的背景;重视行动者的研究参与和协同合作,重视行动者的反思过程,强调具体问题的解决,其研究结果可使行动者自身获得研究解决问题的经验,促进专业成长。如"改善初中生亲子沟通状况的行动研究",即对13个亲子家庭进行为期8周的行动干预研究,结果证明行动研究方法可在一定程度上改善初中生的亲子沟通状况。

### 三、护理心理学研究常用方法

研究方法的科学性对学科发展和完善非常重要,护理心理学作为新兴的交叉学科,加强护理心理学的研究方法建设,可以完善护理心理学的学科建设,促进护理心理学的快速发展。护理心理学是医学、护理学、心理学、社会学等学科交叉融合的新兴边缘学科,其研究方法与心理学、社会学、医学和护理学等学科的研究方法具有极高的相似性,在研究程序上与上述学科基本相同,即提出问题、探究与问题相关的理论和模式、建立假设、选择合适的研究方法、通过观察测试和实验进行论证、验证假设得出结论、总结与反馈等七大步骤。

护理心理学的研究方法主要有观察法、调查法、实验法、测验法和个案法等。

### (一) 观察法

观察法(observational method)是通过对研究对象的行为活动进行直接观察和记录,从而分析研究两个或多个变量间的关系的研究方法,观察法是科学研究最基础和应用最广泛的研究方法。护理心理学领域所采用的观察法是通过对研究对象,特别是患者的动作、表情、言语等外显行为的观察来了解研究对象的心理活动。观察法在心理评估、心理干预中被广泛应用。根据是否预先设置情境,观察法可分为自然观察法与控制观察法;根据观察结构不同,观察法可分为结构式观察法和非结构式观察法。

1. 自然观察法与控制观察法

(1) 自然观察法(naturalistic observation):在自然情境中对个体行为做直接或间接的观察记录和分析,从而解释某种行为变化的规律。如观察身体的姿势、动作、表情等。自然观察到的内容虽然比较真实,但由于影响个体活动的因素过多,因而难以对自然观察的结果进行系统推论。

(2) 控制观察法(controlled observation):又称为实验观察法,指在预先设置的观察情境和条件下进行观察的方法,其结果带有一定的规律性和必然性。在进行有关儿童行为、社会活动或动物行为的观察时多采用此观察法。

2. 结构式观察法和非结构式观察法

(1) 结构式观察法(structured observation):指有现成的正式记录格式,并已规定研究者要观察哪些现象和特征,以及用哪种方式进行观察的研究方法。如将住院患者心理状况分为焦虑、抑郁、焦虑抑郁并存3类,观察人员只需将患者的具体心理活动依次归类即可。

(2) 非结构式观察法(unstructured observation):指没有正式的记录格式,研究者参与到被观察者的活动中,用现场记录或日志记录法记录观察结果,再加上观察者的解释、分析和综合得出结论的研究方法。非结构式观察法可以提供较为深入的研究资料,比较适用于探索性研究,其缺点是所收集资料的深度受观察者进入观察情境的程度的影响,并且还受观察者主观因素的影响。

### (二) 调查法

调查法(survey method)是通过访谈、会谈、座谈或问卷等形式系统直接地收集资料,并通过对资料的统计分析来认识心理行为现象及其规律的方法。调查法由于方法简便、结果较为科学、具备一定的参考价值而在心理学领域被广泛采用。

1. 问卷法(questionnaire method)  是研究者将事先设计好的调查问卷,当场或通过函件交由研究对象,由其自行阅读填写要求并填写问卷,然后由研究者回收问卷并对问卷进行整理和分析的研究方法。问卷调查可以在短时间内获得大量信息数据,但问卷和调查表的设计、问题陈述所使用的语言、调查样本的选取、调查过程中的质量管理及对调查数据分析的准确程度都会影响问卷调查研究结果的科学性和学术价值,因此需要研究者科学策划和严谨设计,才能得到有价值的研究成果。

2. 访谈法(interview method)  指通过研究者或经过培训的调查员与研究对象(被试者)面对面会谈了解其心理信息,按同一标准记录研究对象回答问题的内容,同时观察其交谈时的行为反应,以补充和验证所获得的信息资料,经分析后得出结果的研究方法。访谈法的效果取决于问题的性质和研究者的会谈技巧。研究对象的内心感受是否真实地表露,取决于研究者会谈前的充分准备和会谈过程中的引导、应变和关怀技术的应用。

### (三) 实验法

实验法(experimental method)是经过设计,在高度控制的情境下,研究者通过操作自变量使其系统改变,观察因变量随自变量变化所受的影响,探究自变量与因变量间的因果关系的研究方法。实验法是目前最为严谨的研究方法,实验法能够完整体现陈述、解释、预测和控制4个层次的科学研究目的。与护理心理学研究内容相关的实验法有实验室实验法、自然实验法、模拟实验法3种。

笔记栏

1. **实验室实验法**(laboratory experimental method) 指在特定的心理实验室里,借助专门仪器设备研究患者心理行为规律的方法。实验室实验法的优点在于研究者能够控制实验变量,以消除无关变量影响,研究者可以随机安排研究对象,使其特征在各种实验条件下相等,从而显现出自变量和因变量间的关系。其缺点在于实验室条件下获得的研究结果缺乏概括性,因此外在效度较低,另外,由于实验室条件与现实生活条件的巨大差异性,在实验室环境中很难消除研究对象的反应倾向性和研究者对研究对象的影响。

2. **自然实验法**(natural experimental method) 指将实验法延伸到社会实际生活情境中进行研究的方法,自然实验法是护理心理学常用的研究方法。如研究噪声、光线强度和病房墙面颜色对住院患者心理影响的研究等都需以病房为研究现场开展研究。自然实验法的优点在于可以减少人为干扰,提高研究的内在效度和外在效度。自然实验法的缺点是由于实验控制不严,难免有其他因素作为外变量影响实验过程,此外,研究工作要跟随事件发展的顺序进行,研究持续的时间可能较长。

3. **模拟实验法**(imitative experimental method) 指根据研究需要人为设计某种模拟真实社会情境的实验场所,探求人的心理活动发生和变化规律的研究方法。如模拟护患人文情境,请有关人员扮演患者,观察护士的人际沟通能力。模拟实验虽然是人为设计的情境,但对研究对象而言,如果没有察觉是人为设置的情境,其产生的心理反应实际上是真实的。模拟实验法由于研究对象不知道自己的身份,因此不会产生反应偏向。由于自变量得到了控制,因此可以得出研究变量间的因果关系。模拟实验法的缺点是对自变量控制程度较低,无关因素影响的可能性较大,难以保护研究对象的权利和安全。因此,研究者在根据研究目的选择研究方法时要充分考虑上述因素,选择合适的实验方法。

### (四)测验法

测验法(test method)也称心理测验法(psychological method),测验法作为个体心理反应、行为特征等变量的定量评估手段,根据测验结果揭示研究对象的心理活动规律,是心理学收集研究资料的重要方法。测验法需采用标准化、有良好信度和效度的通用量表进行评估,如人格量表、智力量表、行为量表、症状评定量表等。心理测验种类繁多,必须严格按照心理测验的科学规范实施才能得到科学结论。护理心理学研究主要使用测评人格、行为、症状等方面的量表,具体内容请参阅本书的相关章节。

## 小 结

1. 护理心理学概述
   - 特征
     - 注重探究护理情境中个体及群体间的相互作用
     - 重视研究护理情境对患者的影响
     - 强调探索个体内在心理因素对疾病的影响
   - 学科性质
     - 护理心理学是交叉的边缘学科
     - 护理心理学是新兴的独立学科
     - 护理心理学是重要的应用学科
   - 服务对象 患者、社区医疗服务对象、健康体检服务对象、护理人员
   - 研究内容
     - 心身交互作用对健康的影响
     - 患者心理活动特点
     - 心理评估和干预患者心理活动的理论与技术
     - 研究护理人员的心理素质与培养
   - 研究任务
     - 生理与心理因素之间的相互作用
     - 患者的心理特点和心理护理的方法
     - 心理评估的理论和技术
     - 应用心理干预理论和技术
     - 护理过程中的有效沟通和护患关系问题

2. 护理心理学发展进程　发展简史、发展现状、发展趋势

3. 护理心理学研究方法 { 基本原则：方法论原则、客观性原则、系统性原则、伦理学原则
基本方式：个案研究、抽样研究、纵向研究、横向研究、质性研究
常用方法：观察法、调查法、实验法、测验法

【思考题】

(1) 护理心理学与医学心理学的关系是什么？

(2) 护理心理学的研究对象有哪些？

(3) 护理心理学的研究任务是什么？

(4) 护理心理学常用研究方法包括哪些？

（师　亚）

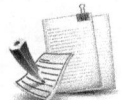

# 第二章

# 心理学基础知识

## 学习要点

- **掌握**：① 感觉、知觉、记忆、思维、注意的概念；② 动机的概念与功能，动机冲突的基本形式；③ 气质类型及其生理基础；④ 性格的定义与特征；⑤ 心理学主要理论学派的要点和代表人物。
- **熟悉**：① 记忆的种类；② 人格的主要特征；③ 马斯洛的需要层次理论；④ 心理发展主要学派的具体内容。
- **了解**：① 能力的概念与分类；② 情绪产生机制的有关理论及情绪与健康的关系；③ 意志的品质和意志行动的特征；④ 了解心理学主要理论在护理临床实践的应用。

## 第一节 心理现象

心理学是研究心理现象发生、发展及其变化规律的科学。心理现象包括心理过程和人格（个性）两个方面。心理过程是指人的心理活动发生、发展的过程，包括认知过程、情感过程和意志过程。人格也称个性，是指一个人的整体精神面貌，是具有一定倾向性的心理特征的总和，包括人格倾向性、人格特征和自我意识。

### 一、认知过程

（一）感觉与知觉

1. 感觉

（1）概念：感觉（sensation）是当前直接作用于感觉器官的客观事物个别属性在人脑中的反映；或者说是机体的感觉器官对环境变化（刺激）的反映。通过感觉，人们能够了解自身机体的状况，如身体倾斜、手臂的伸展、腹痛等。感觉是认知的开端，是一切知识的来源。如果一个人丧失了感觉，将不能产生认知，更不能产生情感和意志。感觉是维持人正常心理活动的必要条件，是界定生理学与心理学的分界线，心理学的研究从感觉开始。

（2）种类：根据刺激来源的不同，可以将感觉分为外部感觉和内部感觉。外部感觉是由机体以外的客观刺激引起、反映外界事物个别属性的感觉，包括视觉、听觉、嗅觉、味觉等；内部感觉是由机体内部的客观刺激引起、反映机体自身状态的感觉，包括运动觉、平衡觉和机体觉。

（3）感受性及其变化规律：

1) 感受器与适宜刺激：感受器是动物体表、体腔或组织内能接受内、外环境刺激，并将之转换成神经冲动过程的结构，可分为内感受器和外感受器。环境刺激只有经过感受器进行能量的转换，通过传入神经到达大脑相应的感觉区形成感觉。

2）感受性与感觉阈限：感受性（sensibility）是指感觉器官对刺激的敏感程度。感觉阈限（sensory threshold）是用于测量感觉系统感受性大小的指标，用刚能引起感觉的刺激量来表示。绝对感觉阈限（absolute sensory threshold）是指刚能引起感觉的最小刺激量。感受性的高低与感觉阈限的大小呈反比关系。能够引起差别感觉的最小刺激量称为差别感觉阈限。差别感受性的高低与差别感觉阈限的大小同样呈反比关系。

3）感觉适应：同一刺激持续作用于同一感受器而产生的感受性提高或降低的现象，称为感觉适应。感觉适应现象是感觉中的普遍现象。嗅觉的适应性最强，而视觉适应最为复杂，痛觉的适应最难发生。

4）感觉的相互作用：在一定条件下，各种不同的感觉可发生相互影响和相互作用，从而使感受性发生变化。如噪声可以使痛觉增强，而明快的乐曲可以减轻疼痛等。

5）感受性的补偿与发展：感受性的补偿指某感觉系统的功能丧失后而由其他感觉系统的功能来弥补。人的各种感受性都是在生活实践中发展起来的，如音乐家有高度精确的听觉，调味师有高度完善的味觉和嗅觉等。人的感受性通过实践训练是可以充分发展的，人的感受性有巨大的潜力。

6）感觉后像：刺激物对感受器的作用停止后，感觉现象并不立即消失，它能保留一个短暂的时间，这个现象称为感觉后像。感觉后像包括正后像和负后像，正后像在性质上和原感觉的性质相同，负后像的性质则同原感觉的性质相反。

2. 知觉

（1）概念：知觉（perception）是人脑对直接作用于感觉器官的客观事物的整体属性的反映，是在感觉获得信息的基础上的加工过程，借助于个体本身的知识、经验、文化背景而形成的整体印象。当物体作用于人的感觉器官时，人不仅能反映这个物体的个别属性，而且通过各种感觉器官的协同活动，在大脑里将物体的各种属性，按其相互的联系和关系，组合成一个整体，这种对客观事物和机体自身状态的整体反映过程就是知觉。

（2）基本特性：

1）选择性：对于大量的刺激物人们总是有选择地将其中的少数作为知觉的对象，这就是知觉的选择性。被选为知觉内容的事物称为对象，其他衬托对象的事物称为背景。从背景中区分出知觉对象，应符合下列 2 个条件：一是对象与背景的差别，差别越大，从背景中区分对象就越容易；二是注意的指向作用，当注意指向某个事物时，该事物便成为知觉对象，其他事物则成为知觉的背景。

影响知觉选择和知觉效果的有主观因素和客观因素。主观因素包括人的动机、需要、兴趣、任务、爱好、情绪状态、经验等。客观因素指刺激物的变化、对比、位置、运动、反复出现等。

2）整体性：知觉的对象都是由不同属性的各个部分组成的，人们在感官刺激不完备的情况下，知觉它时却能依据以往的经验把它组织成一个整体，知觉的这种特性就是知觉的整体性。知觉并非感觉信息的机械相加，而是源于感觉又高于感觉的认识活动。当人感知一个熟悉的对象时，只要感觉了它的个别属性或主要特征，就可以根据经验而知道它的其他属性或特征，从而整个知觉它。

3）理解性：是指人们以知识经验为基础，对感知的事物加工处理，并用词语加以概括赋予说明的组织加工的过程。知觉的理解性主要受个体知识经验、言语指导、个人兴趣及实践活动等多种因素的影响。知觉的理解性是以知识经验为前提的，知识经验越丰富，对事物的知觉就越深刻、越精确、越迅速。

4）恒常性：当知觉的客观条件在一定范围内改变以后，知觉的映像仍然保持不变，这就是知觉的恒常性。它是人们知觉客观事物的重要特征。知觉的恒常性以经验、知识、对比为基础。在各种知觉中，视知觉的恒常性最明显。

3. 感觉与知觉的关系　　感觉和知觉是密切联系又有所分别的，感觉是知觉的基础，知觉是感觉的综合。感觉注重的是单个的属性，知觉强调的是各属性之间的联系。犹如同时面对一堆零件，徒

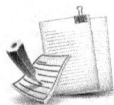

弟看到的是毫无相关的废品,在师父眼中则是一架完整的机器。在日常生活中,人们总是以知觉的形式反映事物。

4. 感觉、知觉障碍

(1) 感觉障碍:

1) 疼痛:是机体受到的伤害性刺激时产生的一种复杂感觉,是躯体疾病和外伤的常见症状。痛觉对人具有警示作用,故具有重要的生物学意义。痛觉种类繁多,根据其临床应用可分为局部痛、放射痛、牵涉痛等,根据部位又可分为皮肤痛、内脏痛。痛觉常伴痛反应,如呼吸加快、肌肉收缩、出汗和不快情绪,痛反应是一种防卫反应,它并不因连续刺激而减弱,有时反而增强,故痛觉的适应很难。痛觉有相互作用,可表现为痛阈升高、痛觉强度降低、痛觉消失或痛点移位等。痛觉不仅与刺激的质量、致痛物的多少有关,而且与人们对痛的耐受性有关。过去的经验、情绪状态、文化修养、个体的意志、个性特征等都会影响痛阈和耐痛阈。

2) 感觉过敏:是指对外界一般强度的刺激及躯体的某些轻微不适感的感受性增高,如觉得开关门的声音如山崩地裂般。此类症状多见于癔症、神经衰弱、脑外伤恢复期等。

3) 感觉减退:是对外界刺激的感受性的降低,严重时刺激不产生感觉反应,即感觉缺失。感觉减退多见于癔症、抑郁状态、情绪紧张等。

(2) 知觉障碍:

1) 错觉:是对外界事物不正确的知觉,即客观存在的事物被歪曲地感知为与实际完全不相符合的事物。错觉现象很普遍,较常见的是视错觉,错觉可由生理的或心理的因素引起。错觉可以是生理性的也可以是病理性的,生理性的错觉一般是不会消失的,但可以通过研究进行识别;病理性错觉则常在意识障碍时产生,且带有恐怖色彩及逃避行为,如把输液管知觉为一条蛇。

2) 幻觉:是在异常精神状态下产生的无意想象,即"无中生有"。临床上根据幻觉涉及器官将幻觉分为幻听、幻视、幻嗅及内脏幻觉等,以幻听最为常见。幻觉大多是病理性的,为精神病的常见症状。正常人在即将入睡时、极度疲劳时偶尔也会产生幻觉,幻觉在一定时间内消失。

3) 感知综合障碍:患者在感知某一客观事物时,对整个的感知是正确的,但对于事物的某些个别属性,如大小、形状、空间距离等的感知产生偏差,这种障碍称为感知综合障碍,如看到别人的脸左右不对称——视物变形,感到自己的头发长了,躯干变短了——自身变形。感知综合障碍是皮质整合功能障碍所造成的,表现为整合作用的歪曲及知觉机能水平的降低。

(二) 注意

1. 概念 注意(attention)是个体的心理活动对一定对象的指向和集中。平时所说的"专心致志""目不转睛"和"全神贯注"等都是对注意的描述。集中性和指向性是注意的两大特性。

2. 种类 根据注意时的主动程度分为无意注意、有意注意和有意后注意3种类型。

(1) 无意注意:也称不随意注意,指既没有预定目的也不需要意志努力的注意,即外界事物引起的不由自主的注意。情绪、兴趣、需要等与无意注意有密切联系。

(2) 有意注意:又称随意注意,指既有预定目的也需要意志努力的注意。有意注意是主动注意,受人意识的调节支配。保持有意注意的条件有活动目的与任务、兴趣、过去经验和人格等。

(3) 有意后注意:指有既定目的又无须太多意志努力的注意,有意注意之后出现的注意的特殊形式。有意后注意对完成长期任务有积极的意义,关键是要对活动本身产生直接兴趣。

3. 注意的品质

(1) 注意的广度:也称注意的范围,即同一时间内注意所能清楚把握的对象的数量。影响注意广度的因素有2个。① 对象方面:越集中、有规律、能构成相互联系的对象,被注意的范围也就越大。如字母排列成行比分散时被注意的数目要多些,颜色、形状相同的图形要比颜色、形状不同的图形注意范围要大些。② 个体方面:个人的活动任务和知识经验影响注意广度。

(2) 注意的稳定性：是指注意能较长时间地集中在某种事物或从事某种活动上的特性。注意稳定性的标志是活动在某一段时间内的高效率，是衡量注意品质的一个重要指标。影响注意稳定性的有个体差异、兴趣和状态，同时与训练有关。一般人的注意集中时间是 10 min 左右，但经过严格训练的外科医生可以集中注意在手术部位达数小时之久。注意的稳定性不是一成不变的，而是在间歇地加强和减弱，这就是注意的起伏现象。

(3) 注意的分配：是指在同一时间内，把注意指向不同的对象或活动上，如学生一边听课一边记笔记。较好的注意分配决定于 2 个条件：① 同时进行的几种活动中，必须有一些活动是比较熟练的；② 注意分配能力是可以训练的。

(4) 注意的转移：是个体有目的地、主动把注意从一个对象转移到另一个对象上。一般来说，注意转移的速度主要取决于原来注意的紧张度，以及引起注意转移的新的刺激信息的性质。通常原来的注意紧张度越高，新的刺激信息越不符合引起注意的条件，转移注意就越困难。

每个人注意的广度、稳定性，注意的分配和转移都有差异，这与大脑皮质的功能状态有关。正常人通过有意识训练，可改善注意的品质，提高注意能力。

4. 注意障碍

(1) 注意增强：注意增强是指患者主动注意明显增强。如疑病症患者，常过分注意心跳、胃肠蠕动等。

(2) 注意减弱：注意减弱是指患者的主动被动的注意均减弱，常伴记忆减退。多见于神经衰弱、脑器质性神经病等。

(3) 注意涣散：主动注意明显减弱，注意不集中、不持久、易分散，常见于神经衰弱。

(4) 注意固定：注意固定是指患者的注意稳定性过分增强，如有妄想观念的患者，总是注意固定于某些妄想观念上。

(三) 记忆

1. 概念　记忆(memory)是过去的经验在头脑中的反映。包括识记、保持、再认和重现(回忆)3 个基本环节。记忆是人脑对外界信息的编码、存贮和提取的过程。记忆是积极能动的心理活动。人不仅对外界信息的摄入是有选择的，而且信息在人脑中也不是静止的，而是在编码、加工和贮存。信息能否提取或提取的快慢，与编码的完善程度及贮存的组织结构有密切联系。

2. 分类

(1) 记忆按其内容可以分为形象记忆、情绪记忆、逻辑记忆和运动记忆 4 种。

1) 形象记忆：即对感知过的事物具体形象的记忆。它保存事物的感性特征，具有显著的直观性。例如，对事物的大小、形状、颜色、声音、气味、软硬、冷热等的记忆都属于形象记忆。

2) 情绪记忆：对自己体验过的情绪和情感的记忆。例如，失去亲人后的痛苦心情很长一段时间难以忘怀，就是情绪记忆的表现。情绪记忆比其他记忆更持久。

3) 逻辑记忆：是以概念、命题和思想等逻辑思维结果为内容的记忆，具有概括性、理解性等特点。逻辑记忆形式是人类所独有的。

4) 运动记忆：是以曾经做过运动或学习过的动作为内容的记忆，是人们获得语言、掌握和改进各种生活和劳动技能的基础，运动记忆一旦形成很难遗忘。婴儿在出生后的第一个月就表现出运动记忆。

(2) 按记忆的保留时间长短和编码方式可分为瞬时记忆、短时记忆及长时记忆 3 种。

1) 瞬时记忆(immediate memory)：又称感觉记忆(sensory memory)，指刺激停止以后，感觉信息在一个极短时间就会消失的记忆。瞬时记忆是记忆系统的开始阶段，瞬时记忆是以信息的物理特性为编码的主要形式，有鲜明的形象性。它的编码实际上就是感觉刺激的换能编码，将它转换成知觉。如视觉后像的记忆、回声的记忆等。感觉记忆的材料保持时间很短，为 0.25~2 s；感觉记忆中登记的材料受到特别注意就转入第二阶段即短时记忆，否则就会被遗忘。

2) 短时记忆(short-term memory)：又称初级记忆、操作记忆或工作记忆，是指在瞬时记忆基础上,信息能保持 5 s~1 min 的记忆。它起着少量信息临时仓库的作用,除了重要的信息外,一般信息很快消失,一般包括直接记忆和工作记忆。

3)长时记忆(long-term memory):又称二级记忆,指保存时间从 1 min 以上直至许多年,甚至终身的记忆。长时记忆的信息是有组织的知识系统,该系统对人的学习和行为决策具有重要意义,既可使人有效地对新信息进行编码,以便更好地识记;也可使人迅速有效地从头脑中提取有用信息。因此,学习者将学到的知识系统化、组织化非常重要。

3. 记忆的基本过程　记忆过程包括识记、保持、再认和重现(回忆)3 个阶段。

(1) 识记(memorization):是识别和记住事物,从而积累知识经验的过程,也是反复感知的过程,是外界信息输入大脑并进行编码的过程,是记忆的初始环节。

(2) 保持(retention):是知识经验在头脑中的积累和巩固过程,是识记和回忆的中间环节。知识在保持的过程中不是一成不变的,它会随着时间的推移和知识经验的增多发生变化,原来不重要的细节趋于消失,内容变得更加简略和概括;或者是增添了原来没有的细节,使内容变得更加完整、合理和有意义,或更为夸张和突出。

(3) 再认和重现(回忆)(recognition and recall):是记忆的两种表现形式,再认是指我们曾经感知过的、体验过的或经历过的事物重新出现时,我们仍能认识的心理现象。回忆也称再现(reproduction)是事物或知识经验不在面前时能在头脑中重现的过程(回想起来)。它们都以识记为前提,又都是检验保持的指标,从信息加工的观点看,都是提取信息的过程。对过去事物回忆的速度和准确性,取决于所掌握的知识经验是否成体系,是否经常应用。

4. 影响记忆的因素　对识记过的材料既不能回忆也不能再认的现象,叫遗忘。

(1) 识记有无明确目的和任务:识记有无明确目的和任务对记忆效果有重要影响。心理实验表明:① 有意识识记的目的任务越明确,识记效果越好,反之则越差;② 识记任务的具体化程度,影响着识记效果。所以学习时要有明确的目的,记忆的任务应该明确、具体以利于记忆,泛泛的学习是没有学习效果的。

(2) 识记材料的性质和数量:有意义的材料较无意义材料遗忘慢;形象材料较抽象材料遗忘慢;简单的材料较复杂的材料容易记住;较长的材料首尾遗忘少,中间遗忘多;运动性记忆巩固后不易遗忘。

(3) 遗忘因素:心理实验表明,遗忘与学习程度在适当范围内成反比。学习程度愈高,复习次数越多,遗忘越少。过度学习达 150% 保持效果最好。

(4) 识记方法:复习可以增加记忆保持,减少遗忘。应掌握正确的复习方法:① 及时复习,根据遗忘的规律,学习后及时复习,可以事半功倍;② 分散识记比集中识记效果好;③ 意义识记比机械识记效果好,应在理解的基础上,了解材料意义,概括为提纲,再进行记忆,容易记住和保持;④ 不要把性质相似的材料安排在一起学习,以便克服前摄抑制和倒摄抑制,避免内容相互干扰;⑤ 结合回忆的识记比单纯重复的识记效果好;⑥ 多样化的复习,把眼看、耳听、手写、嘴默念、脑联想结合起来复习,比单纯视觉识记效果好。

5. 记忆与临床护理工作　护士在临床工作中应具备准确的记忆力和注意力,由于护士的职责是执行医嘱,每项工作都必须数量化,而且数量要准确。护士应该有良好的记忆品质,要善于记住注意患者的护理问题、护理操作规程及用药特点,不能有错误。要注意患者的记忆特征,不少神经精神病患者常有记忆障碍,对患者进行健康教育时,要考虑到不同患者的记忆特点,采取针对性的护理措施。

(四) 思维

1. 概念　思维(thinking)是人脑借助语言、表象和动作对客观事物的一般特性和规律性的间接的、概括的反映。思维是认识的高级形式,它揭示了事物本质特征和内部联系,并以概括的形式进行判断、推理,解决人们面临的各种问题。思维离不开感知觉,只有在大量感性认识基础上,才能揭示出事物的本质特征和规律。思维具有间接性和概括性特征。

笔记栏

2. 基本过程　思维过程是人们运用概念、判断、推理的形式对外界信息不断进行分析、综合、比较、抽象、概括的过程。

3. 分类

(1) 根据思维方式分类：

1) 动作思维：是以实际动作或操作来解决问题的思维，即思维以动作为支柱，依赖实际操作解决直观具体的问题。在个体心理发展中，此种思维方式是1～3岁幼儿的主要思维方式，但在实际生活中，成人也常常依赖实际操作来解决一些问题。

2) 形象思维：是利用具体形象来解决问题的思维，思维活动依赖具体形象和已有表象。从个体心理发展看，是3～6岁的儿童主要采取的思维方式。在现实生活中，艺术家、文学家及设计师更多地运用形象思维。

3) 抽象思维：是以抽象概念和理论知识解决问题的思维，这是人类思维的核心形式，成人的思维大部分是抽象思维，是由语言、符号参与的思维。

以上3种思维不能截然分开，在个体发展中，由于语言的发生和发展较晚，因此动作思维和形象思维就出现得早一些，抽象思维出现得晚一些。在成人思维中，3种思维相互联系共同发挥作用。

(2) 根据思维方向分类：

1) 求同思维：又称聚合思维或集中式思维，是把问题提供的各种信息聚合起来，朝着同一个方向，得出一个正确的答案。这种思维有时会妨碍思考问题的灵活性。

2) 求异思维：又称发散思维，是指从一个目标出发，沿着各种不同的途径去思考、探索多种多样答案的思维。例如，学生用多种方法来解答同一数学题，就属于求异思维。求异思维的主要特点是思维的变通性、流畅性、独特性。

(3) 根据思维创新程度分类：

1) 习惯性思维：又称为常规思维和再造性思维。常规思维是经验证明行之有效的程序化思维，它是人们按照现成的方案或程序，用惯常的方法、固定的模式来解决问题的思维方式。既规范又节约时间。惰性思维不需经过深入思考就自动地给出答案。这种思维不创造新成果，创造性水平很低。

2) 创造性思维：是以新颖、独特的方式来解决问题的思维，是在头脑中重新组织已有的知识经验，沿着新的思路寻求新的成果，有创造想象参加的思维。是人类思维的高级过程。

4. 思维与护理临床实践　现代护理的独立功能占70%，而依赖功能只占30%，且护理工作本身是一项创造性活动，因此护士必须具有独立、良好的思维品质。对每个患者要进行评估，作出护理诊断，制订护理计划，运用护理程序为患者提供护理服务。要注意培养和锻炼创造性思维能力，不断进行护理改革和创新，促进护理学科的发展。护士不仅要有敢于承担风险的勇气，还要有以渊博的医疗知识、精湛的医疗技术、丰富的医疗经验为内容的卓识和能力，勇敢以智慧与卓识为基础，智慧卓识以勇敢为表现，两者相辅相成、密切相关，共同构成优秀品质的内涵。另外，要注意患者的思维特点，特别是精神疾病患者常有思维障碍等。

### 知识拓展

#### 艾宾浩斯遗忘曲线

艾宾浩斯（Hermann Ebbinghaus，1850～1909）是德国著名的心理学家，1885年，艾宾浩斯以自己为测试对象做了一个非常著名的记忆实验，得出了关于记忆的一些科学结论。在实验中，他选用一些根本没有意义的音节作为需要记住的材料，通过对自己的记忆效果进行测试，得到了一些数据。其后，艾宾浩斯利用上述数据描绘出一条曲线（图2-1），图中竖轴表示学习中记住的材料的数量，横轴表示时间（天数），曲线表示记忆量变化的规律。这条曲线就是赫赫有名的艾宾浩斯遗忘曲线，凭借这条曲线，艾宾浩斯成了发现记忆遗忘规律的第一人。遗忘曲线

表明了遗忘发展的重要规律：遗忘的进程是不均衡的，在记忆的最初阶段遗忘的速度最快，遗忘的速度随着时间的推移会逐渐减慢，最后，记住了的材料经过相当长的一段时间后，几乎不再发生遗忘，这种遗忘发展的规律被人们称为记忆的"先快后慢"原则。

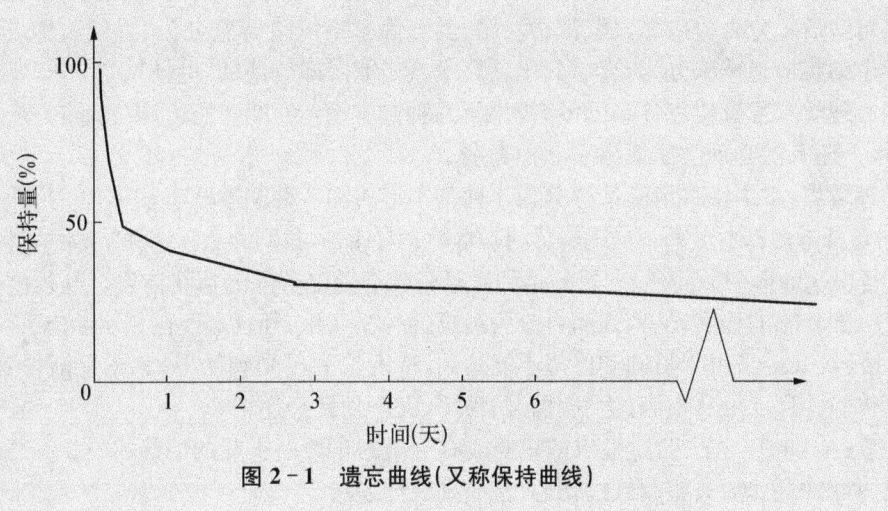

图2-1 遗忘曲线（又称保持曲线）

## 二、情绪与情感过程

### （一）概述

1. **情绪与情感的概念** 情绪（emotion）和情感（feeling）是人对客观事物是否符合自身需要而产生的态度体验，是个体对事物的好恶倾向。

情绪情感过程不同于认识过程，因为认识过程是人对客观事物本身的一种反映，而情绪情感则是人对所反映对象的态度以某些特殊色彩的体验表达出来。体验是情绪和情感的基本特色，离开了体验，就谈不上什么情绪和情感，它是人对事物态度的一种反映，是一种主观方面的感受。人对客观事物采取的不同态度，是以某事物是否满足人的需要为媒介的，人的需要是多种多样的（有生物性需要、社会性需要、心理性需要等），在实际生活中，人会根据需要是否得到满足，而产生肯定性质或否定性质的态度体验，如欢乐、满意、愤怒、悲伤等，这种体验反映着事物与人的需要之间的关系。

情绪是人对反映内容的一种特殊态度，具有独特的主观体验、外部表现，并伴有自主神经系统的生理反应。情感即情绪过程的主观体验，只用于人类，它既与生理需要相联系，也与社会需要相联系。情绪与有机体的需要密切联系着，它是一种以需要为媒介的反映形式。只有与人的需要有直接或间接联系的事情，才使人产生情绪体验。

2. **情绪与情感的区别与联系** 情绪与情感，严格意义上说，两者既有区别又有联系。两者的联系在于情绪和情感作为一种主观体验，是对客观现实的反映。广义而言，情感与情绪一样也是人对客观事物的态度体验；狭义而言，情感不同于情绪，是与个体的社会需要相联系的一种比较复杂而又稳定的态度体验。

情绪与情感的区别在于：① 情绪较低级、简单，情感较高级、复杂；② 从需要角度看，情绪通常由机体需要引起，情感则由社会、心理需要引发，情绪发生较早，为人和动物所共有，情感发生较晚，是人类所特有的，是个体社会化进程发展到一定阶段才产生的；③ 从稳定性程度看，情绪有情景性、短暂性、冲动性并伴有明显的外部表现；而情感既有情景性，又有稳定性、深刻性、持有性，稳固的情感体验是情绪概括化的结果，情感是在情绪基础上形成的，反过来情感对情绪又产生巨大影响；情绪反应强烈，外部表现明显，情感反应较深沉，外部表现不明显。

在平时表达时，我们往往不将它们严格加以区别，所说的情绪有时就是指的情感，反之亦然，有时将它们合称为"感情"（affection）。

情操（sentiment）是又一种表现形式，它是由一种更高级的精神社会需要引起的，是那些与具有道德价值事物的需要相联系的态度体验。

### （二）情绪与情感分类

对情绪情感的基本形式与状态的理解，可以从不同的方面来进行。如根据《礼记》记载，我国古代儒学将情绪情感分为"喜、怒、哀、欲、爱、恶、惧"；佛家将情绪情感分为"喜、怒、忧、欲、爱、憎、惧"；祖国医学中则将情绪情感分为"喜、怒、忧、思、悲、恐、惊"，即所谓的"七情"。

美国心理学家普拉切克（Plutchik）提出了八种基本情绪：即悲痛、恐惧、惊奇、接受、狂喜、狂怒、警惕、憎恨。还有的心理学家提出了9种类别。

在心理学界，常主张将情绪情感分为4种基本形式和3种基本状态。

1. **情绪情感的基本形式** 情绪情感的基本形式有四种，我们称之为四种"原始情绪"，分述如下。

（1）喜悦（gladness）：盼望的目的达到后紧张状态随之解除的情绪体验。其程度取决于愿望满足、舒适感、幽默感的程度，从低到高可分为满意、愉快、欢乐、狂喜等不同层次状态。

（2）愤怒（rage）：由于目的和愿望不能达到，特别是一再受到妨碍，紧张逐渐得到积累，最终产生的情绪体验。程度可从不满、生气、愠怒、愤怒、大怒到暴怒递增。

（3）悲哀（dole）：失去盼望追求的东西或有价值的东西而引起的情绪体验。其外部表现释放形式是哭泣，程度由遗憾、失望、难过、伤心、悲痛到哀恸递增。

（4）恐惧（dread）：企图摆脱、逃避某种情境的情绪体验，是由于缺乏处理和摆脱可怕情境的能力和力量所造成的。其在情绪特性中更具有"传染"性，其程度可以是不安、担心、害怕、恐惧等。

在以上这些原始情绪的基础上，结合其他内容可以派生出多种形式的情绪情感或复合形式。例如，愧恨、羞耻的情感反应则包含了不愉快、痛苦、怨恨、悲伤等复杂的情绪体验等。

2. **情绪情感的基本状态** 情绪情感的状态是其在实践活动中不同程度的体现，根据情绪发生时的强度、速度、紧张度和持续性，可以把情绪情感的状态分为心境、激情和应激3种不同程度的水平状态。

（1）心境（mood）：是一种具有感染性的、较微弱而持久的情绪状态，它是情感的内扩散过程。当人们处于某种心境时，其可以影响人的整个行为表现，使外界的客观事物都蒙上一层主观的色彩。"忧者见之忧，喜者见之喜""情哀则景哀，情乐则景乐"就较典型地说明了心境的作用。

心境的形成可在不知不觉中，有时人们根本就未理会到或忘却了。引起心境变化的原因很多，如社会的（人际关系、生活中重大的事件）、生物的（健康状况）、自然的（时令气候条件）、个人的（理想、信念、世界观）等。心境有积极的和消极的之分，凡使人振奋快乐、朝气蓬勃的心境，称为积极心境，使人垂头丧气、颓废悲观的心境，称为消极心境。在现实生活中，心境的作用是非常明显的，因此，我们要做自己心境的主人，时时检测自己和别人的心境，一旦发现消极心境的产生，要设法探究其根源，加以改变。

（2）激情（excitement）：是一种短暂的、猛烈爆发的情绪状态。如狂喜、暴怒、绝望、巨大悲痛等。它通常是由对人具有重大意义而又突然来临的事件所引起，在激情状态下常伴有明显极端的表情和动作，表现为活动增强（情绪激昂、语言不清、动作准确度下降）或活动抑制（沉寂、呆滞、一言不发、呆若木鸡，甚至僵直、昏迷）。

当人处于激情状态时，人的意识控制能力下降，认知范围狭窄，思维逻辑混乱，不能正确评价自己行动的意义及后果。过强的兴奋灶的副诱导，抑制了其他理智活动，甚至导致大脑对皮质下中枢的控制下降，这时，往往会发生"事后连自己也难以想象的事"，这种"一失足成千古恨"的例子，生活中有很多。因此，在日常生活中，要注意尽量避免诱发激情，一旦出现不良激情，要学会转移注意力，设法减弱激情。

（3）应激（stress）：又称过度紧张，是指个体在承受巨大的精神或躯体压力时，产生的一种突出的生理和心理反应的全身性状态。

突然发生的重大事故、面对死亡、亲人意外死亡及躯体严重损伤等都可能造成高度的情绪反应，并伴随生理功能的剧烈改变。这种状态如长期持续，就可能会降低人们对疾病的抵抗能力，产生各种各样的心身疾病。

笔记栏

3. 情感的分类　情感是同人的社会性需要相联系的主观体验,是人类所特有的心理现象之一。人类高级的社会性情感主要有道德感、理智感和美感。

(1) 道德感:是根据一定的道德标准在评价人的思想、意图和行为时所产生的主观体验。是个人根据社会道德准则评价自己或别人行为时所产生的情感,是一种高级形式的社会情感。道德属于社会历史范畴,不同时代、不同民族、不同阶级有着不同的道德评价标准。

(2) 理智感:是在智力活动过程中,认识和评价事物时所产生的情绪体验。例如,人们在探索未知的事件时所表现的求知的欲望、认识的兴趣和好奇心;在解决问题过程中出现的迟疑、惊讶、焦躁及问题解决后的喜悦、快慰;在评价事物时坚持自己见解的热情;为真理献身时感到的幸福与自豪;由于违背和歪曲了事实真相而感到羞愧等,都属于理智感。

(3) 美感:是根据一定的审美标准评价事物时所产生的情感体验。人的审美标准既反映事物的客观属性,又受个人的思想观点和价值观念的影响。因此,在不同文化背景下,不同民族、不同阶级的人对事物美的评价既有共同的方面,也有不同的地方。

(三) 情绪的功能

1. 情绪是适应生存的心理工具　在低等动物种系中,所有的情绪只是一些具有适应价值的行为反应模式。当特定的行为模式、生理唤醒及相应的感受状态出现后,就具备了情绪的适应性,其作用在于发动机体能量使机体处于适宜的活动状态。因此,情绪自产生之日起便成为适应生存的工具。人类继承和发展了动物情绪这一高级适应手段。情绪的适应功能根本在于改善和完善人的生存和生活条件。由于人生活在具有高度文化的社会里,情绪适应功能的形式有了很大的变化。人用微笑向对方表示友好,通过移情和同情来维护人际联系,情绪起着促进社会亲和力的作用,对立情绪又有着极大的破坏作用。

2. 激发心理活动和行为的动机　情绪情感可以构成一个动机系统,能够驱策有机体发生反应、从事活动,提高人的活动效率。情绪的这一动机功能既体现在生理活动中,也体现在人的认知活动中。生理内驱力是激活有机体行为的动力。而情绪的作用则在于能够放大内驱力的信号,从而更强有力地激发行动。情绪反应比内驱力更为灵活,它不但能根据主客观的需要及时地发生反应,而且可以脱离内驱力而独立地产生动机作用。

3. 情绪是心理活动的组织者　情绪是独立的心理过程,有自己的发生机制和发展规律。作为脑内的一个监测系统,情绪对其他心理活动具有组织作用。情绪的组织作用包括对活动的促进和瓦解两方面,正性情绪起协调、组织作用,负性情绪起破坏、瓦解或阻断作用。研究证明,情绪能影响认知操作的效果,影响效果取决于情绪的性质和强度。

4. 情绪是人际交往的重要手段　情绪和语言一样,具有服务于人际沟通的功能。情绪通过独特的沟通手段,即表情来实现信息传递和人际间相互了解,其中面部表情是最重要的情绪信息媒介。情绪的组织作用体现在对记忆和行为的影响方面,良好情绪状态下,容易回忆带有愉快情绪色彩的材料;如果识记材料在某种情绪状态下被记忆,那么在同样的情绪状态下,这些材料更容易被回忆出来,当人处在积极、乐观的情绪状态时,倾向于注意事物美好的一面,而在消极情绪状态下则使人产生悲观意识,失去希望和渴求,更易产生攻击性行为。

(四) 情绪的外部表达

情绪和情感本是一种内部体验,当这种体验发生时,又总是伴随着某些外部表现,并可以观察到。人的外显行为主要指面部可动部位的变化、身体姿态和手势,以及言语器官的活动等。这些与情绪、情感有关联的行为特征称为表情,包括面部表情、体态表情和言语表情。

1. 面部表情(facial expression)　是指通过眼部肌肉、颜面肌肉和口部肌肉的变化来表现各种情绪状态。达尔文在他的《人类和动物的表情》一书中认为,表情是动物和人进化过程中适应性动作的痕迹。

2. 体态表情(body expression)　指情绪发生时身体各部分呈现的姿态,通常也称为"体语"。手势是重要的体态表情,它通常和言语一起使用来表达人的某种思想感情。在一些情况下,手势也

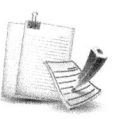

可以单独使用,如人们在无法用言语沟通时,往往通过手势等肢体语言进行交流,表达个人情感,传达个人信息。

3. 言语表情(language expression)　指情绪发生时在语调、节奏和速度等方面的变化,是人类特有的表达情绪的手段。言语中音调的高低、强弱,节奏的快慢等所表达的情绪是言语交际的重要辅助手段。

### (五) 情绪与健康

在人们的日常生活中,每时每刻都会有情绪的变化,它在人们的生活中有着举足轻重的地位。一般来说,良好的情绪条件下,人们往往精神振奋,心情愉悦,工作学习的效率高,相反,则心情糟糕,工作学习效率下降,这就是情绪影响人的行为的表现之一。

情绪情感与人的健康的关系究竟是怎样的呢?可以用一句话来概括,就是两者关系极为密切。体现在:一是情绪情感本身就存在健康与不健康的问题,二是情绪情感会影响人的身心健康。

1. 情绪情感的健康问题　人在表现自己情绪情感时,存在一个怎样表达的要求和准则,这种要求和准则有一个不成文的规则(如人类的羞耻感),符合它就认为是健康的,反之,就认为是不健康的,一般来说,有以下几个标志。

(1) 情绪情感的发生与发展必须存在有明确的诱因,无缘无故的情绪情感的表达被认为是不健康的。

(2) 情绪情感的反应要适度,一般来说与刺激的强弱成正比,否则,就会被认为是不健康情绪反应。

(3) 情绪的发生与发展既要稳定又要灵活,一般来说,情绪情感开始反应强烈些,随着时间的推移要逐渐减弱,情绪反应时强时弱或情绪"固着",都是一种不健康的情绪。

(4) 情绪情感要受自我的调节和控制。

(5) 健康的情绪情感能产生积极的效能,可以化为积极、增力的行为。

2. 情绪情感与健康的关系　在中医学里,有这样的论定,即"怒伤肝""喜伤心""思伤脾""恐伤肾",俗语中"笑一笑,十年少;愁一愁,白了头"就形象而又生动地说明了情绪情感与健康的关系。在医学上,已经证明,最常见的心血管疾病(高血压、冠心病等)、消化性溃疡等疾病都与长期情绪紧张有密切关系,中医学也认为肿瘤的病因是七情郁结、气血凝滞等。

良好的情绪有助于健康,它不仅可以抵消消极情绪的不良影响,且可以通过神经、内分泌系统调节人的内环境处于稳定、平衡状态,有助于发挥人的潜能,提高对疾病的抵抗力,增加社会适应能力。反之,消极情绪也可以通过神经内分泌系统的调节,对人体产生负面影响。因此,要注意培养健康的情绪。

在日常生活中,我们要注意学会对情绪的调节,保持"适度"紧张、情绪"适当"表现,还要保持乐观的生活态度和培养幽默感,这样,才能驾驭情绪,让它更好地为健康服务。

### (六) 情绪与护理临床实践

护士的情绪变化,尤其是面部表情,对患者及其家属有直接的感染作用,护士应该具有对生活、工作积极、热爱、乐观、稳定的心境。在工作中调控好自己情绪,对患者的关爱通过言语、面部、体态等外部表现传达给患者。大部分患者存在痛苦、悲哀、恐惧、焦虑等不良情绪,尤其精神疾病患者常有情绪表达、反应、体验等障碍,护士在对患者进行心理护理和一般护理时,应考虑不同患者的情绪特点,采取有针对性的护理措施,使患者有安全感、亲切感及信任感。

> **知识拓展**
>
> **如何保持良好的情绪**
>
> (1) 不对自己过分苛求:有些人将自己的抱负定得过高,根本无法实现,受到别人嘲讽后终日郁郁寡欢;有些人做事追求完美,常常因为小小的瑕疵而自责。如果将自己的目标和要求定在自己能力范围内自然就会心情舒畅。
>
> (2) 对他人期望不要太高:许多人将希望寄托在他人身上,如果对方达不到自己的要求,便会大失所望。其实每个人都有自己的优缺点,何必要求别人迎合自己的要求。

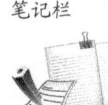

(3) 疏导自己的愤怒情绪：勃然大怒时可能会做出许多蠢事，与其事后后悔不如事前自制，平息愤怒。

(4) 学会忍让：要心胸开阔，做事从大处看，只要大前提不受影响，小事不必斤斤计较，以减少自己的烦恼。

(5) 暂时回避：在遇到挫折时应该将烦恼放下，去做那些喜欢做的事。

(6) 找人倾吐烦恼：如果将烦恼告诉你的挚友或师长，心情就会顿感舒畅。

(7) 替别人做点事：帮助别人不但使自己忘却烦恼，而且还可以确定自己的价值，更可以获得珍贵的友谊。

## 三、意志过程

### (一) 意志的概念

意志(will)是人自觉地确定目的，并以此支配调节自身的行动，克服困难，努力实现预期目的的心理过程。人生活在社会中不仅要认识客观世界，还要改造客观世界，以便更好地适应环境。与此相应的人的心理、意识的职能不仅局限于对客观事物的认识过程，以及产生一定的态度体验，更重要的还表现在针对客观现实进行有意识、有目的、有计划的改造活动，这种自觉地确定活动目的，并为实现预定目的有意识地支配、调节行动的心理现象构成了人的心理过程的重要方面，即意志过程。

### (二) 意志品质

意志在个体身上的表现不同，有的人意志坚强，有的人则意志薄弱。而坚强的意志品质是克服困难、完成各项任务的重要保证。意志品质归纳为自觉性、果断性、坚韧性和自制性4个方面。

1. **意志的自觉性** 意志的自觉性是指个体在行为目的明确、行为意义认识充分后，再采取行动的品质。这种品质与坚强的信念、科学的世界观密不可分。只有具备自觉性的个体，才能主动独立地控制和调节自己的行动，才能够以满腔的热情克服困难、勇往直前。与此相反的则是意志的盲目性和缺乏自信心。

2. **意志的果断性** 意志的果断性是指个体能够明辨是非、迅速而合理地决断，并采取决定的品质。这种品质是以深思熟虑为基础，能够正确全面地考虑行动目的和方法，当机立断。意志的果断性与思维的灵活性和敏捷性分不开，也与个体的机智、学识、胆识息息相关。与此相反的意志品质是冒失和优柔寡断。

3. **意志的坚韧性** 意志的坚韧性也称顽强性，是指个体以充沛的毅力和顽强的斗志克服重重困难，努力实现目标的品质。意志的坚韧性是经过长期磨炼得来的，其含义一方面是指善于抵制各种主观诱因的干扰；另一方面是能够较持久地坚持决定。意志的坚韧性表现为锲而不舍和善始善终；与此相反的是执拗和顽固不化，对自我缺乏正确评估、一意孤行。此外，见异思迁和朝三暮四等也是与坚韧性相反的意志品质。

4. **意志的自制性** 意志的自制性是指个体能够自觉地控制自己的情绪，约束自己的言语和行为的品质。集中反映了个体的抑制能力。一种高尚的"慎独"修养对来自躯体内外的消极情绪有克制能力，无论在何时何地都能自觉地排除各种干扰，坚持执行决定，圆满完成任务。

### (三) 意志与护理临床实践

护理工作是一种复杂而具体的工作，涉及许多复杂的人际关系，会遇到各方面的问题、困难、委屈、挫折或误解，甚至会遇到难以想象的问题，遇到难以处理的人际关系。神经症、精神疾病患者常有意志障碍，这些都需要护士有坚强的个人意志力，在遇到困难及挫折时能应用自己的意志力及控制力排除干扰，约束自己的言行，首先将患者的生命和健康放在首位，认真做好各项工作，有效地排除困难带来的影响。

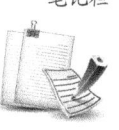

笔记栏

## 第二节 人　格

### 一、人格的概述

#### (一) 人格的概念

人格(personality)也称个性,是指具有一定倾向性的、比较稳定的心理特征的总和,是个体在社会化过程中对己、对事物及与整个环境相适应时所显示的独特的心理特征,即一个人基本的精神面貌。

#### (二) 人格特征

1. **人格的整体性**　一个现实的人具有多种心理成分和特质,如才智、情绪、愿望、价值观和习惯等,但它们并不是孤立存在的,而是密切联系并整合成为一个有机组织。一个现实的人的行为不仅是某个特定部分运作的结果,而且是与其他部分紧密联系、协调一致进行活动的结果。

2. **人格的稳定性和可变性**　人格的稳定性表现为2个方面,一是人格的跨时间持续性,在人生的不同时期,人格持续性首先表现为自我的持久性;二是人格的跨情境一致性。人格特征是指一个人经常表现出来的稳定的心理与行为特征。人格的稳定性并不意味着人格是一成不变的,而是指较为持久的、定型化了的东西。人格变化有以下2种情况,一是人格特征随着年龄增长,其表现方式也有所不同;二是对个体有重大影响的环境因素和机体因素,如移民、严重疾病等都有可能造成人格的某些特征,如自我观念、价值观、信仰等的改变。

3. **人格的独特性和共同性**　人格的独特性是指人与人之间的心理与行为是各不相同的。由于人格结构组合的多样性,每个人的人格都有自己的特点。强调人格的独特性,并不排除人与人之间在心理和行为上的共同性。人类文化造就了人性。同一民族、同一阶层、同一群体的人们具有相似的人格特征。文化人类学家把同一种文化陶冶出的共同的人格特征称为群体人格或众数人格。

4. **人格的社会性与生物性**　人格的社会性是指社会化把人这样的动物变成社会的成员。人格是社会的人所特有的。人格是在个体的遗传和生物基础上形成的,受个体生物特性的制约。从这个意义上也可以说,人格是个体的生物性和社会性的综合。但是人的本质并不是所有属性相加的混合物,或者是几种属性相加的混合物。构成人的本质的东西,是那种为人所特有的,失去了它,人就不能称其为人的因素,而这种因素就是人的社会性。其实,即使是人的生物性需要和本能,也是受人的社会性制约的。例如,人满足食物需要的内容和方式是受具体的社会历史条件制约的。

### 二、人格倾向性

人格倾向性是推动人进行活动的动力系统,是人格结构中最活跃的因素。决定着人对周围世界认识与态度的选择和趋向,决定人追求什么,包括需要、动机、兴趣、爱好、态度、理想、信仰和价值观等。

#### (一) 需要

1. **概念**　需要是由生理上或心理上的缺失或不足所引起的一种内部紧张状态。它是机体自身或外部生活条件的要求在人脑中的反映,是人们在主观上能感受或体验到的不足之感和求足之感。

需要是个体心理活动和行为的内部动力,它在人的活动、心理过程和个性中起着重要作用。首先,需要是保证人正常生存和发展的基础,离开了一定的合理而基本的需要,如衣、食等日常需要和学习交往的需要,也就如同"植物人"无法正常地生活和活动。其次,需要永远带有动力性,使人不会因暂时的满足而终止。人们在某些需要得到满足以后,又会产生新的需要,新的需要又会推动人

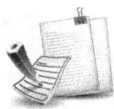
笔记栏

们去从事新的活动。在活动中需要得到不断的满足,又不断滋生新的需要。再次,需要对人的认识过程、情绪情感、意志影响很大。为了满足需要,个人必须对有关事物进行观察和思考,需要调节和控制人的认识倾向。情绪情感是以客观事物是否满足人的需要为媒介,与人的需要毫无关系的事物,则不能引起人的情绪和情感。需要推动意志的发展,人为了满足需要,从事一定的活动,在克服困难的过程中锻炼了意志。需要是个性倾向性的基础,个性倾向性的其他方面,如动机、信念等,都是需要的变形。

需要形成的基本条件有:① 生理上或心理上出现对某些必需因素的缺失或不足;② 指向一定的对象,需要具有对象性、紧张性、动力性、起伏性、社会历史制约性等特征。

2. 种类

(1) 根据需要的起源,可以将需要分为自然性需要和社会性需要。自然性需要与维持个体的生存与种族繁衍密切联系,是一种本能的需要。如人对空气、水、食物、睡眠、性生活、安全、运动等的需要。自然性需要又称生物性需要或生理性需要,是人和动物都具有的一类需要。但人与动物在满足自然性需要的对象和方式上存在本质的差异。动物只有依靠自然界现成的天然物质来满足需要;而人的需要的满足则主要靠劳动生产满足需要的对象,其满足需要的水平受个体的社会生活条件的制约,其满足需要的方式受文化习俗和个人特点的制约。

社会性需要与个体的社会生活相联系,是后天习得的需要。如人对劳动、交往、学习、审美、威信、道德等的需要。社会性需要是人类所特有的一种需要,是从社会的要求转化而来的。人们在社会生活中,社会不断向个体提出各种要求,当个体认识到接受这些要求的必要性时,社会的要求就会转化为个体的需要。

(2) 按照需要对象的性质,可以将需要分为物质需要和精神需要。物质需要是个体生存和发展所必需的物质生活的需要,既包括对自然界产物的需要,又包括对社会文化产品的需要。人的物质需要既有自然性需要的内容,也有社会性需要的内容。例如,在对服装的需要中,既有满足人们防寒、防晒等自然性需要的内容,也有满足人们自尊、追求美的需要的内容。

精神需要是个体生存和发展所必需的精神生活的需要。如对劳动、交往、审美、道德、创造等的需要。随着社会的进步和社会生产力的发展,人类所特有的精神需要不断发展。人类对劳动和交往的需要是最早形成的精神需要,这些需要对人类历史的发展起着十分重要的作用。精神需要有高尚与低俗之分。高尚的精神需要可以使人不断取得进步,而低俗的精神需要则会消磨人的意志,使人走向歧途。

(二) 动机

1. 概念　动机(motivation)一词来源于拉丁文 Movere,意思是移动、推动或引起活动。现代心理学将动机定义为推动个体从事某种活动的内在原因。具体来说,动机是引起、维持个体活动并使活动朝向某一目标进行的内在动力。动机是用来说明个体为什么要从事某种活动,而不是用来说明某种活动本身是什么(what)或怎样进行的(how)。动机是在需要的基础上产生的,动机是行为活动的内在原因。

2. 功能　心理学家通过大量研究发现,动机对于个体活动具有三种基本功能。

(1) 激活功能:动机能够激发有机体产生某种活动。带着某种动机的有机体对某些刺激,特别对那些与动机有关的刺激反应特别敏感,从而激发有机体去从事某种反应或活动。例如,饥饿者对食物、干渴者对水特别敏感,因此也容易激发起寻觅活动。

(2) 引导功能:动机与需要的根本不同在于,需要是有机体因缺乏而产生的主观状态,这种主观状态是一种无目标状态。而动机不同,动机是针对一定目标(或诱因),是受目标引导的,也就是说,需要一旦受到目标引导就变成了动机。由于动机种类不同,人们行为活动的方向和所追求的目标也不同。例如,在学习动机的支配下,学生的活动指向的目标与学习有关,如书本、课堂等;而在娱乐动机支配下,其活动指向的目标则是娱乐设施。

(3) 维持和调整功能:当个体的某种活动产生以后,动机维持着这种活动针对一定的目标,并

笔记栏

调节着活动的强度和持续时间。如果达到目标,动机就会促使有机体终止这种活动;如果尚未达到目标,动机将驱使有机体维持或加强这种活动,以达到目标。

3. 分类　从动机起源的角度,可将动机分为生理性动机(或原发性、原始性、生物性动机)与社会性动机(或继发性、习得性、心理性动机);从对动机内容的意识程度,可分为无意识动机和有意识动机。

(1) 生理性动机:又称原发性动机、原始性动机、生物性动机,是以生物性需要为基础的动机,如饥饿、口渴、睡眠、空气、性、躲避危险等。

(2) 社会性动机:又称继发性动机、习得性动机和心理性动机,是以社会性需要为基础的动机。社会性动机的内容十分丰富,如兴趣、成就、权力和交往等。

(3) 无意识动机:在弗洛伊德看来,就是构成无意识(潜意识)的那些人的原始的盲目冲动、各种本能及出生后本能有关的欲望等,指个人没有完全意识到的任何内在力量,其作用在于发起、维持,或指导行为以达到目标。

(4) 有意识动机:是指人能觉察到的,并对其内容明确的那种动机。例如,人对某种事物现象或活动所表现出的兴趣,以道德感、义务感和社会责任感为内容的理想和信念等。

(三) 心理冲突

心理冲突(或动机冲突)是指个体在某种活动中,同时存在着一个或数个所求目标,或存在2个或2个以上互相排斥的动机,当处于相互矛盾的状态时,个体难以决定取舍,表现为行动上的犹豫不决,这种相互冲击的心理状态,称为动机冲突,它是造成挫折和心理应激的一个重要原因。心理冲突可分为4种基本类型。

1. 双趋冲突　双趋冲突指两种对个体都具有吸引力的目标同时出现,形成强度相同的两个动机。由于条件限制,只能选其中的一个目标,此时个体往往会表现出难以取舍的矛盾心理,这就是双趋冲突。"鱼与熊掌不可兼得"就是双趋冲突的真实写照。

2. 双避冲突　双避冲突指两种对个体都具有威胁性的目标同时出现,使个体对这两个目标均产生逃避动机,但由于条件和环境的限制,必须选择其中的一个目标,这种选择时的心理冲突称为双避冲突。"前遇大河,后有追兵"正是这种处境的表现。

3. 趋避冲突　趋避冲突指某一事物对个体只有利与弊的双重意义时,会使人产生两种动机态度:一方面好而趋之,另一方面则恶而远之。所谓"想吃鱼又怕鱼刺"就是这种冲突的表现。

4. 多重趋避冲突　在实际生活中,人们的趋避冲突常常表现出一种更复杂的形式,即人们面对着两个或两个以上的目标,而每个目标又分别具有吸引和排斥两方面的作用。人们无法简单地选择一个目标,而回避或拒绝另一个目标,必须进行多重的选择。由此引起的冲突叫做多重趋避冲突。

在现实生活中,个体常常遇到各种动机冲突。如果对动机冲突不能很好地处理,就会产生强烈的消极情绪,使人陷入困惑和苦闷之中,甚至颓废和绝望,无力自拔。动机冲突不但影响人的正常工作和学习的积极性,还会给人的身心健康带来严重的威胁,甚至使人的精神状态趋于崩溃,乃至行为失常。

### 三、人格心理特征

个体在社会活动中表现出来的比较稳定的品格,包括能力、气质和性格。人格心理特征在人格结构中并非孤立存在,它与人格倾向性息息相关。如能力和性格是在动机、理想等推动作用下形成、稳定或者再变化,也需要依赖于动机和理想等动力机制才表现出来。两者相互制约、相互作用,使个体表现出时间上和情境中的一贯性,体现个体行为。

(一) 气质

1. 概念　气质(temperament)是表现在心理活动的强度、速度、灵活性等方面的一种稳定的心理特征。它与日常生活中人们所说的"性情"含义相近。

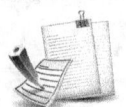
笔记栏

人的气质差异是先天形成的,受神经系统活动过程的特性所制约。气质与人的生物学素质有密切关联。它只给人们的言行涂上某种色彩,但不能决定人的社会价值,也不直接具有社会道德评价含义。气质不能决定一个人的成就,任何气质的人只要经过自己的努力都能在不同实践领域中取得成就。

2. 类型　关于气质类型及其划分依据,不同的观点提出各种类型学说。如德国精神病学家克雷奇默(E. Kretschmer)提出的体型说,他根据对精神病患者的临床观察,认为可以按体型划分人的气质类型。根据体型特点,他把人分成三种类型,即肥满型、瘦长型、筋骨型。生理学家柏尔曼(Berman)提出激素说,他认为,人的气质特点与内分泌腺的活动有密切关系。日本学者古川竹二等人提出血型说,他们认为气质是由不同血型决定的,血型有A型、B型、AB型、O型,与之相对应的气质也可分为A型、B型、AB型与O型4种。美国心理学家巴斯(A. H. Bass)提出活动特性说,他用反应活动的特性,即活动性、情绪性、社交性和冲动性作为划分气质的指标,由此区分出4种气质类型。

3. 气质与高级神经活动类型　以巴甫洛夫为代表的高级神经类型研究认为,高级神经活动的基本过程就是兴奋和抑制的过程,它有3个基本特征,即强度、平衡性和灵活性。神经过程的3个基本特征的独特组合就形成了高级神经活动的类型。巴甫洛夫高级神经活动类型分成4种基本类型见表2-1。

表2-1　高级神经活动类型及其特征

| 神经(气质)类型 | 强度 | 均衡性 | 灵活性 | 行　为　特　点 |
| --- | --- | --- | --- | --- |
| 兴奋型(胆汁质) | 强 | 不均衡 | 灵活 | 攻击性强,易兴奋,不易约束,抑制力差,外倾性明显,情绪兴奋高、易变 |
| 活泼型(多血质) | 强 | 均衡 | 灵活 | 活泼好动,反应灵活,乐于交际,情绪兴奋性高,外倾,注意和兴趣易发生转移 |
| 安静型(黏液质) | 强 | 均衡 | 不灵活 | 安静、坚定、反应迟缓、有节制、不善交际,内倾,可塑性小,情感稳固深刻且不易外露,忍耐,言语不多,意志稳定,难以转移 |
| 抑制型(抑郁质) | 弱 | 不均衡 | 不灵活 | 胆小畏缩,消极防御反应强,多愁善感,不耐挫折,情感体验深刻且不易形之于外,观察细致,想象丰富 |

4. 意义　气质主要表现为心理活动的动力和方式,而不涉及方向和内容。因此,就一个人活动的社会价值和成就来说,气质无好坏之分。任何气质都有其积极方面和消极方面,任何气质类型的人都可以在事业上获得成功。

在特定的条件下,选择气质特征合适的人员从事某项工作,可提高工作效率,减少失误。这对于职业选择和工作调配等具有一定的意义。

不同的气质类型对人的心身健康有不同的影响。情绪不稳定、易伤感、过分性急、冲动等特征不利于心理健康,有些可成为心身疾病的易感素质。

在教育工作中,气质特征为我们提供了因材施教的依据。教师只有了解学生的气质特点,并针对这些特点采取不同的教育手段和方法,才能取得良好的教育效果。

(二) 性格

1. 概念　性格(character)是一个人表现在对现实的态度和习惯化的行为方式上的稳定的人格心理特征。它表现一个人的品德,受人的价值观、人生观、世界观的影响。这些具有道德评价含义的人格差异,称为性格差异。性格是人在后天社会环境,社会化过程中逐渐形成的,同时也受个体的生物学因素影响,是人与人之间区别的核心差异。性格有好坏之分,能最直接地反映出一个人的道德风貌。

2. 类型　心理学家按照一定的原则对性格作出分类。性格是人格的重要组成部分。个体在一定社会条件下表现出来的习惯化了的行为反应与情感,形成相对稳定的人格心理特征。由于性格的复杂性,性格类型的划分至今没能达成共识。心理学所划分的性格类型主要有以下几种。

(1) 根据知、情、意三者在性格中何者占优势,将性格划分为理智型、情绪型和意志型。理智型

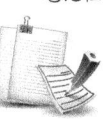

笔记栏

的人,通常以理智来评价、支配和控制自己的行动;情绪型的人,往往较感性,其言行举止易受情绪左右;意志型的人一般表现为行动目标明确,主动积极。

(2) 荣格根据人的心理活动倾向于外部还是内部,将性格分为外倾型和内倾型,也称为外向型和内向型。

(3) 美国心理学家威特金(H. A. Witkin)根据个体独立性程度,将性格划分为独立型和顺从型。独立型的人善于独立思考,不易受外来因素的干扰,能够独立地发现问题和解决问题;顺从型的人,易受外来因素的干扰,常不加分析地接受他人意见,应变能力较差。

(4) 根据人的社会生活方式及由此而形成的价值观,将性格类型分为理论型、经济型、审美型、社会型、权力型和宗教型。

(5) 根据人际关系,把人们的性格划分为 A、B、C、D、E 5 种。

> **知识拓展**
>
> **A、B、C、D、E 性格类型**
>
> 国外有人提出了 A、B、C、D、E 典型性格类型,这种分类方法比较全面地反映一个人的性格面貌。这种分类方法认为人的性格由 12 种不同的特性构成。
>
> 首先,表现在情绪稳定性上。包括是否容易忧郁、悲伤,情绪是否容易变化、不稳定,自卑感的大小程度,是否容易担心某件事情或容易烦躁。
>
> 其次,表现在社会适应性上。包括是否容易空想、敏感而不能入睡,是否信任别人、与社会协调,是否不倾听别人的意见而自行其是、爱发脾气、有攻击性。
>
> 最后,表现在倾向性上。包括是否乐观开朗,是否性子急,是否喜欢沉思和反省,是否能当群众领导,是否善于交际。
>
> 根据上述性格特性在个体身上的表现和不同结合,将性格分为 5 种类型(表 2-1)。
>
> 表 2-1 5 种性格类型的特点
>
> | 类型 | 情绪稳定性 | 社会适应性 | 向性 |
> | --- | --- | --- | --- |
> | A | 不稳定 | 较差 | 外向 |
> | B | 稳定 | 一般 | 平稳 |
> | C | 不稳定 | 较好 | 外向 |
> | D | 稳定 | 一般 | 外向 |
> | E | 稳定 | 较好 | 平稳 |
>
> A 型性格的人,具有强烈的竞争意识,有进取心,拼命地干活,但易急躁,易激起敌意;对周围环境适应性较差,缺乏耐心,固执己见,过分专注自己的工作,人际关系不甚融洽;有时间紧迫性,常意识到工作负担太重,强迫自己的能量系统处于永远动员起来准备战斗的状态。
>
> B 型性格的人,平稳有余,斗志不足,能力一般,但社交适应性较好;个性中庸,不尚执拗,遇事放得下,想得开,不耿耿于怀;遇事从容,节奏缓慢。
>
> C 型性格的人,感情内向、好生闷气、反应慢、较孤僻、好幻想、情绪焦虑,极小生活事件便可引起焦虑不安,心情总处于紧张状态。
>
> D 型性格的人,情绪稳定、感情外向、为人活跃开朗、善于交际、周围人际关系较好、有组织领导才能,所以又叫管理者型。
>
> E 型性格的人,多具消极情绪,常逃避现实。
>
> 在这 5 类性格中,A 型性格者最容易得冠心病,这已得到医学家们的公认。属于 C 型和 E 型性格的人,具有患癌症的倾向。不愿宽大待人,容易积怨饰非;一味自怜,凡事以自我为中心,不易与别人发展深厚友谊;自我意向甚差,总嫌自己不好,沉默寡言,不愿泄露愤怒,过于克制自己感情的人容易患癌症。

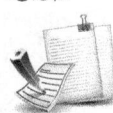

另外,国外一些研究性格和疾病关系的专家还发现,某些疾病的发生常常同患者的具体性格有着密切联系。

1. **哮喘患者的性格** 依赖、顺从、胆小、内向、自我中心、好幻想、缺乏信心、不善于表达自己的情感。
2. **偏头痛患者的性格** 工作总是要尽善尽美、死板、好争、嫉妒。
3. **消化性溃疡患者的性格** 大多是被动、依赖、顺从、缺乏创造性、不好与人交往、情绪不稳,常有内心矛盾情绪,害怕失去依靠,害怕受到挫折等。
4. **溃疡性结肠炎患者的性格** 好整洁、办事有秩序、拘泥于形式、刻板、严守时刻、谨慎小心、服从、不易激怒、处理问题较理智、缺乏雄心、缺乏自信心等。
5. **过敏性皮炎患者的性格** 常过分焦虑、被动、压抑愤怒,缺乏与困难作斗争的能力,被怜爱、被同情的欲望强烈。
6. **荨麻疹患者的性格** 渴望得到情感,有罪恶感,自我惩罚等。
7. **红斑狼疮患者的性格** 多属施舍型人格,通常给予家庭的要比从家庭得到的多。当生活不如意时,常责怪自己。

气质与性格的差别在于气质没有好坏之分,是先天的与生俱来的和不易改变的;性格是后天形成的。某种气质的人更容易形成某种性格,性格可以在一定程度上掩饰、改变气质。气质的可塑性小,性格的可塑性大。

### (三) 能力

1. **概念** 能力(ability)是指顺利完成某一活动所必须具备的心理特征。能力直接影响活动效率,是完成某种活动的必要条件。能力总是和人完成一定的活动联系在一起的。离开了具体活动既不能表现人的能力,也不能发展人的能力。能力与知识、经验和个性特质共同构成人的素质,成为胜任某项任务的条件。能力和知识、技能有密不可分的联系。一方面,能力是掌握知识、技能的前提,决定掌握知识、技能的方向和所能达到的水平;另一方面,知识、技能的掌握也可以促进能力的发展。

心理学家认为天才不是"天赋之才",不是一个人先天就有的才能,而是指在后天社会实践活动中得到高度发展的才能,是各种能力的独特完善的结合。因此,我们可以说牛顿、爱因斯坦、爱迪生等科学家是天才,但他们的杰出才能并非是先天就有的,他们在童年时代甚至表现出低于一般儿童的才能。如果他们没有经过后天的勤奋学习和艰苦劳动,是不可能成为天才的。正如爱迪生所说,"天才就是99%的汗水加1%的灵感"。

2. **分类**

(1) 一般能力和特殊能力:一般能力是指观察、记忆、思维、想象等能力,通常也叫智力。它是人们完成任何活动所不可缺少的最基本的心理条件,是能力中最主要也最一般的部分,其核心是抽象逻辑思维能力,又叫思维力。它是智力的支柱和核心,代表智力发展的水平。特殊能力是指人们从事特殊职业或专业需要的能力。例如,音乐中需要听觉表象能力。人们从事任何一项专业性活动既需要一般能力,也需要特殊能力。两者的发展也是相互促进的。

(2) 晶体能力和流体能力:晶体能力(晶体智力)是以习得的经验为基础的认知能力,如人类学会的技能、语言文字能力、判断力、联想力等,与流体能力相对应。晶体能力受后天经验的影响较大,主要表现为运用已有知识和技能去吸收新知识和解决新问题的能力,这些能力不随年龄的增长而减退,只是某些技能在新的社会条件下变得无用了。流体能力(流体智力)指基本心理过程的能力,它随年龄的增长而减退。晶体能力在人的一生中一直在发展,它与教育、文化有关,并不因年龄的增长而降低,只是到25岁以后,发展的速度渐趋平缓。

(3) 模仿能力和创造能力:模仿能力指通过观察别人的行为、活动来学习各种知识,然后以相同的方式做出反应的能力。而创造力则是指产生新思想和新产品的能力。

(4) 认知能力、操作能力和社交能力：能力按照它的功能可划分为认知能力、操作能力和社交能力。认知能力是指个体接收、加工、存储和应用信息的能力，是个体得以顺利完成各项活动任务的基本心理条件，又叫智力、一般能力。操作能力是指操作、制作和运用工具解决问题的能力。如劳动能力、实验操作能力等。社交能力是指在社会交往活动中所表现出来的能力。如言语感染能力、沟通能力以及交际能力等都是社交能力。

3. 能力的差异　能力的差异是指人与人之间在智力、体力及工作能力等方面的差异，是由性别、年龄、文化背景等因素造成的。

(1) 能力的类型差异：这种差异是指能力在质的方面的差异。在知觉、记忆、表象、思维等方面相对稳定的心理品质。在知觉能力方面有分析型、综合型、分析-综合型、情绪型；在记忆能力方面有视觉型、听觉型、运动型、混合型；在表象方面有视觉型、听觉型、动觉型、综合型；在思维能力方面有形象型、抽象型、中间型。

另外，人的特殊能力的差异也很明显。如有文学才能的人，具有敏锐而又深刻的观察自然和社会的能力、丰富的想象力、较强的语言表达能力等。而具有音乐才能的人，则是具有敏锐的音乐感觉能力、较强的听觉表象记忆能力等。

(2) 能力的水平差异：在一般能力方面，能力的水平差异主要指智力发展水平的差异。心理学家通过大量研究得出共同的结论，即智力的个别差异在一般人中呈常态曲线分布。68%的人的智商在85~115，他们的聪明程度属于中等水平；智商超过140的人属于智力超常；智商低于70的人属于智力障碍。特殊能力方面，具有同一种特殊能力的人，其水平也有明显的差异。

(3) 能力发展早晚的差异：即能力表现早晚的差异。有的人在儿童时期就显露出非凡的智力和特殊能力，属于才华早露或称早慧。古今中外能力早慧者不胜枚举，如奥地利作曲家莫扎特5岁就创作了他的第一首乐曲，8岁时举办独奏音乐会；唐初四杰之一的王勃10岁能作赋，13岁写出著名的《滕王阁序》。除了才华早露之外，还有大器晚成，如画家齐白石长期做木匠，40岁才显露绘画才能，成为著名的国画家。

### 四、自我意识

#### (一) 自我意识的概念

自我意识(self-consciousness)指的是个体对作为主体和客体存在的自己各方面的意识，包括个体对自己的存在，以及对自己与周围人或物的关系的认识、感受、评价和调控。自我意识是一种多维度、多层次、结构复杂的心理现象，是衡量一个人人格成熟水平的重要标志。

#### (二) 自我意识的特性

自我意识是人的意识活动的一种形式，它主要有以下3点特性。

1. 社会性　自我意识是人的心理区别于动物心理的基本标志，它是在人类演变进化过程中，为了适应群体协作的生活方式以满足生存的需要而产生的。自我意识的形成和发展正是人类个体社会化的过程，是在一定的社会背景下，通过一定的社会生活实践活动才得以实现的。因此，自我意识是现实生活中个体对自身的评价，是个体对社会人际关系的反映，具有一定社会性。

2. 能动性　自我意识的能动性的发展是个体自我意识成熟的重要标志。自我意识的形成过程也正是个体自觉、主动地认识和调控自己的思想和行为，并完成社会化的过程，而这个过程的发生和实现离不开个体的主观能动性。

3. 同一性　自我意识的同一性是个体内部状态与外部环境协调一致的标志。虽然在现实生活中具有自我意识的个体也总是在发展变化的，但个体对自身本质特点、信仰、各项活动等身心各方面的基本认识和基本态度都始终保持一致性。

#### (三) 自我意识的结构

自我意识是一个多层次、多维度的心理系统，从内容、形式和存在方式上都表现为多层次的结构。

1. 自我意识的表现形式

(1) 自我认识属于认知范畴：在自我意识系统中具有基础地位。自我认识是指个体对自己的洞察和理解，包括自我观察和自我评价。自我观察是指个体对自己的感知、所思所想及意向等内部感觉的觉察，并且对所觉察的情况做初步的分析与归纳；自我评价是指个体对自己的想法、期望、品德、行为和个性特征等的判断与评估，自我评价是自我调节的重要条件。自我评价的标准多种多样，所以自我评价的角度各有不同。

(2) 自我体验属于情绪与情感范畴：是指自我意识在情感上的表现，包括自尊、自信、自爱、自卑、自豪感和成就感等。其中最主要的是自尊和自卑。自我体验可以促使个体的自我认识转化为信念，来进一步指导个体的言行。同时，还可以通过自我评价的结果，对良好的行为进行激励，对不恰当的行为给予抑制。

(3) 自我调控属于意志行为范畴：是自我意识的能动性的反映。自我调控是指个体自我意识在意志行动上的表现，包括自主、自立、自律、自我检查、自我监督、自我控制和自我教育等。其中，自我控制和自我教育是最主要的方面。

自我意识就是自我认知、自我体验和自我控制三种心理成分共同构成一个复杂的自我调控系统。自我意识结构的这三种心理成分是相互联系、相互制约的，并统一于个体的自我意识之中。

2. 自我意识的内容

(1) 生理自我：是指个体对自己生理状况方面的认识与评价，具体包括自己的身体、性别、年龄、容貌、仪表、健康状况等方面的内容。

(2) 心理自我：是指个体对自己的个性心理特征方面的认识与评价，具体包括自己的能力、理想、信念、兴趣、世界观、气质和性格等方面的内容。

(3) 社会自我：是指个体对自己的社会关系方面的认识与评价，具体包括自己在各种社会关系中的角色、地位、声誉、名望等方面的内容。

3. 自我意识的存在方式

(1) 理想自我：是指个体理想化的并希望达到的比较完美的形象。

(2) 投射自我：也称镜中自我，是指个体想象自己在他人心目中的形象或者是他人评价中的自己的形象。

(3) 现实自我：是指个体从自身立场出发，所表现出来的当前总体实际状况下的自己的形象。

理想自我和投射自我均与个体的想象有关，不一定是真实的存在，而且在个体主观因素的影响下，会表现出不稳定、易变化；现实自我是一种能被人感知到的客观存在，比较稳定且不易变化。三者之间相互依存、彼此协调，有利于个体自我意识的形成和发展。反之，当理想自我与现实自我不统一，而且两者又与社会要求存在矛盾时，个体的内心世界就会出现混乱，严重的会引起心理疾病。

## 第三节 主要心理学理论

在心理学成为一门独立的科学后，学者开始用各自不同的专业角度观点去观察和解释心理现象，受科学技术和一定的历史、地理、文化条件的影响，每一种理论都各有特色，因而形成了许多不同的心理学派，每一学派提出的学说都有其理论观点及支持这些观点的依据，每一学说都有其对心理疾病发生机制的解释及其在临床实践或学科中的意义。但都不足以完全解释清楚心身的联系和本质问题。对于这些基本理论而言，既不能照抄照搬，也不能全盘否定。本节内容主要介绍几种与人的健康和疾病有关的心理学基本理论。

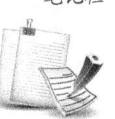

笔记栏

## 一、精神分析理论

精神分析理论(psychoanalytic theory)又称为心理动力学理论(psychodynamic theory)或深层心理学说,是心理学中最古老、最富有争议,同时也是最具影响力的学派之一。

### (一)代表人物及贡献

精神分析学派是由奥地利精神病学医生弗洛伊德(Freud S,1856～1939年)创立,又称"弗洛伊德主义"。1895年,与布洛伊尔合作发表《癔症研究》,被称为精神分析的正式起点。1900年发表的《释梦》一书成为精神分析学说诞生的标志。1902年,与阿德勒等人成立"星期三心理学学会",使精神分析学派的影响逐渐扩大。1905年发表《性学三论》,讨论了性异常的病理、心理发展过程、性动力理论及性动力在人类行为中的种种表现,论证了性动力对个体心理的决定作用并系统地探索了人类自幼年时代起的性动力发展规律。1909年,他访问美国,使精神分析理论在美国也得到了传播。

### (二)精神分析理论概述

精神分析理论包括心理结构学说、人格结构学说、性心理发展学说、释梦学说和心理防御机制学说5部分。现简要介绍心理结构学说、人格结构学说及性心理发展学说。

1. **心理结构学说** 弗洛伊德将人的心理活动分为3层:意识(consciousness)、前意识(preconsciousness)和潜意识(unconsciousness)。

(1)意识:是心理活动的表层,它与感知觉有关,并与语言紧密联系。意识活动遵循"现实原则"(reality principle),即只有合乎社会规范和道德标准的各种观念才能进入。

(2)前意识:是介于意识与潜意识之间的部分,当前未曾注意,经他人提醒或自己集中注意力、努力回忆即可进入意识的心理活动,即是可以召回到意识中的那部分经验和记忆。其作用是保持对欲望和需求的控制,使其尽可能按照外界现实要求和个人的道德来调节。

(3)潜意识:是被压抑到意识下面的、无法从记忆中召回的部分,它通常是被社会的风俗习惯、道德、法律所禁止的内容,包括个人原始的冲动和与本能有关的欲望等。潜意识的主要特点是非理性、冲动性、无道德性、反社会性、非时间性、非逻辑性、不可知性、非语言性。它决定了个体行为的真正原因和动机。其活动遵循"享乐原则"(pleasure principle)。

弗洛伊德把意识的这三个不同层次比喻为漂移在大海上的冰山的不同部分,其中心理活动的意识部分如那冰山露出在海平面上的山尖部分,把心理活动的潜意识形容为潜伏在海水下面的庞大部分,而前意识则比作冰山中有时呈现有时藏匿的那部分。

心理结构学说是精神分析理论的核心概念之一,是弗洛伊德学说的基石。弗洛伊德认为,人的大部分心理活动是潜意识的,人的大部分行为由潜意识的动机所左右着;意识和潜意识之间壁垒分明,意识门口有着严密的防守,不准潜意识中的本能欲望随意侵入,被压抑到潜意识中的各种欲望、观念或创伤性经验,如果不能被允许进入到意识中,它们通常会以心理障碍或异常的形式表现出来,从而成为导致心理疾病的根源。例如,哮喘症状可能是潜意识中童年期与母亲分离的焦虑的变相表达;强迫性洗手可能是潜意识中自我罪恶感的变相表达。因此,精神分析治疗的目标就是把未知的潜意识内容转化成为可以意识到的层面,协助患者更好地做自我选择。

2. **人格结构学说** 弗洛伊德还把人格分为三个部分,即本我(id)、自我(ego)和超我(superego)。概括地说,本我是人格的生物成分,代表不受控制的生物驱力;超我是人格的社会成分,是社会良心的内化;自我是人格的心理成分,是调节本我与超我并与现实打交道的理性思维。这三个系统不是孤立存在的,而是作为一个整体共同起作用的。

(1)本我:它是最原始的、与生俱来的、潜意识的人格部分,由先天的本能和欲望组成,是贮存心理能量的地方,仿佛一只沸腾着本能和欲望的大锅,主要是性本能和破坏性。由于本我处于潜意识之中,因而不能被个人所觉察。本我具有要求即刻被满足的倾向,遵循着所谓的"享乐原则"。本我与外部不能直接接触,其唯一的出路就是通过自我。

(2)自我:其大部分存在于意识中,小部分是潜意识的。自我是从本我中分化出来的,自我是

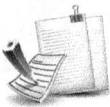
笔记栏

本我的管理者,一方面,自我的动力来自本我,即为了满足本能的冲动和欲望;另一方面,它又要顺应外在的现实环境,采取社会所允许的方式指导行为,保护个体的安全,自我遵循着"现实原则"(reality principle),调节和控制本我的活动。因此,自我可以说是人格的执行部门,它努力使人格结构保持平衡。

(3) 超我:大部分属于意识,它包括两个方面,一方面是自我理想,另一方面就是通常所讲的良心。自我理想负责确定道德行为的标准,而良心负责对违反道德标准的行为进行惩罚。超我是在长期社会生活过程中,通过社会规范、道德观念的内化,由自我转化而来的。超我的主要职能在于指导自我去限制本我的冲动,对个人的行为进行监督管理,使人格达到完善的程度。它是道德和良心的自我,是人们在社会生活过程中,将社会规范、道德观念等内化而成,按"至善原则"(principle of ideal)行事,是人格最后形成的最文明的部分(图2-1)。

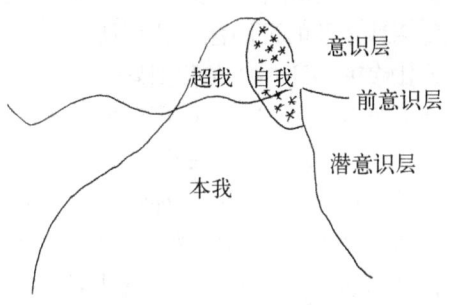

图2-1 心理层次示意图

弗洛伊德认为人格是由本我、自我和超我三个系统相互作用构成的。自我按"现实原则"调节和控制"本我"的活动。按"超我"的要求,采取社会所允许的方式指导自己的行为。在人格结构中,"自我"起着媒介作用,使"本我"和"超我"之间保持平衡。人格的形成是企图满足潜意识的本能欲望和力求符合社会道德标准两者间长期冲突的结果。由于本我、自我和超我各自遵循不同的行为原则,所以三者之间的矛盾冲突在所难免。当本我有太多的控制力时,个体可能变得很冲动或具有破坏性;当超我太强时,个体可能为自己设定不现实的过高的道德标准或完美主义标准,从而产生自我挫败。自我在本我和超我中间起协调作用,使两者之间保持平衡。正常情况下,这三者是处于相对平衡状态中的。如果本我和超我之间的矛盾冲突自我无法调节,会产生各种精神障碍和病态行为。

3. 性心理发展学说　弗洛伊德在性心理发展理论中提出一个新概念——力比多(libido)。力比多是一种性力量,它是人格发展的重要力量源泉。在他看来,人格的发展就是性心理的发展,这一发展从婴儿期就已经开始。随着儿童的成长成熟,儿童身体上集中体现快感的部位有规律地变化。而每一个时期力比多都有一个关注的重心,在相应的时期如果发展不顺利,那么就会形成相应的障碍。弗洛伊德据此将人的性心理发展从婴儿期到青春期分为5个阶段。

(1) 口唇期(0~1岁):婴儿几乎都由本我驱使,最初不能将自己和周围环境分开。所以这时力比多贯注于口唇、口腔活动,如吸吮、吃东西,并对能满足口的需要的东西如乳头、手指等产生依恋之情。此时,婴儿从吸吮母乳中不但获得必要的营养,而且也获得极大快感。当父母的养育方式是过分地满足或不能够满足口唇的需要,都有可能使个体在以后形成口唇人格。过分满足,就会形成依赖人或纠缠人的人格;满足过少,则会形成紧张和不信任的人格。

(2) 肛门期(1~3岁):在这一时期,自我正从本我中渐渐分化出来,幼儿开始要求独立地通过考虑多种因素后作出某种理性的决定。这一时期也是幼儿进入意志竞赛并坚持自我控制的时期。所以,该时期力比多下移贯注于肛门、直肠区的活动,此时也是训练幼儿大小便习惯的时期。幼儿可从排便与控制大便中获得快感,即肛欲满足。当然,在这一时期的训练出现问题会在青少年时代出现某些特殊行为。控制过严可导致谨小慎微,缺乏自我意识的人格特征;控制过松可导致自以为是、消极、无条理的人格特征。

(3) 性器期(4~5岁):这一时期力比多转移到幼儿尚未发育的生殖器,他们通过玩弄生殖器而获得快感。在这一时期,个体出现恋慕与自己性别相异的父母,排斥与自己性别相同的父母的无意识的愿望和情感。如果顺利解决此期的矛盾冲突,可促使儿童形成正确的性别行为和道德观念,否则可能导致各种性偏离行为。

(4) 潜伏期(6~11或12岁):儿童进入了性潜隐期。在此阶段,力比多比较平静,没有上述各

期复杂、激烈的矛盾冲突。此期,随着恋母恋父情结的克服,超我产生,儿童早期的性欲冲动被压抑到潜意识领域,把精力投放到学习、文体等活动中。如果发展好,可获得许多人际交往经验,促进自我发展;发展不好,会造成压抑、强迫的人格。

(5) 生殖期(11或12~20岁):这一时期力比多活动以异性爱为标志。生殖器官发育成熟,出现两性生殖的可能性。儿童期深埋于潜意识中的性欲冲动,随着青春期的到来又开始涌动。此时,力比多的关注中心转移到异性的方向,而对异性的关注就会使个体具有责任心、值得信任而且充满活力等;如果发育不良,可导致一些病态人格。

### (三) 精神分析理论与护理临床实践

精神分析理论在心理学发展史上具有举足轻重的地位,无论是对更好地了解人的内心世界及行为的动力、对心理疾病和心身疾病的病因学探讨、治疗和预防,还是对文学、艺术、历史、宗教、教育、思想等领域,都产生了极其深远的影响。

精神分析理论倡导的精神分析疗法一直是心理治疗中一股强大的力量,对于解释和治疗心理疾病和心身疾病很有价值。弗洛伊德认为,潜意识中的心理冲突可造成焦虑状态,为了克服这种焦虑并保持心理的平衡,个体常会采取一系列的自我防御机制来使之得到缓解,其中压抑是最基本、最重要的自我防御方式。为满足力比多不得不以其他方式寻求满足。被压抑的心理冲突在一定条件下可能转化成心理症状,如焦虑症、强迫症、癔症等。也可能转化成躯体症状,如心血管、呼吸、消化等内脏功能的紊乱和障碍。因此,症状仿佛是作为安全阀起作用的,用以解释被压抑的力比多能量,避免引起灾难性的爆炸。

精神分析理论应用于护士对患者的心理护理过程也是完全可行的,护士可以通过患者的症状深刻理解其动机、需求及内心冲突和痛苦,从而能与患者达到共情,给患者以关心、理解、接纳与真诚的专业化的帮助。以此建立良好的护患关系,不仅有利于护士全面而深入地理解患者,对于患者也是一种治疗,可以起到巨大的帮助和促进作用。

精神分析理论对于维护心理健康、预防心理疾病也有一定指导意义。其重点强调在个体发展过程中,人格的健康发展有赖于早年重要且安全的依恋关系的建立、基于需要的满足、与年龄相当的行为训练和教育、适宜的压力与支持等因素。从预防角度来看,及时处理好人格发展过程中各个阶段所出现的问题,防止固着现象,对于保持心身健康发展和维持健全人格都是非常重要的。

## 二、行为主义理论

行为主义既是西方心理学的一个理论或流派,又是西方心理学的一种方法论。作为一个理论或流派,他指的是美国心理学家华生所创立的一种体系;作为一种方法论,它指的是在心理学的研究对象和研究方法方面的客观主义倾向。行为主义认为心理学的目标是行为的预测和控制,主张将注意力从内在的意识转向到可观察的行为。

### (一) 代表人物及贡献

20世纪20年代,美国心理学家华生(J. B. Watson)始创行为主义学派(learning theories of behavior)。他认为,心理学属于自然科学,只能应用客观观察的方法进行研究,而只有行为才是可以直接观察并进行科学研究的对象,所以心理学的研究对象是行为,而不是意识。1913年,华生的《行为主义者心目中的心理学》在他自己创立的杂志《心理学评论》上发表,标志着行为主义心理学的诞生。除华生外,巴甫洛夫的经典条件反射和斯金纳(B. F. Skinner,1904~1990年)的操作条件反射也是行为主义学派的主要理论支柱。桑代克(E. L. Thorndike,1874~1949年)和赫尔(C. L. Hull)等人也均为此做出了重要贡献。他们以动物实验和对人类行为的观察为依据,认为人的正常或病态的行为(包括外显行为及其伴随的心身反应)都可以通过学习或训练的过程而形成。

### (二) 行为主义理论概述

1. **经典条件反射理论** 经典条件反射是俄国著名生理学家巴甫洛夫在研究狗的消化过程时偶

然发现的。实验期间,当狗嘴里有食物时,会有分泌唾液的反应,这种反应是本能固有的,巴甫洛夫把这种反射性唾液分泌称为无条件反射。为了使狗对某一种刺激(铃声)形成条件作用,把这种原来只会引起探索性反射的中性刺激(铃声)与无条件刺激(食物)配对。经过一系列配对尝试后,如果仅发出铃声,不提供食物,也能引起狗分泌唾液,在这种情况下,铃声就成了条件刺激,铃声引起的唾液分泌就是条件反射。我国成语"望梅止渴"便是一例。由此可见,条件反射是由条件刺激与无条件刺激配对呈现的结果。经典条件反射常借助下列概念来描述行为的习得过程。

(1) 强化:强化(reinforcement)指在呈现中性刺激物的同时呈现无条件刺激的过程。在这里,无条件刺激物就成为使行为得以维持的强化物。该理论认为,强化是形成条件反射的基础。

(2) 消退:消退(extinction)是指已经形成的条件反射,如果不再受到强化,其反应强度会逐步减弱,甚至不再出现。这在临床上意味着,假如我们取消某种异常行为的强化物,根据消退理论,该异常行为的出现频率将减少,直至消失。

(3) 泛化:泛化(generalization)是指某种特定刺激的条件反射形成后,其他类似的刺激也会诱发同样的条件反射。新刺激越近似于原刺激,条件反射被诱发的可能性就越大,这一现象称为泛化。俗话说"一朝被蛇咬,十年怕井绳"就是一种典型的泛化。

2. 操作条件反射　就在巴甫洛夫开展经典条件反射的研究时,美国心理学家桑代克则在以另一种方式开展相关实验。实验时,他把猫放在自己设计制造的迷笼中,其中每一个迷笼内都有一个杠杆装置,当猫在迷笼中活动并且按压这个装置时,迷笼的门就会被打开,桑代克的实验结果表明,猫可以学会通过按压杠杆装置来打开迷笼的门。另外,斯金纳用白鼠取代猫,白鼠同样可以学会按压行为。通过这个实验,斯金纳提出了操作性条件反射的原理和强化理论。

关于操作性条件反射的消退,斯金纳总结说:"如果在一个已经通过强化而增强的操作性活动发生之后,没有强化刺激物出现,它的力量就削弱。"由此可见,与条件反射的形成一样,消退的关键也在于强化。但是,反射的消退表现为一个过程,即一个已经习得的行为并不即刻随强化的停止而终止,而是继续反应一段时间,最终趋于消失。

3. 示范作用　又称"社会性学习",是指人可通过模仿和社会性学习,学会一种新的行为类型,社会学习理论意味着异常行为的习得可能并非由个体直接经历的某种事件引发,而是由看到别人的行为而习得的。"榜样的作用"就是一例,如追星族对明星的模仿、子女仿效家长的行为等。

4. 认知行为学习理论　是认知理论与行为理论结合的学派,是20世纪70年代在美国出现的一种新的行为学派。此学派区别于传统行为理论之处在于,强调个体的认识、人格、价值观等自身因素在行为学习过程中的作用。认为当环境刺激(S)发生时,因个体(O)自身因素的不同,会作出不同的反应(R),而行为反应的结果又能改变环境刺激,即"S-O-R"的模式。

行为主义否认传统心理学以主观体验到的知觉或意识为研究对象的做法,认为心理学要想成为一门科学,必须摒弃意识等主观的东西,只研究所观察到的,并能客观地加以测量的刺激和反应——行为。在《行为主义者心目中的心理学》中,华生宣称:"在行为主义者看来,心理学纯粹是自然科学的一个客观的实验分支,它的理论目标就是预测和控制行为。"华生认为心理学是自然科学,只能研究可观察到的并能客观加以测量的行为和刺激,强调情景对于行为的决定作用。该理论强调个体行为的习得性,认为人类的行为都是后天习得的,环境决定了一个人的行为模式,无论是正常的行为还是病态的行为都是经过学习而获得的,因此,也可以通过学习或训练的方式改变个体的行为使已建立的错误反射消退。

(三) 行为主义理论与护理临床实践

行为主义理论可以解释和解决许多医学心理学问题。人的个性可以被理解成是一系列习得性行为的综合结果。例如,固执的性格特点可能是儿童时期从父母那里经过学习强化而获得的。某些疾病的发生可能是"错误的习得性行为"的结果。根据行为主义理论,护士可以把人的各种心理病态和躯体症状,都看成是一种适应不良或异常的行为,这些适应不良的行为都是患者在过去的生活经历中经过条件反射,即所谓"学习"的方法所形成的。而这些行为在得不到强化的情况下会慢慢消退,便可以消除或纠正患者异常的行为和生理功能。

有关人类行为方面的心理学知识能帮助护理人员对患者的特殊行为方式给予理解。通过学习心理学的沟通交流技巧能改善护患关系,掌握不同年龄、性别和患有不同疾病的患者的心理特征,有助于对患者制订针对性的护理计划,提高对患者的整体护理质量。

### 三、人本主义理论

人本主义心理学(humanistic psychology)兴起于20世纪五六十年代的美国,是第二次世界大战后美国在当代西方心理学中的一种革新运动。该理论的哲学之根就存在古希腊流传下来的人性论和人道主义中,同时受到近现代现象学和存在主义的影响,它强调充分发掘人的潜能、追求健康人格和自我实现。人本主义反对精神分析的无意识决定论、性恶论和贬低了人的价值的观点,同时它也反对人是机器、人是动物、人完全受环境等外力的控制和决定的行为主义观点。所以凡是提出人具有潜在的善性和美德,尊重知识,关心人的价值尊严和人的自然天性,捍卫人类社会的公平和正义的观点都可视为人本主义心理学思想。

#### (一) 代表人物及贡献

在人本主义心理学领域有很多人曾做出过重要的贡献,但是马斯洛(A. Maslow)和罗杰斯(C. R. Rogers)对人本主义心理学的贡献是无人能及的。

马斯洛被誉为"人本主义心理学之父"。20世纪40年代末期,他对当时盛行的行为主义心理学研究取向日益不满,开始发表一些"不合正统"的心理学观点,被学术界视为美国人本主义心理学的萌芽。1954年,马斯洛出版了人本主义心理学的奠基之作——《动机与人格》。同年,马斯洛还与持有跟他观点相似的许多学者联系和交流,开展许多学术活动。1959年,马洛斯主编了《人类价值的新知识》一书,成为人本主义心理学发展史上的重要文献。这些重要事件和学术活动,有力地促成了人本主义心理学时代的到来。

罗杰斯是人本主义心理学的主要创建者,他的人格自我理论、以人为中心疗法和非指导性教育原则曾风靡世界各地。1957年,罗杰斯任威斯康星大学心理学教授,在这里他系统地研究了以患者为中心的心理治疗理论体系。1964~1968年罗杰斯成为加利福尼亚州西部的一家"人的研究中心"的常驻研究员,主要致力于人本主义人际关系的研究。代表作有《咨询与心理治疗》《来访者中心治疗》《论人的成长》等。

#### (二) 人本主义心理学理论概述

1. **马斯洛的需要动机理论** 又称为"整体动力理论",需要问题是马斯洛人本主义心理学思想中备受关注的内容,也是人本主义心理学的支柱性理论。马斯洛将人类的需要划分为五个层次:① 生理的需要:这是人们最原始、最基本的需要。这类需要若得不到满足,有机体将会有生命危险。它是最强烈的不可避免的最底层需要,也是推动人们行为的强大动力。② 安全的需要:这一需要包括对人身安全、生活稳定,以及免遭痛苦、威胁或疾病的需要。安全的需要比生理的需要高一级,当生理需要得到满足以后就要保障这种需要。③ 爱与归属的需要:也称为社交的需要,是指个人渴望得到家庭、团体、朋友、同事的认同,对友情、信任、温暖、爱情的需要。④ 尊重的需要:尊重的需要可分为自尊、他尊和权力欲三类,包括自我尊重、自我评价,也包括他人的认可和尊重,以及尊重他人。尊重的需要很少能够得到完全的满足,但基本上的满足就可以产生推动力。⑤ 自我实现的需要:是人的需要层次中最高等级的需要,其目标是自我实现。这些需要由低向高排列,只有在低层次的基本需要得到满足之后才能产生高层次的心理需要。各个层次的需要是相互依赖和彼此关联的,层次较高的需要发展后,层次较低的需要并不消失,而是依然存在,只是对人的行为的影响降为较低的地位而已。

2. **罗杰斯的人性观** 罗杰斯认为,首先人性不仅是乐观的、积极的,而且是富有建设性的。这种理论的基本假设是:有机体有一种先天的、最基本的、"自我实现"的动机,所有其他的动机都是"自我实现"动机的不同表现形式。以心理治疗患者为例,罗杰斯发现,在每一个有机体中,在任何程度上,都

笔记栏

有一股向着建设性地实现它的内在可能性的潜流。其次,人性是发展变化的。人的变化并不完全是在消极地适应社会、文化,人完全可以通过自身的变化达到对社会文化的控制和创造。最后,人的认识活动的基础是意识经验。人的变化也是由经验造成的。他指出:"科学、治疗及生活的所有其他方面首先植根于并且依据一个人瞬间的主观经验。它从内在的、整体的和机体的经验中生长出来。"

人本主义观点的本质都是要发挥自己的潜能(友爱、自尊、自由、平等、创造、追求真善美和公正的价值),实现自己的理想,并不断追求新的更高目标,没有止境,永远不会满足。当环境阻碍自我实现,便会产生各种心理障碍和心身疾病。它强调人的自主作用,提出"动机层次论""自我实现""潜能"等概念。人本主义的积极意义在于,它不同于行为主义学派的以动物和儿童的心理现象为研究基础的理论,更不同于精神分析理论只是以精神病患者的心理现象为研究基础,它以健康人为研究对象,强调发挥人的潜能,因此,被称为心理学上的第三势力。人本主义心理学的兴起对心理咨询和心理治疗产生了很大的影响。

### (三) 人本主义理论与护理临床实践

从马斯洛的需要动机理论的角度出发,研究人这样一个高等动物的行为、个性、情绪等整个心理活动的变化发展规律。从而探讨心理社会因素在疾病发生发展过程中的规律,更符合医学模式的转变。因为个体的行为、情绪、兴趣等总会反映到一定的需要上,而需要的满足与否肯定会影响到个体心理和生理的变化发展,甚至导致各种疾病的发生。而且个体需要的满足与否又与个体的文化、民族、经济地位等许多社会文化因素相关联。因此,心理学的人本主义理论框架除了离不开人的大脑这一物质基础外,在文化社会意义上需要层次论是一个重要的核心理论。

以人本主义理论为基础的临床实践首先是要求医护人员设身处地地理解患者、同情患者,将患者看作一个完整的"人"。了解患者的心理状态及情感需求,通过有效沟通来消除医患交流障碍。这就使得我们在宣扬医学人文关怀时,还要注意医患沟通与人际交流技巧的培训,只有准确地表达自己内心的这种愿望,患者及家属才能从医护人员的言行中听到、看到并感受到这种人文关怀。

人本主义理论在护理临床实践中还主要表现为整体护理的提出。整体护理是以护理对象为中心,以提高护理对象的健康水平为最终目标的护理体系。它是建立在认知和感情基础之上的,它不仅是程序的完美、技能的熟练,更重要的是思想的认识和感情的投入。因此,我们设立认知、技能、情感统一的发展目标,让每一位护理对象能自主地面对现实的健康问题。同时,引导护士根据护理对象的心理、生理、生活、学习等方面的实际情况不断研究有效的护理方案,实现护理目标和康复动机的高度统一。

## 四、认知心理学理论

认知心理学(cognitive psychology)是以心理信息加工过程为研究核心的心理学派。它起源于20世纪50年代中期,在格式塔心理学的基础上吸收了当代信息论、系统论、控制论及计算机技术等新兴学科知识而产生,以美国心理学家奈瑟(U. Neisser)1967年出版的《认知心理学》一书为其重要标志。认知心理学从20世纪60年代开始得到迅速发展,虽然尚未形成一套完整的理论体系,但它着眼于信息加工模型,把人脑与计算机作类比,将心理学和计算机科学结合起来,产生了人工智能新学科,这是现代科学的突破,因而具有较为广阔的前景。

### (一) 认知心理学理论概述

"认知"是指收集知识和了解世界的过程。认知心理学有双重含义,广义地说,它包括对记忆、理解、想象、思考等意识现象的研究与认识。所以,凡是用"认知过程"来解释行为的人都是认知论者。因此,它可以涵盖结构主义、格式塔心理学及现代的信息加工心理学。而狭义的认知心理学则是指信息加工心理学,也就是只限于解释信息的获得、储存与加工处理的过程。

认知心理学认为,人的情绪、情感、动机和行为决定于认知活动,由此发展起来的"认知疗法"是认知心理学在临床方面的运用。它将患者的不良情绪和行为看成是不良认知和不良思维方式的结

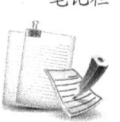
笔记栏

果。不良认知指歪曲的、不合理的、消极的信念或思想,它们往往会导致情绪障碍和适应不良,治疗的目的是通过改变人的认识活动来矫正不良的行为。

### (二) 认知心理学主要内容

艾利斯(Ellis A.)是把认知心理学运用于临床的创始人之一。他认为,人的情绪困扰并非由环境刺激事件引起,而是由人对事件的信念造成,所以,信念对于个人的情绪和行为起决定作用,由此提出了著名的 ABC 理论。

在 ABC 理论中,A 指与情绪有关的诱发事件(activating event),B 指人对诱发事件的看法、解释和评价,即信念(belief),C 指诱发事件后个体的情绪及行为结果(consequence)。通常人们认为是 A 直接引起 C,而事实并非如此,在 A 与 C 之间存在媒介 B,B 才是引起人的情绪及行为反应的更直接的原因。艾利斯常借助古希腊哲学家埃皮克迪特斯(Epictetus)的一句名言表达自己的观点:"人不是被事物本身所困扰,而是被其对事物的看法所困扰。"

艾利斯认为,人兼而有理性和非理性的信念,非理性信念是情绪或行为障碍产生的重要因素。有些人常常只根据想象而不是根据事实行事。他们不正确的信念和非理性的东西可以从别人那里学会,并通过自我暗示及自我重复不断地强化,最后形成了各种功能障碍。艾利斯对常见的造成人们痛苦的非理性信念进行了概括,大致有十点:① 一个人要有价值就必须很有能力,并且在可能的条件下很有成就;② 某人绝对是很坏的,所以他必须受到严厉的责备和惩罚;③ 逃避生活中的困难和推掉自己的责任可能要比正视它们更容易;④ 任何事情的发展都应当和自己期待的一样,任何问题都应得到合理的解决;⑤ 人的不幸绝对是外界造成的,人无法控制自己的悲伤、忧愁和不安;⑥ 一个人过去的历史对现在的行为起决定作用,一件事过去曾影响过自己,所以现在必将影响自己的行为;⑦ 自己是无能的,必须找一个比自己强的靠山才能生活,自己是不能掌握情感的,需要别人安慰自己;⑧ 其他人的不安和动荡也必须引起自己的不安;⑨ 和自己接触的人必须喜欢自己和赞成自己;⑩ 生活中有大量的事对自己不利,必须终日花大量时间考虑对策。

可想而知,一个人如果持有上述观点中的一种或几种,那他将终生不得安宁,艾利斯认为人的情绪障碍和不良行为正是这些非逻辑性思维存在的结果。

### 知识拓展

1. **不合理信念的特征** 对于人们所持有的不合理的信念,韦斯勒(Wessler)等对其加以概括和简化,总结出以下三个特征。

(1) 绝对化要求(demandingness):指个体从自己的意愿出发,认为某一事情必定要发生或不会发生的信念。该信念常与"必须"(must)和"应该"(should)这类字眼联系在一起,当事物的发生与其要求相悖时,个体就会感到难以接受和适应,从而极易陷入情绪困扰之中。

(2) 过分概括化(overgeneralization):这是一种以偏概全,以一概十的不合理的思维方式,其不合逻辑就如以一本书的封面来判定一本书的好坏一样。它表现为对自己、对他人两方面的不合理的评价,常常以一件事的成败来评价整个人。

(3) 糟糕至极(awfulizing):这是一种认为如果一件不好的事发生将是非常可怕、非常糟糕,甚至是一场灾难的想法。当一个人认定自己遇到了糟糕透顶的情况时,他就会陷入极端不良的负性情绪体验之中而难以自拔。

2. **贝克的情绪障碍认知理论** 贝克(Beck A. T.)认为,人的情绪障碍"不一定都是由神秘的、不可抗拒的力量所产生,相反,它可以从平常的事件中产生"。例如,错误的学习、依据片面的或不正确的信息作出错误的推论,以及不能妥善地区分现实与理想之间的差别等。因此,每个人的情感和行为在很大程度上是由其自身认知的外部世界、处事方式或方法决定的。也就是说,一个人的思想决定了他的内心体验和反应。贝克认为常见的认知歪曲有以下五种形式。

(1) 任意推断(arbitrary inference)：即在证据缺乏或不充分时便草率地得出结论,如"我是无用的,因为我去买东西时,商店已经关门了"。

(2) 选择性概括(selective abstraction)：仅依据个别细节而不考虑其他情况便对整个事件得出结论,如"单位中有许多不学无术的人在工作,这是我做领导的过错"。

(3) 过度引申(over generalization)：指在单一事件的基础上得出关于能力、操作或价值的普遍性结论,如"因为我不明白这个问题,所以我是一个愚蠢的人"。

(4) 夸大或缩小(magnification and minimization)：对客观事件的意义做出歪曲的评价,如因为某人偶然的开玩笑,并无恶意地撒了一次谎,就认为他完全丧失了诚意。

(5) "全或无"思维(all-or-none thinking)：即要么全对,要么全错,把生活看成非黑即白的单色世界,没有中间色。如没有被聘为电视播音员,从而"感到非常沮丧,因为没有什么地方再会聘用我了,我现在连整理房间的能力也没有了,我成为一个无用的人了"。

贝克认为人的情绪障碍及不良行为正是这些不良认知存在的结果。

## 五、心理生理学理论

心理生理学认为,心理因素对人类健康和疾病发生的影响,必须通过生理活动作为中介机制。心理生理学重点研究各种心理活动的生理机制,尤其是心身关系、心身交互影响等,代表了心理学及疾病研究中的生理学研究方向。

20世纪20年代,该学派最早的代表人物——哈佛大学的教授坎农通过大量的动物实验发现,强烈的恐惧、愤怒等情绪变化将通过"战斗或逃跑反应"(fight or flight reaction),经交感—肾上腺系统引起全身功能变化。他观察了各种刺激作用下动物的内部反应,包括血压、心率、呼吸、肌肉的血液供应变化,以及血糖含量的升高与凝血时间的缩短,提出"应激反应模型"来概括这一组生理反应。他发现在这种情况下,实验动物的心率、心肌收缩力、心输出量和血压都增加;呼吸加深加快;肝糖原加速分解转化成葡萄糖,从而使血糖增高交感神经还动员脂类,使血液中的游离脂肪酸增多。与此同时,凝血时间缩短,儿茶酚胺分泌增多、中枢神经系统兴奋性升高,机体变得警觉、敏感。坎农认为,这些生理反应既为应对应激源提供了必要的能量,又保护动物不至于过多损伤。坎农同时也认为,还有一个逐步消除上述反应,恢复原来功能状态的机制,称为内稳态(homeostasis)。

与此同时,巴甫洛夫与同事贝科夫等人通过长期的实验研究,提出了高级神经活动学说和皮质内脏相关学说。高级神经活动学说指出躯体各器官都受大脑皮质的调节,认为环境刺激、语言、文字、心理活动都可成为条件刺激物,通过条件反射影响体内每一器官的活动。特别是贝科夫的皮质内脏相关的研究表明,高级神经活动功能异常时,会向内脏发出病理性冲动,而使内脏机能失调,进而产生神经症和心身疾病。

20世纪30年代,加拿大生理学家塞里提出了著名的应激适应机制学说,认为应激是机体对各种有害刺激进行抵御时产生的一种非特异性反应,称为一般适应综合征(general adaptation syndrome, GAS)。塞里将应激反应分成了三个阶段:① 警戒期(唤醒期):机体对刺激做好应激的准备,肾上腺皮质激素大量分泌,警觉性提高,机体的生理、心理功能唤醒,准备对抗应激源的刺激。如果此时应激源消失,机体可以恢复到正常,如果应激源不消失或者强度增加,就会进入下一个阶段。② 抵抗期:这一时期机体充分调动各种生理和心理功能,对抗应激源的刺激,如果应激源强度较弱或者很快消失,机体可以恢复到正常水平,但是如果应激源强度很大或持续时间过长,就会进入衰竭期。③ 衰竭期:机体经过持久抗衡后,力量已衰竭,机体就会表现出适应不良的情况,从而导致心身疾病。

纽约康奈尔大学的沃尔夫(Wolff G. H.)提出的心理应激理论对心身医学的研究有着决定性的

影响。他重视有意识的心理因素的影响,对于精神紧张或情绪负荷之下的各种内脏活动变化,特别是消化道的反应,做过系统的观察。他研究过胃瘘患者在长期愤恨情绪作用之下,胃黏膜的充血与最终出现点状黏膜糜烂、出血的现象;在严重灾害、恐怖、悲哀、失望情绪之下,他观察到胃的功能降低,甚至运动与分泌的停止;在郁郁寡欢、灰心与激烈运动比赛时,他观察到肠蠕动的抑制与便秘。与此同时,他观察到一个对婚姻不满的妇女,谈论中出现愤怒与流泪时,她的鼻黏膜发红、肿胀、潮湿、大量分泌黏液,造成通道阻塞。在此种生理变化的基础上,易引起细菌感染和鼻炎。这个现象证明鼻黏膜也参与了精神紧张与情绪冲突的过程。他还认为,情绪对生理活动的影响还受遗传性、器官的易罹患性和人格特征的影响。

1977年,恩格尔指出,人对不同性质的心理应激所产生的生理反应主要分两大类:面临危险、威胁时,或愤怒、焦虑、恐惧时,主要通过交感—肾上腺髓质轴、垂体—肾上腺皮质轴、脑内上行激活系统活化,引起心血管反应、血糖升高、血压升高,他把这一系列的反应称为"或逃或战反应";而抑郁、悲观、无望感、无助感则通过副交感神经系统活化垂体—肾上腺皮质轴,引起肠道分泌活动亢进、支气管痉挛、免疫力降低等,称为"保守—退缩反应"。"战斗或逃跑反应"的持续存在是产生冠心病、高血压、心肌梗死、脑卒中、糖尿病和脑血管病的原因之一,而"保守—退缩反应"则是心脏猝死、溃疡病、恶性肿瘤、哮喘、类风湿性关节炎、某些皮肤病的病因之一。

## 六、健康信念理论

### (一)健康信念理论概述

健康信念模式(healthy belief model,HBM)是最早运用于个体健康行为阐释的理论模型。该理论诞生于20世纪50年代,由美国心理学家Rosenvstock首先提出并由Becker和Maiman加以修订。该模式的发展为探讨健康信念对人们行为的影响提供了理论框架。它解释了为什么有些无病的人能采取有针对性的行为避免疾病的发生,而另一些人即使已患有某种疾病,也没有采取特定行为来保护其健康,并强调信念是人们采取有利于健康的行为基础,人们对健康、疾病持有什么样的信念,就会采取相应的行为,从而影响个体的总体健康。

### (二)健康信念理论的核心内容

健康信念模式从社会心理学角度,分析影响健康行为的几种因素,强调个体主观心理过程,如期望、思维、推理、态度、信念等。根据健康信念模式,有4个关键因素与行为改变紧密相关,人们会根据自己对每一个因素的认知程度来决定未来的行为。

1. 感知疾病的易感性 即个体对自身患某种疾病或出现某种健康问题的可能性判断。对疾病易感性的感知反映个体对是否可能受到某种特定疾病侵袭的自我感觉或主观判断。

2. 感知疾病的严重性 即个体对疾病会产生多大程度的躯体、心理和社会后果的判断。对疾病严重性的感知取决于个体对该疾病后果的认知程度。当个体相信自己易患某种疾病并认识到该疾病有严重后果时,才会感到该疾病对自己的威胁,进而才有可能采取健康行为。个体对疾病威胁性评价越高,采取健康行为的可能性就越大。

3. 感知健康行为的益处 即个体对采纳健康行为可能带来的益处的主观判断,包括改善健康状况的益处和其他边际收益。健康行为益处的得知可以通过大众媒体对疾病防治的宣传、家人或朋友的劝告、医生的警示等方式。显然,益处越多,个体采纳健康行为的可能性就越大。

4. 感知健康行为的障碍 个体是否采纳预防性健康行为取决于感知到行为的益处是否大于行为的障碍。即个体对采纳健康行为可能付出代价的判断。个体对健康行为益处的感知是指对某种推荐的预防健康问题的行为有效性的认可。对健康行为障碍的感知是指对采取某种推荐行为的潜在负面影响的认识,如费用昂贵、危险、不愉快、不方便或耗时等。如果个体认识到的行为益处大于行为的障碍,采纳健康行为的可能性就比较大。

以上述4个因素为基础,研究者进一步补充、发展和完善该理论,先后提出自我效能(self-efficacy)和行为线索(cues to action)的概念。自我效能被定义为成功控制内在与外在因素而采纳

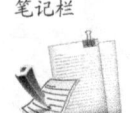
笔记栏

健康行为,并取得期望结果的信念,即个体对自己能力的评价和判断。自我效能高,则更有可能采纳所建议的积极健康行为。行为线索是导致个体改变行为的"最后推动力",指任何与健康问题有关的促进个体改变行为的关键事件和暗示,包括内在和外在两个方面。内在线索包括身体出现不适的症状等,外在线索包括传媒有关健康危险行为严重后果的报道、医生的劝告、家人或朋友的患病体验等。

正如该理论的创始人Rosenstock所说:"感知到易感性和严重性确实为行动提供了动力,但只有当公众感知到利益,并能先了解困难再决心并有能力克服之,才算真正找到行为改变的道路。"

(三) 健康信念理论与护理临床实践

健康信念模式提出后,即被广泛地应用于各种短、长期健康行为的解释、预测和干预上,如戒烟、戒毒、调整不良饮食、安全性行为、锻炼、乳腺健康检查、心脑血管疾病等慢性非传染性疾病遵医嘱治疗等。利用健康信念模式指导护理干预,纠正患者认知上的偏差,不断加强其信念的改变和行为督导的力度,改善其依从性,可以大大提高患者的自我护理能力水平。其次,健康信念模式是指导人们改变行为的重要理论模式,它强调了个体的主观心理过程对采取健康行为的主导作用。在临床护理工作中,当护士希望患者摒弃目前不良的行为方式而采取健康行为方式时,可应用健康信念模式来帮助患者达到目的。

在健康教育中运用健康信念模式,护士可根据患者的健康信念高低来选择教育内容和教育计划,使护士可以有针对性地进行个体护理,个体对自身行为和疾病有正确、充分的认识,从而改变不良行为,自觉地采纳健康行为,提高个体的健康水平。健康信念模式强调了个体的主观心理过程对采取健康行为的主导作用。因此,实施健康教育时应重视个体的主观心理过程,应用健康信念模式的概念、观点,制订积极有效的健康教育计划,改变个体不利于健康的信念,促成其采取健康行为,维持或促进健康。

当然,任何一种模式都有其缺陷和不足,因健康信念模式特别强调的是患者的认知,对疾病严重程度的认知等,这就有可能违反一些必要的保护性保密原则,造成或加重患者不必要的心理紧张,因此,在实际应用时,要以"人"为本,根据患者的具体情况而定。

## 七、激励理论

(一) 激励理论概述

20世纪初,管理学家、心理学家和社会学家从不同角度研究了怎样激励人的问题,并提出了相应的激励理论。

激励是激发、鼓励的意思,是利用某种外部诱因调动人的积极性和创造性,使人有一股内在的动力,朝所期望的目标前进的心理过程。每个人都需要激励,需要自我激励,需要得到来自同事、领导和组织方面的激励。

人类行为激励的一般规律:环境影响需要,需要产生动机,动机支配行为,行为趋向目标。具体来说,就是在一定客观环境的影响下,人们就会有某种需要,当人们产生某种需要而未得到满足时,就会产生一种紧张不安的心理状态,形成了人的内在驱动力,即动机。在动机的支配下,人体行为开始选择并实现某个目标。一旦达到了目标,需要就得到满足,紧张不安的心理就会消除。在此基础上,人又会产生新需要,激发新的动机,引起新的行为,去实现新的目标。可以说,环境、需要、动机、行为、目标这五者之间,存在密切的联系。

(二) 激励理论的核心内容

激励理论主要分为三大类:内容型激励理论、过程型激励理论和改造型激励理论。

1. 内容型激励理论 内容型激励理论(content motivation theory)着重研究激发人们行为动机的各种因素。由于需要是人类行为的原动力,因此这一理论实际上是围绕人们的各种需要来进行研究的,故又把这种理论称为需要理论。内容型激励理论主要包括赫兹伯格的双因素理论、马斯洛的需要层次理论、奥尔德弗的ERG理论、麦克莱兰的三种需要理论、哈德曼与奥尔德汉姆的工作特征模型理论等。

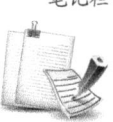
笔记栏

(1) 赫兹伯格的双因素理论:赫兹伯格把影响人的工作动机的种种因素分为保健因素和激励因素两大类,又称激励因素-保健因素理论。他对在美国匹兹堡地区两百多名工程师、会计师进行了调查访问,着手去研究哪些事情使人们在工作中快乐和满足,哪些事情造成不愉快和不满足。结果他发现,感到不满足的因素和满足的因素是不同的,使职工感到满意的都是属于工作本身或工作内容方面的;使职工感到不满的,都是属于工作环境或工作关系方面的。他把前者叫做激励因素,后者叫做保健因素。该理论的主要观点有:① 关于保健因素的认识:保健因素都是属于工作环境和工作关系的,当这些因素恶化到人们认为可以接受的水平以下时,就会产生对工作的不满意。但是,当人们认为这些因素很好时,它只是消除了不满意,并不会导致积极的态度,这就形成了某种既不是满意,又不是不满意的中性状态。② 关于激励因素的认识:激励因素基本上都是属于工作本身和工作内容的,这些激励因素能激发人们具有最好的表现,就像锻炼身体可以提高人的身体素质和健康水平一样,使人产生积极性。赫兹伯格认为,只有靠激励因素,才能真正调动员工的工作积极性,提高生产率。

(2) 马斯洛的需要层次理论:马斯洛的需要层次理论既是人本主义理论的一个分支,又是激励理论的一部分,主要看操作者怎样运用它。其内容从低级到高级主要包括:生理需要、安全需要、爱与归属的需要、自尊的需要、自我实现的需要。马斯洛认为:① 五种需要从低到高逐级递升,但这样的次序不是完全固定的,可以变化,也有种种例外的情况;② 某一层次的需要相对满足后,就会向高一层次发展,追求更高一层次的需要就成为驱动行为的动力;③ 同一时期一个人可能有几种需要,但每一时期总有一种需要占支配地位,对行为起决定作用;④ 任何一种需要都不会因为更高层次需要的发展而消失;⑤ 各层次的需要相互依赖和重叠,高层次的需要发展后,低层次的需要仍然存在,只是对行为影响的程度大大减小。

(3) 奥尔德弗的 ERG 理论:奥尔德弗的 ERG 理论是一种新的人本主要需要理论,包括生存(existence)的需要、相互关系(relatedness)的需要和成长发展(growth)的需要。该理论与马斯洛需要层次理论的不同之处在于:① 马斯洛的需要层次理论是一种呈阶梯式上升的结构,即认为较低层次的需要必须在较高层次的需要满足之前得到充分的满足,两者具有不可逆性,而 ERG 理论认为在一个人的生存和相互关系需要尚未得到完全满足时,他仍然可以为成长发展的需要工作,而且这三种需要可以同时起作用。② 马斯洛认为当一个人的某一层次需要尚未得到满足时,他可能会停留在这一需要层次上,直到获得满足为止;相反地,ERG 理论认为,当一个人在某一更高等级的需要层次受挫时,那么作为替代,他的某一较低层次的需要可能会有所增加。例如,如果一个人社会交往需要得不到满足,可能会增强他对得到更多金钱或更好的工作条件的愿望。

2. 过程型激励理论  着重研究人从动机产生到采取行动的心理过程。该理论主要包括期望理论、公平理论和归因理论等。

(1) 期望理论:该理论认为当人们在预期其行为将有助于达到某个目标并且该目标对他们是有意义的情况下,才会被激励起来去做某些事情以达到该目标。该理论可以用如下公式表示:

$$激励力量 = 效价 \times 期望概率$$

其中,激励力量是指调动一个人的积极性、激发人们内部潜力的强度,它能表明动机的作用程度;效价是指达到目标对个人有多大价值,即被激励对象对目标看得有多大;期望概率是指一个人对实现目标可能性大小的估计,即被激励对象估计自己所追求的目标是否有可能实现。该公式表明,动机的激发力量取决于被激励者的目标价值及估计实现这一目标的可能性。当一个人对某项结果的价值看得比较大,而且他判断出自己获得这项结果的可能性也很大时,那么,用这项结果来激励他就非常有作用,并能产生较大的激励力量。

(2) 公平力量:该理论侧重研究工资报酬的合理性、公平性对职工积极性的影响。从公平理论我们可以看出人们的工作动机,不仅受其所得的绝对报酬的影响,而且更受相对报酬的影响,每个人都会不自觉地把自己所得的报酬及自己付出的劳动,与他人所得的报酬及他人付出的劳动进行

社会比较。如果它们相等,就认为是公平的,就会成为激励力量,能激发职工的积极性。

(3) 归因理论:该理论对人们行为活动的因果关系进行分析,即通过改变人们的自我感觉和自我认识来改变和调整人的行为的激励理论。个人对成败的解释不外乎4种因素:自身的能力,所付出的努力程度,任务的难度,运气的好坏。

3. 改造型激励理论　该理论是说明怎样引导护士改正错误的行为,强化正确的行为。其代表理论主要是挫折理论和强化理论。

(1) 挫折理论:主要揭示人的动机行为受阻而未能满足需要时的心理状态,并由此而导致的行为表现,并研究如何积极地引导应对挫折的理论。其主要观点是:① 挫折理论认为引起挫折的原因既有主观的,也有客观的。人是否受挫折与许多随机因素有关,也因人而异。归根到底,挫折的形成是由人的认知与外界刺激因素相互作用失调所致。② 对于同样的挫折情境,不同的人会有不同的感受;引起某一个人挫折的情境,不一定是引起其他人挫折的情境。挫折的感受因人而异的原因是人的挫折容忍力有差异。所谓挫折容忍力,是指受到挫折时免于行为失常的能力,也就是经得起挫折的能力,它在一定程度上反映了人对环境的使用能力。③ 挫折对人的影响具有两面性:一方面,挫折可增加个体的心理承受能力,使人警醒,汲取教训,改变目标或策略,从逆境中重新奋起;另一方面,挫折也可使人们处于不良的心理状态中,出现负性情绪反应,并采取消极的防卫方式来对付挫折情境,从而导致不良的行为反应。

(2) 强化理论:该理论认为通过不断改变环境的刺激因素可以达到增强、减弱或消除某行为的目的。该理论认为个体活动的结果会影响其行为在以后发生的概率,如果行为的结果是积极的——个体获得奖励,那么就会形成条件反射,这种行为在以后还会发生;如果行为的结果是消极的——个体受到惩罚,那么就只会产生消退作用,个人在以后就不会再出现这种行为。

(三) 激励理论与护理临床实践

随着社会的进步,人们对生活质量提出更高的要求,住院患者在治疗原发疾病的同时,要求得到很好的护理服务。我国护理人力资源管理中存在着人员不足、工作负荷大、工作满意度低、护理队伍稳定性差等问题。合理运用有效的管理手段从人本原理的角度来激发职工的积极性、主动性和创造性,是每位护理管理者所面临的而且应该深思的问题。

美国哈佛大学心理学家弗詹姆、赫兹伯格、亚当斯等分别在激励理论研究中发现一般情况下职工能力可发挥 20%~30%;当受到充分激励后,其能力可发挥到 80%~90%,相当于激励前的 3~4 倍。因此,护理管理者学会运用各种激励理论,可激发护士的主观能动性,促进整体功能的发挥,使有限的管理要素达到最优的运转。通过适宜的激励方法可充分提高和发挥不同层次护理人员的工作热情,合理利用人力资源,从而提高护理质量及工作效率。

由于人类心理和行为的复杂性,产生多种理论解释和心理治疗方法并不奇怪。这些理论从不同的角度揭示了心理和行为的规律,但都有其局限性。近年来,出现了一种整合(integration)趋势,即将各种类型的方法以不同的形式结合起来应用,整合的含义是指将人看成一个生物、心理、社会的开放系统,患者的行为多由变量间相互作用而决定,主张对患者干预时采取相应的、多层次的整体干预,每种干预都和其他层次的干预关联而发挥其最大作用。这种趋势正逐渐形成护理心理学理论发展的主流。

## 小　结

1. 心理现象 $\begin{cases} 认知过程:感觉与知觉、注意、记忆、思维 \\ 情绪与情感过程 \begin{cases} 基本形式:喜悦、愤怒、悲哀、恐惧 \\ 基本状态:心境、激情、应激 \end{cases} \\ 意志过程:自觉性、果断性、坚韧性、自制性 \end{cases}$

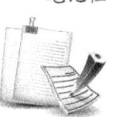
笔记栏

2. 人格
- 特征：整体性、稳定性和可变性、独特性和共同性、社会性与生物性
- 人格倾向性：需要、动机、心理冲突
- 人格心理特征：气质、性格、能力
- 自我意识
  - 特性：社会性、能动性、同一性
  - 内容：生理自我、心理自我、社会自我
  - 存在方式：理想自我、投射自我、现实自我

3. 主要心理学理论：
- 精神分析理论
- 行为主义理论
- 人本主义理论
- 认知心理学理论
- 心理生理学理论
- 健康信念理论
- 激励理论

【思考题】

(1) 心理过程包括哪些？
(2) 人格特征包括些什么？
(3) 自我意识的特征包括些什么？
(4) 阐述主要心理理论及其代表人物。

(师 亚)

# 第三章

# 心理卫生

## 学习要点

- **掌握**：心理卫生的概念、心理健康的标准。
- **熟悉**：不同年龄阶段、不同群体心理卫生特点。
- **了解**：心理卫生工作内容及范围。

## 第一节 心理卫生概述

### 一、心理卫生的概念

心理卫生也称心理健康，是一种持续的适应良好的心理状态，在这种状态下，心理的内容与客观世界保持统一，人体内、外环境平衡与社会环境相适应，个人具有生命的活力、积极的内心体验、良好的社会适应，能够有效地发挥个人潜力与积极的社会功能。

### 二、心理健康的标准

心理健康的标准是心理健康概念的具体化。一般包括以下几方面内容。

1. 智力正常  智力正常是保证个体进行学习、生活和工作的最基本的心理条件，是个体胜任学习和工作任务，适应环境变化最需要的心理保证，所以说智力正常是衡量个体心理健康的首要标准，考察个体的智力正常与否，关键是看他的智力能否充分发挥效能，能否适应学习、生活和工作。

2. 情绪健康  人的任何心理活动都伴随着一定的情绪反应，情绪在心理异常时起着核心作用，情绪异常往往是心理疾病的先兆，所以人的情绪是否健康能比较明显地反映出心理是否健康。情绪健康的主要标志是情绪稳定和心情愉快。情绪健康主要包括以下内容：① 积极情绪多于消极情绪，主导心境是愉悦的、乐观的、满意的、富有朝气的、充满希望的；② 情绪较稳定，表现为善于控制和调节自己的情绪，既能克制和约束，又能适度宣泄，不过分压抑，使自己情绪的表达符合社会的要求，而且能满足自身的需要；③ 情绪反应恰当，情绪反应的强度与引起这种情绪的情境相符合，表现为该喜则喜，该悲则悲，喜怒有常，哀乐有节。

3. 意志健全  人的意志通过行动表现出来，而行动又受意志的支配，心理健康者的意志与行为是统一的、协调的。意志健全主要表现在意志品质上，心理健康的个体其自觉性、果断性、坚持性和自制性能获得协调的发展。他们学习、生活的目的明确，能根据现实的需要调整行动目标；能尊重、听取别人的意见,但又独立思考,不盲目服从;能果断地作出决定并执行,能专注于学习或其他活动并在活动中勇于克服各种困难,坚持不懈为实现目标而奋斗;能为实现目标而自觉地约束自己,抑制自己不合理的欲望,抵制各种外部诱惑。

行为协调主要表现在行动的计划性、一贯性、统一性及言谈的逻辑性等方面。心理健康的个体能按照行动计划来开展活动,做事有条有理、善始善终;他们行动有规律,言行一致;他们语言逻辑性强,在言谈中表现出思维清晰、有条理并具有批判性。

4. **人格完整** 人格在心理学上是指个体稳定的心理特征的总和。所谓人格完整,是指具有健全统一的人格,也就是说个体的所想、所说、所做都是协调一致的。完整人格的主要标志是:① 人格要素完整统一,无明显的缺陷和偏差;② 具有正确的自我意识,不产生自我同一性混乱;③ 以积极进取的人生作为人格核心,并以此为中心把动机、需要、态度、理想、目标和行为方式统一起来。

5. **自我评价恰当** 心理健康的人能对自己作恰当的自我评价,他们能体验到自我存在的价值;同时能接受自己,对自己抱有正确的态度,不骄傲也不自卑。因而,心理健康的人总能面对客观现实正确评价自我;而心理不健康的人常缺乏自知之明,他们对自己的优缺点缺乏正确的评价,要么看得十全十美而自高自大、自我欣赏,要么把自己看得一无是处而处处与自己过不去,结果心理总是不平衡。比较接近现实的、正确的自我评价是个体心理健康的重要条件。

6. **人际关系和谐** 社会的人总是处在一定的社会关系中,和谐的人际关系既是个体心理健康不可缺少的条件,也是个体获得心理健康的重要途径。心理健康的个体有积极的交往态度,掌握了一定的交往方法和技巧,在交往中做到诚实守信、和善友爱、宽容尊重、真心合作。其表现为:① 乐于与人交往,有稳定而广泛的一般朋友,也有亲密无间的知心朋友,与大多数人都能建立良好的人际关系;② 在人际交往中能保持独立面完整的人格,有自知之明,不卑不亢;③ 能客观评价别人和自己,善于取人之长,补己之短;④ 宽以待人,乐于助人,也能接受别人的帮助;⑤ 积极的交往态度多于消极态度;⑥ 交往动机端正和以集体利益为重。相反,如果人际关系恶劣,或者与集体格格不入,厌倦与人交往,喜欢孤独,不能容忍别人的过失和短处,甚至无端地猜疑、憎恨和欺负别人,都属于心理不健康的表现。

7. **良好的社会适应能力** 社会适应是指对社会环境中的一切刺激能做出恰当的正确反应。较强的社会适应能力是个体心理健康的重要特征,不能有效处理与周围的关系,是导致心理障碍的重要原因。心理健康的人应能和社会保持良好的接触,对社会现状有较清晰正确的认识,思想和行为都能跟得上时代的发展步伐,与社会的要求相符合,心理健康的人能正确客观地认识、评价自己所生活的环境,能坦然面对并接受现实,他们明确自己所处的位置,怀有高于现实的理想和愿望,又不沉湎于不实际的幻想和奢望。当环境不利时,既不逃避,也不怨天尤人,更不自暴自弃,而是千方百计变通各种方式,通过自己的努力主动去适应环境、积极改造环境。

8. **心理行为符合年龄特征** 心理健康的人一般心理特点应该与其所属年龄阶段的人的共同心理特征大致相符,与其性别及在不同环境中所扮演的角色相符合。心理健康的人应该充满活力、朝气蓬勃、积极向上、敢想敢干、勤学好问、探索创新等;在性别特点方面,男性表现应该为相对主动勇敢、刚强果断、爽直大方,而女性则相对温柔婉约、细心周到、富于同情心等;在角色特征方面,心理健康者能够根据自己所处的场合,正确地把握自己所扮演的角色、所处的地位及所属的身份,避免角色越位或错位。如果一个人经常偏离这些心理行为特征,有可能是心理异常的表现。

## 三、心理卫生的工作内容及范围

(一) **工作内容**

心理卫生是一门科学性与实践性非常强的学科。工作的内容就是预防和矫治各种心理障碍、心理疾病;维护和增进心理健康,以提高人类对社会生活的适应与改造能力。对心理障碍的防治就

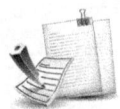
笔记栏

是对心理健康的维护和增进,而维护和增进心理健康则是预防心理疾病的最积极的手段和最根本的措施。德国心理卫生学家赫希特(K. Hecht)曾指出:"精神病预防属于保健领域,而心理卫生则是整个社会的事业。"

我国学者章颐年在他所著的《心理卫生概论》(1936年)中就曾把心理卫生工作分为消极和积极两个方面,消极方面是预防心理疾病的产生,改善心理疾病患者的待遇;积极方面是促进心理健康,培养完整的人格,并指出:"这两种工作比较起来,自然后者更为重要。"我国儿童少年卫生学专家叶广俊指出,心理卫生更积极的意义是培养儿童青少年健康的心理状态、健全的人格和顽强的适应和改善环境的能力。

(二) 工作范围

心理卫生是研究人类心理健康的形成、发展和变化的规律及维护和增进心理健康的原则和方法的一门科学,是一门多学科相互渗透的交叉学科。它并非简单地属于心理学、医学、卫生学的一个分支,而是与它们有紧密联系,但又具有独立体系的新兴学科。因而,心理卫生研究范围势必涉及多种学科的知识,与多种学科有纵横交叉的内在联系。例如,心理卫生提倡优生优育,它就要从婚姻、配偶、受孕、胚胎等多方面着手,讲究胎教;心理卫生不仅关注个体发育不同年龄阶段的心理卫生,还要关注不同社会群体的心理卫生及在社会发展过程中不同社会阶段的心理卫生问题等。因此,心理卫生要以心理学、医学、社会学的理论、方法和技术为其科学基础,并从生理学、卫生学、教育学、文化学、人类学、伦理学及哲学等学科中吸取有关知识,同时又与社会心理学、教育心理学、发展心理学、变态心理学、健康心理学等相互交叉,特别与精神病学、医学心理学有密切的联系。

> **知识拓展**
>
> 健康的10条标准(世界卫生组织)
> * 充沛的精力,能从容不迫地担负日常生活和繁重的工作而不感到过分紧张和疲劳。
> * 处世乐观,态度积极,乐于承担责任,事无大小,不挑剔。
> * 善于休息,睡眠好。
> * 应变能力强,能适应外界环境中的各种变化。
> * 能够抵御一般感冒和传染病。
> * 体重适当,身体匀称,站立时头、肩位置协调。
> * 眼睛明亮,反应敏捷,眼睑不发炎。
> * 牙齿清洁,无龋齿,不疼痛,牙龈颜色正常,无出血现象。
> * 头发有光泽,无头屑。
> * 肌肉丰满,皮肤有弹性。
>
> 心理健康的标准(马斯洛等人提出的10条心理健康标准)
> * 有充分的安全感。
> * 充分了解自己,并且对自己的能力作出恰当的估计。
> * 生活目标、理想的确定切合实际。
> * 与现实环境保持接触。
> * 能保持个性的完整和谐。
> * 具有从经验中学习的能力。
> * 能保持良好的人际关系。
> * 适度的情绪控制和表达。
> * 在不违背集体利益的前提下,有限度地发展个性。
> * 在不违背道德规范的情况下,适当满足个人的基本需要。

## 第二节 不同年龄阶段的心理卫生

### 一、胎儿期心理卫生

#### (一) 优生是个体心理健康的基础

胎儿能否正常发育、健康的小生命能否诞生,取决于配偶的选择和母亲妊娠期的卫生保健。

1. 配偶选择  我国婚姻法规定:直系血亲和三代以内的旁系血亲禁止结婚。提倡做婚前健康检查、重视遗传咨询,避免下一代患遗传性疾病。

2. 受孕年龄  最佳年龄为25～29岁,这一阶段胎儿生存率最高,流产率、死胎率、早产率和畸形率最低。

#### (二) 妊娠期心理健康

妊娠期几乎所有重大的心理和生理变化都会影响胎儿,注重胎儿的心理健康,其实就是注重孕妇的心理健康。

(1) 孕妇要保证足够、合理的营养,注重保健,增强体质,减少疾病。尤其在妊娠的早期,很容易造成胎儿发育畸形或死胎。

(2) 孕妇的情绪要乐观稳定,保证胎儿的正常发育,减少难产和早产的发生。要控制孕妇的心理社会环境,排除精神刺激,为其提供最佳的心理健康环境。

(3) 孕妇应避免烟、酒、X线等各种有害物质,不可滥用药物,以免造成对胎儿健康的影响和"三致"作用(即致畸、致癌、致突变作用)。

#### (三) 胎教

1. 音乐胎教  是古今中外各种学派的学者在进行胎教时通常使用的方法。美国迈阿密大学前人类学、语言学及儿科教授亨利·特拉比指出,6个月的胎儿可对音乐做出反应,甚至可以区分不同的乐器声音。生物学家认为,有节奏的音乐可以刺激生物体内细胞的分子发生共振,使原来过于静止的分子和谐地运动起来,以促进细胞的新陈代谢。作为一种能量和信息,音乐对于孕妇则兼有物理与心理的双重作用。专家认为,优美音乐能促进孕妇分泌适量有益健康的激素和酶,起到调节血流量及兴奋神经细胞的作用,从而改善胎盘供血状况,增加血液中有益成分。试验证明,对于频率为250～500 Hz、强度为70 dB的音响,胎儿能做出应答反应。一般认为,音乐胎教可以从妊娠16周起,在胎儿觉醒时每天做1～2次,每次5～20 min(随孕龄增加而递增,但不要超过30 min),孕妇距音响1～2 m,或用胎教传声器放在胎头部位。响度在65～85 dB(不超过90 dB为宜)。在胎儿收听同时,孕妇也最好一起听。选择自己喜欢的胎教音乐带(最好不带歌词),随着音乐的进行,做自由的情景联想。借以调节情绪、达到心理平和、心旷神怡的意境。

近来,许多学者主张母亲自己给胎儿唱歌或哼乐曲,可以达到更好的胎教效果。因为母亲哼唱可以使胎儿的情绪与母亲同步变化,而且母亲的声音更纯净自然,可以减少录音磁带的复杂噪声和交流干扰。也有人主张由父亲来吟唱。因为父亲的低沉声音更易穿过腹壁被孩子接受。关于音乐胎教的效果,有人用听觉脑干诱发电位检测受过音乐胎教与对照组婴幼儿反应能力,发现受过音乐胎教的婴幼儿对15 dB的声音刺激即有反应而未受过音乐胎教的对照组婴幼儿要到50 dB才能出现反应。也有人做过观察统计,认为经过音乐胎教的孩子多数对音乐有较强的感受力、有更好的节奏感。他们多表现为性情活泼开朗,爱唱爱跳。有人认为,音乐胎教所赋予孩子更发达的听觉感受力还有助于提高孩子对语言(包括外语)的学习能力。总之,音乐胎教的目的不仅在于对胎儿的听觉功能的训练,也有助于促进孩子的心理发展,特别是情绪的丰富与稳定。

2. 运动胎教  可以促进胎儿触动觉、平衡觉、肢体运动的发展,并通过反复训练使胎儿建立起

笔记栏

有效条件反射,增强肢体运动、肌肉的力量及相应功能的协调发育。

因为胎儿皮肤对触压的感受在妊娠早期已经开始发育,妊娠 14 周起胎儿全身运动幅度增大,妊娠 16 周全身的基础动作大体完成。此时,运动胎教可以参照如下内容进行。

(1) 抚摸:孕妇临睡前排空便后、仰卧床上,放松腹部,双手由上而下、由下而上、从左向右、从右向左慢慢沿腹壁抚摸胎儿,就像爱抚出生后的婴儿一样,由父母做均可。最好加上亲子对话。每日 5~10 min 即可。

(2) 弹扣、拍打:妊娠 5 个月后可以将手掌平贴于孕妇腹壁、食指放中指上,然后食指速滑下弹扣腹壁或轻轻拍打腹壁,刺激胎儿活动,使胎儿做"宫内体操",如同与胎儿玩耍。根据报道,经过拍打训练的胎儿出生后肢体肌肉强健,抬头、翻、爬、坐、立、走等动作发育均较早。

(3) 触压:妊娠 6 个月后可以将双手掌置于腹壁两侧,按稳定节奏,一左一右轮流轻轻加压,协助胎儿做"宫内散步",也可以结合缓慢的口令,这样反复训练可以使胎儿建立起有效的条件反射,为出生后的协调动作和运动打好基础。

3. 言语胎教　各国的胎教研究似乎都从不同的角度证实了一个有趣的事实,即父母在妊娠期经常喜欢与胎儿"聊天"的,孩子出生后往往言语乃至智力发育都好于一般孩子。根据经验,言语胎教可以做以下几点。

(1) 先给孩子取个中性名字。

(2) 从妊娠 5 个月起就可以在确定胎儿醒来时呼唤他的名字。此时可以结合运动胎教,一边弹扣、抚摸,一边用清晰、较慢的亲切声音呼唤孩子。

(3) 妊娠 6 个月后,孩子已经熟悉了父母对他的呼唤声,此时可以加稍微复杂些的日常用语,如"宝宝""你好""早安""再见"等。

(4) 妊娠 7 个月后,母亲可以有意识地把生活中遇到的事或自己正做的事"顺便"讲给胎儿。如买菜时介绍各种蔬菜、浇花时介绍各种花名、在街上讲交通工具、在商店讲各种商品。

总之,讲这一切要像孩子已经出生、懂事那样,认真地带着感情去与孩子交流,并始终保持安详、稳定的情绪,把精力集中在孩子身上。

4. 系列胎教　金玮教授等根据胎儿各感觉功能发育的顺序,并依照教育内容应略高于心理发展水平的教育原则,设计了系列胎教的方法,程序如下。

(1) 妊娠前对父母进行优生胎教咨询指导。使其在理论上、心理上尽早适应做父母的角色。根据双方具体条件,进行最佳妊娠期选择。

(2) 指导母亲学会自我调控情绪,避免不良生活习惯及环境污染。按心理卫生标准安排生活,强调丈夫及家人的配合。

(3) 建立胎儿"呼名"条件反射。因为能够建立条件反射是胎儿具有学习能力的标志。这项实验借助胎儿最早发育的听觉与触动觉的结合,一是为证明胎儿究竟从何时起具有接受教育的能力,二是观察胎儿期条件反射的建立对以后的早期教育实施和孩子出生后的发展有何影响。方法是:以轻触孕妇腹壁,间接引起胎儿感觉为非条件刺激,此刺激引起的胎动为非条件反射,在妊娠早期就给孩子取中性名字,以"呼名"为条件判断。从胎生 16 周起,开始进行呼名条件反射训练。

(4) 根据胎儿感觉功能发育的顺序,从胎生 12 周起,轻抚母体腹壁给胎儿触动觉刺激;15 周开始给予听觉刺激,播放胎教音乐,进行"亲子对话";24 周开始用手指轻弹胎儿,进行"宫内活动"训练。30 周判定胎位后,用光源贴胎头部位进行视觉训练。各项措施要在专业人员指导下进行,注意控制度和量。

(5) 采用主客观结合的指标记录效果。根据当时条件,借助生理描计器、B 型超声波和胎儿监护仪作为客观指标。让母亲填妊娠期保健卡,做妊娠期日记,对触觉、听觉、视觉训练后胎儿胎动频率、性状及母亲自身感觉做描述性记录。

由于胎儿期阳性条件反射的形成和不断巩固,孩子出生后即表现出许多优于一般新生儿的行为特点。如眼肌调节的灵活度、伸肌紧张度、竖颈及双侧肢体交互支配的协调程度等显示了较高的

笔记栏

发展水平。由于胎儿期条件反射的建立,促进了其他新的条件反射建立,表现在新的条件反射建立的速度超出一般新生儿的发展水平。

5. 其他胎教　除了上述比较普遍使用的胎教方法外,还有些胎教方法也曾经被尝试,并认为是有效的。

(1) 光照胎教:因为胎儿的视觉功能发育较晚些,并需要生活几年才能逐渐成熟。因此,一般可以在妊娠28周后,胎儿觉醒时用电筒贴腹壁进行一明一灭的照射,但时间要短些。从 2 min 起,随月龄增加,逐渐加至 5 min。

(2) 漂浮胎教:对于母亲工作忙或比较紧张的情况,漂浮法不失为一种好方法。可以用适合孕妇良好感觉的水温、内加增加浮力降低紧张度的无机盐或中药剂。这样既能使胎儿感受到浮力(这类感受有可能降低孩子的感觉统合失调),又可缓解妊娠晚期母亲的心身过度负重感及心理的紧张与焦虑。

(3) 图画胎教:指的是经常看美丽、生动的图画,如可爱的娃娃照片、小动物、风景、花鸟、艺术作品等,并仔细给胎儿"讲述"图画,借此通过孕妇的美学欣赏,对胎儿进行美的熏陶,这样可以使孩子生得聪明漂亮,是传统的美学胎教内容。更主要的是,可以借此保持母亲良好、愉快的情绪,并使孩子的情绪发展健康。

(4) 动作技巧胎教:据调查,妊娠期在田间劳作的母亲,其孩子生后骨骼肌也强健发达。妊娠期常编织毛衣的母亲,其孩子多心灵手巧。妊娠期进行体操或芭蕾训练的母亲,孩子往往举手投足都动作准确、身材匀称。当然,这些情况的影响因素还是很多的。

(5) 外语胎教:有人调查后认为,妊娠期在非母语环境中或孕妇常讲2种以上语言,孩子出生后往往学习外语也没有什么障碍。因此主张在言语胎教时,可以让胎儿听听外语胎教磁带,这点也有争议。另一些学者认为,那可能影响对母语的接受,导致孩子的紧张和混乱,以致哪种语言都掌握不好,这需要进一步科学证实。

## 二、婴幼儿期心理卫生

1~3岁阶段为婴儿期;3~7岁阶段为幼儿期,又称学前期。

### (一) 生理心理发展特征

婴儿的动作发展非常迅速,学会了随意地独立行走,扩大了他们的生活范围。手的动作进一步得到发展,学会了穿衣、拿匙吃饭等,语言发展很快,从简单的词、句发展到掌握基本句型。随着言语的发展,婴儿的自我意识也开始发展,出现了比较复杂的情感体验,有了羞耻感、同情心和嫉妒心等。

3岁儿童脑重已达1 000 g,7岁时已接近成人,神经纤维髓已基本形性,神经兴奋性逐渐增高,睡眠时间相对减少,条件反射比较稳定,语言进一步发展,掌握词汇量增多,大脑的控制、调节功能逐渐发展。幼儿感知觉迅速发展,能有意识地进行感知和观察,但不持久,容易转移。记忆带有直观形象性和无意性,以形象思维为主,五六岁后喜欢提问题,开始出现简单的逻辑思维和判断推理,模仿力极强。幼儿的情绪不稳定、易变,容易受外界事物感染,六七岁时情绪的控制调节能力有一定发展。意志行为的目的性、独立性逐步增长,能使自己的行动服从成人或集体的要求,但自觉性、自制力较差。幼儿人格初步形成,自我意识发展,3岁左右开始出现了独立的愿望,表现为不听话、自行其是,称为"第一反抗期"。性别认同开始发展,已能区分男孩、女孩。

### (二) 维护婴幼儿心理健康的方法

1. 运动技能的训练　提供适当的场地让婴儿练习运动技能,如转身、运动、翻滚等,让他们能自如地走、跑、跳。训练比较精细的手部活动,如搭积木等。

2. 加强口头言语的训练　言语的训练越早越好,应多与婴幼儿交谈,鼓励他们说话,说话要规范化,成人尽量少使用幼儿不完整的口语,否则会影响婴幼儿标准化言语的发展。

3. 培养婴幼儿良好的习惯　婴幼儿期应注意培养:① 睡眠习惯:训练婴幼儿独睡及定时睡觉,是培养儿童独立性及生活规律性的开端。② 进食习惯:培养幼儿自己进食,以锻炼手的灵活性及学会自己动手处理力所能及的事。但要注意控制吃饭的时间,不要超过半小时。③ 卫生习惯:

笔记栏

婴幼儿期要训练大小便的控制及排泄等卫生习惯,训练时要耐心、和蔼,不要埋怨、斥责。

4. 及时纠正婴幼儿常见的不良行为　如吮指、咬指甲、口吃、拒食等。

5. 对幼儿的独立愿望因势利导　三四岁的儿童独立愿望开始增强,应因势利导,培养他们独立处理事物的能力,如引导幼儿自己起床、穿衣、刷牙、吃饭、系鞋带和大小便等。家长在放手的同时也要给予帮助,做得好时应及时表扬和予以肯定,使好的行为得到强化;若有失误也应以适当的方式加以指点,不能因孩子完不成自己的设想而加以责备或嘲笑。

6. 玩耍与游戏　玩耍与游戏是儿童的主导活动。通过跑、跳、攀登、投掷等活动和游戏可训练幼儿的各种基本技能,如身体的平衡功能、反应速度,同时也能培养勇敢、坚强的心理素质。在扮演汽车司机、飞行员、火车售票员、餐馆服务员等游戏中,幼儿亲身体验到社会实际生活,扩大生活领域,是诱发思维和想象力的最好途径。孩子们在一起愉快地玩耍,还有利于社会交际、道德品质、自觉纪律、意志、性格和语言表达能力的培养。

7. 培养良好的行为习惯　习惯是个体在后天环境中通过学习和训练形成的。幼儿期养成的习惯,如饮食、睡眠、排便、清洁、文明礼貌等良好习惯,对将来的发展和社会适应都具有重要影响。要及时纠正幼儿期常见的不良行为,如遗尿、咬指甲、做怪相、口吃和厌食等。

8. 正确对待孩子的过失和无理取闹　幼儿偶尔的无理取闹,常常是为了引起大人的注意,对此,应很好地说明道理,不能无原则地迁就或哄劝,这会对哭闹行为起到强化作用,形成哭闹的恶习。对幼儿的过失要正面引导,不打骂、不压制,鼓励孩子心情舒畅地、正确地认识过失,改正错误,批评教育孩子时父母口径要一致。

### 三、儿童期心理卫生

6～7岁入小学起到12～14岁进入青春期为止的阶段为儿童期,又称学龄期。

#### (一)生理心理发展特征

此期脑的发育已趋向成熟,由1 250 g增长到1 350 g。除生殖系统外,其他器官已接近成人。大脑皮质兴奋和抑制过程逐步发展,行为自控管理能力增强,这是智力发展最快的时期,各种感觉的感受性不断提高,知觉的分析与综合水平开始发展,有意注意发展迅速,注意的稳定性增长,范围逐渐扩大,逐渐学会了较好地分配注意。记忆从机械记忆逐渐向理解记忆发展,无意记忆向有意记忆发展。形象思维逐步向抽象逻辑思维过渡。口头语言发展迅速,开始大规模地进行书面语言的训练,词汇量不断增加,进一步促进了儿童思维的发展。儿童对事物富于热情,好奇心强,但辨别力差。情绪表现直接、外露、波动大,但已开始学着控制自己的情绪。在活动中不断丰富情感内容,具有社会性。

#### (二)维护学龄期儿童心理健康的方法

1. 培养适应能力　学龄期儿童入学,由以游戏为主的生活过渡到以学习为主的校园生活,会出现适应困难。家长可在儿童入学前提前改变饮食、起居规律,使之与学校一致。学校要注重新生课堂学习常规、品德常规训练,要注重教学的直观性、趣味性,要引导儿童建立快乐、温暖的学校生活。

2. 激发学习动机　儿童有极强的求知欲和想象力,教师要注意安排好学习活动,培养学生的学习兴趣,增强正确的学习动机、学习态度、学习习惯和方法的教育和训练,如专心听课、积极思考、踊跃发言、独立完成作业、自己整理学习环境等。

3. 积极参加集体活动　引导儿童参加集体活动,在活动中加强同学之间、师生之间的人际交往,做到关心集体、尊重他人、团结互助、待人礼貌,形成坚强的意志,树立正确的社会道德行为准则观念。同时,在集体活动中,重视儿童各种能力和技能的培养,注意儿童思维的灵活性、多向性和想象力的培养。

4. 纠正不良行为　由于儿童的自我控制与调节能力不够完善,对社会现象辨别能力较差,因此,应帮助他们分析社会上存在的各种现象,并给予正确指导,防止不良行为的发生。例如,说谎、打架、偷窃等都是从社会上模仿来的,对此家长和学校要做到早发现、早教育,及时给予纠正,从而促进儿童的心理健康。

### 四、青少年心理卫生

少年期是指11～12岁到14～15岁这一年龄阶段,正处在初中学习阶段,又称为青春期,是个体从儿童向青年的过渡时期。他们既不同于儿童,也不同于青年,是处于半幼稚、半成熟、似懂非懂的时期。

#### (一)生理心理发展特征

大脑神经系统迅速发育,脑功能基本健全,但还不能从事长时期的脑力活动,容易出现脑疲劳。体格发育加快,达到人生发育的第二高峰,性激素的分泌使男女两性出现第二性征,男性出现遗精,女性出现月经来潮。由于生理发育的迅速及心理发育的延缓,使得生理成熟早于心理成熟,常显得心身发育不平衡。

青春期的认知已从具体运算阶段发展到形式运算阶段,意义记忆增强。抽象逻辑思维开始占主导,思维敏锐,善于接受新事物,逐渐学会了独立思考问题,但由于社会阅历较浅,对问题的看法常带有主观性和片面性,处理问题易感情用事。情绪活跃,富有感染力,很容易动感情,但情绪发展还欠成熟、稳定,容易冲动失衡。

随着身体的迅速发育,精力、体力不断增长和性功能逐渐成熟,性意识开始觉醒,青少年意识到了两性之间的差别和关系,对异性产生朦胧的好奇,接近的心理倾向,有一定的性欲望和性冲动。由于缺乏必要的科学知识和心理上的准备,加之社会文化、风俗氛围的影响与制约,常常对异性产生神秘感、好奇心、羞耻感等心理矛盾,在异性面前表现为羞涩、腼腆和拘谨,有的故意标新立异来吸引异性的注意。

自我意识快速发展,逐渐形成了独特的个性及行为方式,能够分清理想我与现实我、观察我与被观察我的关系,同时也出现自我意识多方面的矛盾,如独立性与依赖性、理想我与现实我、交往需要与自我封闭的矛盾。

#### (二)维护少年期心理健康的方法

1. **发展良好的自我意识** 青春期是心理上的"断乳期",对自己的各种需求和愿望强烈要求进行独立的思考和选择,因而常常产生与师长和父母的对抗情绪。另一方面,因阅历不深,知识与经验不足,生活中常常碰壁,形成困难与矛盾。因此,学校应及时地开展青春期的自我意识教育,使少年能够认识自身的发展变化规律,要在尊重他们选择的基础上,有的放矢地加以引导和教育,青春期的情绪易波动,遇到愉快的事可以手舞足蹈,稍遇挫折就垂头丧气,要引导他们学会客观地认识自己,客观地评价别人,有效地调整自身的行为,积极参与社会实践,扩大知识面,不断地完善自我。

2. **加强性意识的教育** 及时地对青少年进行合理、科学的性教育,包括性生理健康、性心理健康、性道德和法制教育。例如,正确认识月经、遗精、性梦等正常生理和心理现象,消除对性器官和第二性征的神秘、好奇、不安、困惑和恐惧。要引导青少年养成良好的生活方式和生活规律,注意性器官的清洁卫生,积极预防和治疗各种心身疾病,进行伦理道德观、恋爱观、婚姻观的教育,引导学生珍惜青春、防止早恋,处理好性欲和性冲动与生活之间的矛盾。

3. **建立良好的人际关系** 青春期随着兴趣及生活领域的扩大,渴望参加社会,渴望与同辈人广泛交往。建立一种互相尊重、互相帮助、同舟共济的人际关系,会使自己常常处在积极的情感体验中。然而,交往需要技巧和手段,还需要相互间心理相容。交往障碍会影响青少年的整个情绪,并波及他们的学习和心身健康。因此,要积极鼓励青少年参加集体活动,如演讲、比赛,增强交往欲望,训练交往手段,提高言语表达能力,培养优良的心理品质,增加人际吸引力。

4. **激发学习动机** 青春期是学习的重要时期,但各种问题均可干扰学习活动而影响学习质量,反过来学习障碍又可困扰人的精神生活,导致学习障碍的心理因素与学习兴趣不足、成就欲望低下、抱负水平不高、情绪波动、同学关系紧张、受教师歧视、学习能力低下等因素有关。因此,要对青少年予以针对性的指导,正确认识和对待这些问题,教给他们合理地用脑和科学的学习方法,结合自己的实际情况,确定合适的奋斗目标,发挥学习的潜能,形成良好的学习氛围。

5. **积极关注青春期的心理问题** 青春期的心理问题主要表现在学习、人际关系、性困惑和早

恋、社会适应等方面。全社会都应关注青春期的心理健康问题,广泛开展心理健康教育。例如,开设性教育课,举办多种心理卫生知识专题讲座,建立心理咨询和心理指导,及时对出现的问题进行心理调适,有助于青春期心理健康的发展。

### 五、青年期心理卫生

青年期是指 17~18 岁到 35 岁,这段时期是人生中最美好、最具有朝气、生命力最旺盛的阶段,是获得人生经验的重要时期。

#### (一) 青年生理心理发展特征

此期个体的生理发展基本完成,已具备了成年人的体格及各种生理功能,骨骼已全部骨化,身高达最大值,第二性征在 19~20 岁彻底完成,脉搏随年龄增长而逐渐减慢;血压趋于稳定;肺活量增加且稳定。机体在活动中表现出来的力量、耐力、速度、灵敏性和柔韧性等在青年期都进入高峰。

大脑神经结构发育完善,求知欲旺盛,思想活跃,观察力和记忆力发展达到高峰。逻辑思维能力加强,分析问题和解决问题的能力得到充分发展。口语表达趋于完善,书面语言表达基本成熟,情感以认知为基础,丰富深刻,不稳定情绪的自我控制能力随年龄的增长而提高,意志的自觉性与主动性增强,遇事常常愿意主动钻研,自制力与坚持精神都有所增强,能进行各种精细操作,作为社会成员的人格特征也不断完善,人生观、世界观逐渐形成。

#### (二) 维护青年期心理健康的方法

1. **增强社会适应能力** 青年期的自我意识迅猛增长,成人感和独立感、自尊心与自信心越来越强烈,期望个人的见解能得到社会与他人的尊重,相信自己的力量,具有很强的参与意识和创新精神,在实现自我价值的过程中获得个人成就感和心理上的满足,但是他们的社会阅历少,涉世不深,对现实生活中可能遇到的困难和阻力估计不足,社会成熟则显得相对迟缓,遇到各种挫折与复杂的人际关系缺乏亲身体验,就会产生社交障碍,通过各种教育活动,使青年人能正确地认识自己,了解自己的长处与不足,将奋斗目标建立在经过努力可以达到的范围内,避免不必要的心理挫折和失败感,巩固和加强自信心,使自己的心理功能保持在良好的竞技状态。同时要有经受挫折、不公正待遇的思想准备,学会应用失败去激励自己,做生活的强者,防止心理障碍、心理问题的发生,促使心理健康发展。

2. **学会情绪的自我调控** 青年人富有理想,向往真理,积极向上,但心境变化和情绪波动较大,易受周围环境变化的影响,在学业、生活、人际关系等方面都会引起情绪的波动,如果不能满足需要则引起强烈的情绪不满。遭受挫折打击,容易消极、颓废,甚至萎靡不振。不善于处理情感与理智之间的关系,以致不能坚持正确的认识和理智的控制。可以从以下几个方面进行情绪的调控:① 引导青年人正确、客观地评价自己,注重自身修养,提高思想境界,树立正确的人生观,这是保持稳定心理状态的基础。② 鼓励青年人积极参与社会实践,丰富生活经验,在活动中学会有效地控制和调整自身情绪行为的方法,如增加愉快生活的体验,缓冲不良情绪;在活动中获得情绪适当表现的机会,以减少情绪焦虑和不安;对某些长期不良的情绪,可用新的工作、新的行动去转移。③ 积极培养广泛的兴趣和爱好,不断完善自我意识。引导青年人合理发泄不良情绪。通过心理健康教育和心理咨询的方式,为他们创设合理发展的渠道,如让他们尽情倾诉、引导情绪转移、音乐抚慰,用优美、轻柔的音乐调节情绪。

3. **加强人际交往** 青年期是人一生中社会交往活动极其活跃的时期,活动形式丰富多彩,如朋友聚会、结伴旅游、联谊活动、婚恋活动等。通过交往不断丰富社会生活的内容,尝试的社会角色,获得情感需求的满足,以求得心理的平衡,有助于青年更加全面地认识、评价自己,更好地施展自己的聪明才智,获得事业上的成功。由于青年期已失去了儿童时的天真与直爽,内心世界逐渐复杂和隐蔽,不轻易流露自己的内心活动,同时,他们也渴望被人接近与理解,渴望友谊与信任。但是由于种种原因,有些青年不能很好地进行社会交往,形成特有的闭锁心理,过分关心自己的内心世界,甚至形成社交障碍,为此而感到苦闷、自卑,以致影响了心身健康。因此,家长、教师应了解青年人的这一特点,关心他们的思想和需要,引导和帮助他们努力学习,妥善处理各种人际关系,消除"代沟"。社会要为青年人的交往提供途径和机会,在交往中帮助他们掌握人际交往的原则与技巧,让

笔记栏

和谐良好的人际关系不断地维持和促进青年的心理健康。

4. 树立正确的婚恋观　青年期的婚恋观教育是人生观教育的重要内容,青年时期是发生性及其他心理健康问题的高峰期,由于性生理成熟而相对性心理发展滞后,出现性困惑、对性的好奇与敏感、性冲动的困扰、异性交往的问题等。这源于青年人对性的自然属性了解不多,对性的社会属性也知之甚少,因而常发生对性抱有神秘感、对性随便与不负责任,在与异性的交往、恋爱及婚姻中,由于过度理想化,或经济地位及心理成熟度不足,常常不能妥善处理各种关系和问题冲突,而感到困惑、烦恼和不安。针对青年的诸多性心理问题,应注重以下几方面:① 对性有科学的认识:应进行健康的性科学教育,包括性生理、性心理、性道德和性疾病等,引导他们对性有正确的认知与态度,性既不神秘、肮脏,也并非自由、放纵。② 正确理解性意识与性冲动:对性冲动的认识,首先要接受其自然性与合理性。越是不能接受、越压抑,性冲动有时会表现得越强烈,甚至表现为病态。可以鼓励他们多参加一些有益的集体活动,将心理活动的指向转向日常工作和学习。减少对性的关心,慢慢地适应性功能成熟状态的各种特殊情况,促进性意识健康发展。③ 增进男女正常的交往:缺乏异性交往,是性适应不良的原因之一。两性正常、友好的交往,会加深了解,平稳情绪,解除心理困惑,使青年男女更稳妥、更认真地择偶,逐步发展,美满婚姻的成功率也会更高。④ 加强恋爱观和婚姻观的教育:青年期对恋爱本质、择偶原则与标准、性行为与性道德等问题的认识与评价,将会影响其正确人生观的建立。要进行正确的伦理道德观念、恋爱观和婚姻观的教育,处理好恋爱、婚姻与家庭的关系。

## 六、中年期心理卫生

中年期一般指35~60岁。在人的一生中,这个阶段个体的知识积累最丰富,经验最成熟,工作能力最强,精力最充沛,它是人生的成熟期、收获期,也是从青年迈向老年的过渡期。在这个时期个体表现出特定的、矛盾而又复杂的心理和生理特点。

### (一) 中年期生理心理特征

1. 生理上逐渐衰退　在经历了生长、发育、成熟几个阶段,当人进入中年以后,人体的各个系统、器官组织的生理结构开始出现老化,生理功能逐渐走向衰退。由于组织器官功能开始衰退,患各种疾病的可能性也日益增长,如血管弹性降低,血压调节能力减弱,血液胆固醇浓度增高,动脉管腔变窄,易引起心脑供血不足而造成心脑血管病,如冠心病、心肌梗死、脑出血等。肺组织的弹性逐渐减小,肺的气体交换功能下降,呼吸道慢性疾病的发病率随年龄增长而增高,如慢性支气管炎等。胰岛素分泌量减少,糖尿病的发病率增高。性腺功能降低,性欲减退。中年后期,因内分泌功能紊乱而出现更年期综合征。

2. 心理能力不断增长　所谓心理能力,是指人的全部心理活动能力的综合,表现在智力、情绪、意志力及个性等方面的心理品质。

(1) 智力发展到最佳状态:中年期虽然反应速度、机械记忆能力有所下降,但总的来说,各种认知功能在不断提高,知识经验的积累、对事物的分析判断及独立解决问题的能力均达到了较高的水平,智力处于最佳状态,中年人善于联想,积极思考,有独特的见解和独立解决问题的能力,能够综合分析客观事物,并作出理智地判断。中年时期,是最容易出成果和事业上成功的阶段。

(2) 情绪趋于平稳:能在多数情况下较为理智地调控情绪,不易冲动,有能力延迟对刺激的反应。

(3) 意志坚定:表现在做事时明确的目的性,目标完成中的坚韧性及对待挫折的耐受性。还表现在当目标无法实现时,能理智地调整目标及行为以实现新目标。

(4) 个性稳定鲜明:人到中年,自我意识的发展趋于成熟。人的理想、人生观生活目标,情感的需求也已逐步明确,情绪趋于稳定,社会行为不断完善,社会角色基本稳定,并以自己独特的方式建立起稳定的社会关系,这一切构成了中年鲜明的个性特色,体现出个人的风格。

由于中年期生理功能的逐渐下降与心理功能的持续发展,导致心理上产生诸多的问题。他们需要工作、抚养后代、照料老人、处理复杂的人际和社会关系,家庭和精神负担最重。强烈的成就欲、过高的抱负,使身心处于持续紧张状态,易产生焦虑、忧郁等负性情绪,如不能及时调整心身状态,可导致心理疾病或慢性疾病与肿瘤的发生。

#### (二)维护中年心理健康的方法

1. **量力而行**　对自己的精力和时间要有正确地认识和估计,停止超负荷运转,量力而行,尽力而为,要善于用脑,用正确地思维方法来指导和协调生活和工作中的各种矛盾。正确地评价自己,不为眼前的利益而牺牲自己的健康。善于自我控制、自我调节、自我教育,以保持良好的心境与稳定的情绪。

2. **保持良好的人际关系**　人际关系是中年期心理紧张的重要原因之一,中年人应调整认知结构,正确认识和对待自己的经济地位、工作环境和生活变迁等问题。以积极、全面、善意的交往为基础,克服虚荣、嫉妒、冲动、软弱和过分内向的性格倾向,养成热情、开朗、宽宏、富有责任心的良好心理品质。正确处理家庭问题、协调好上下级关系及同事关系。通过训练提高交往技能,如适度地、真诚地赞赏对方,善于倾听,设身处地替他人着想,宽以待人,乐于助人,增加主动性,求大同存小异等。

3. **修身养性,陶冶性情**　中年人应力戒奢欲,光明磊落。提高文化修养,培养幽默感。主动发展琴棋书画等业余爱好,加强体育锻炼,进行适当的文体活动,不仅能消除疲劳、健壮体格、有益健康,还能丰富精神生活、陶冶性情,有利于保持心理平衡。同时,要学会用放松技术来调节自己,如生物反馈、气功、太极拳等均是很好的放松方法。

4. **注意家庭成员的和睦相处**　家庭是中年人情感的主要源泉,不和谐的夫妻关系、亲子关系、婆媳关系都会成为影响心理健康的重要因素,营造一种良好的家庭氛围。首先要增进夫妻间的沟通交流,互敬互爱,互信互助,消除误会,保持在情感和行为上较高的同一性,要经常和孩子交谈,了解他们的心理状态及心理需要,对孩子不过度保护,也不放纵姑息,教育子女的态度和方式要一致,加强与子女的沟通。

5. **重视心理咨询,预防心身疾病**　中年人心理负荷大,是各种心身疾病的高发阶段,因此,中年人应重视心理咨询,遇有严重心理紧张而难以自我消除时,应寻求心理帮助,加强自我心理保健。同时,社会应建立可行的社会保障制度和监测体系,定期体检,发现问题并及时诊治。

#### (三)更年期心理健康

更年期是一个人从成熟走向衰老的过渡时期。女性一般为45~55岁,男性为55~65岁。此期生理与心理上有巨大的变化,部分人会出现常见的心身疾病——更年期综合征。

1. **更年期生理心理特点与问题**　性腺功能减退、卵巢衰老、下丘脑与垂体内分泌的变化,引起月经由规律到不规律,最终停止。卵巢功能的减退,导致雌激素水平下降,垂体功能亢进,分泌过多的促性腺激素,影响了自主神经的稳定性,部分妇女产生了不同程度潮红潮热、出汗和头晕三联症状和大脑皮质功能失调症状,如烦躁、激动、心悸、多梦等。

由于更年期内分泌的改变,常出现焦虑、悲观、失落、孤独的心理反应,个性行为多疑、嫉妒,自私、唠叨、急躁、不近人情;有时无端的烦躁,担心家人会遭到不幸;有时伤感、抑郁,出现自责、自罪心理,悔恨自己成了废物,甚至产生自杀心理,人际关系紧张。

2. **维护更年期心理健康的方法**　① 及时掌握更年期的生理心理知识,正确对待自己的心身变化,注重保健。若有更年期症状,应减轻精神负担,以乐观的态度对待这一生理过程,必要时请医生协助处理。② 保持日常饮食、睡眠、工作活动的规律性,娱乐有节制,避免过度紧张和劳累,适当参加有意义的活动,加强体育锻炼,防止疾病的发生。③ 家庭成员、同事、朋友及单位领导都应了解更年期的基本知识,给予多方面的理解、体谅、同情、照顾和关心,建立更好的社会支持系统。

### 七、老年期心理健康

一般认为60岁至个体衰亡这段时期为老年期。

#### (一)老年期生理心理特征

生理功能减退,除皮肤松弛、毛发稀疏变白、牙齿脱落、体型外表变化外,内脏器官生理功能也

出现老化,如视力减退、听力减弱、动作缓慢,骨质疏松易骨折,性功能减退,消化系统、内分泌系统功能降低,严重者出现脑血管、心血管的病症。

老年人心理上出现记忆力减退,表现为对往事回忆生动清晰,但对近期事情易遗忘;机械记忆差,意义识记较好;判断能力和注意力减退;晶体智力保持良好,液体智力下降;情绪趋向不稳定,易兴奋、激惹,喜欢唠叨,常与人争论。人格发生改变,行为变得刻板、固执,以自我为中心而常常影响人际关系。

由于退休和社会职能的变化,家庭变故如丧偶、子女离家、亲友往来减少等,信息不灵,经济上不能独立,生活困难等问题,容易使老年人产生孤独、恐惧、固执、多疑等心理问题,如不及时调整,将影响老年人的心身健康。

#### (二) 维护老年人心理健康的方法

1. **保持乐观的情绪**　老年人要豁达、开朗、宽容大度,遇急事不惊恐,遇难事不急躁,遇悲事不过分伤心,遇喜事不过于兴奋。正确对待各种生活事件,遇到不良生活事件要面对现实,与家人、亲朋共同商量解决,共同分忧,多从积极方面去考虑。

2. **正视现实,发挥余热**　退休前要计划好退休后的生活,工作安排,淡化权力观和金钱观。培养多种爱好,充实老年生活,尽可能地回到社会活动中去发挥余热,做力所能及的事,既有益心身健康,又为社会做出新贡献。

3. **合理用脑,积极活动**　坚持适量的、不间断的体力与脑力活动,可延缓脑功能和躯体功能的衰退,坚持参加体育运动,如看报、写作、散步、慢跑、打太极拳等,要力求心身都健康,预防各种疾病。

4. **生活规律,营养合理**　饮食起居要适当,不熬夜、不过劳、不吸烟、不酗酒,多吃牛奶、排骨等含有钙质的食物,延缓骨质疏松。

5. **积极交往,家庭和睦**　退休后要尽快地适应社会职能和生活发生的变化,不要过早产生衰老感,防止精神老化,积极参与社会交往活动,多与年轻人在一起,做些力所能及的工作。妥善处理好家庭成员的关系,使生活有子女照料,有病能及时诊治,经济有保障,与家人能互相关心、互相爱护,让老人感到温暖和安全,帮助丧偶和孤寡老人在自思的前提下重组家庭。

6. **发挥社会支持系统作用**　全社会都应关注老年人的生活,提倡尊老、敬老、爱老养老的社会风尚,同时,社会应确保老年人的经济收入,为老年人提供高质量的保健机构和活动场所,提供各种方便,满足老年人的社会需要,以确保老年人安度晚年。

## 第三节　不同群体的心理卫生

### 一、家庭心理卫生

家庭是社会群体的基本单元,承担着各种社会职能。最基本的职能是组织生活、繁衍生息,满足两性间生理和心理的需要。夫妻情感是否和谐、亲子关系是否融洽、家族成员关系是否协调,影响着每位成员的心身健康。

#### (一) 夫妻情感

婚姻的缔结和家庭的组成,就产生了对配偶、子女、双方父母、对社会的法律责任和道德义务。尊重人、爱护人、照顾人,把自己的幸福与配偶、子女和家庭的幸福凝聚在一起,是社会主义婚姻家庭的道德观。结婚绝不是爱情的结束,而是更深厚的爱情的开始。夫妻情感要在生活中不断汲取新的营养来培植、来丰富,才能巩固和发展。生活是严峻的、复杂的、曲折的,各种思想的、道德的、经济的、政治的、文化的、个性的、亲属的、性的因素在影响着双方。夫妻双方要在生活的长河中,互相支持、互相关心、互相谅解、互相慰藉、互相忍让,甚至做出必要的牺牲,才能做到互敬互爱,使爱情之树常青。

笔记栏

性生活和谐是夫妻情感的基础之一。据一些地区离婚民事诉讼案件分析，性生活不满足导致夫妻情感破裂的占离婚案件的50%以上。性功能障碍属器质性疾患者极少，往往与心理因素有关。有人把性生活作为一种惩罚、要挟和满足不合理要求的法宝，从而造成对方性功能障碍，这种害人也害己的做法实不可取。那种一方强求，一方厌烦的倾向也应避免。

家庭中权利和义务的分工应平等和民主，要互相尊重，共同承担家务劳动。对内、对外可有所侧重，发挥各自的长处，也要考虑各自所处环境等因素，不断调节平衡。经济生活应共同商定，勤俭持家，量入为出，十分重要。

夫妻情感，要经常培养，不断增添新情趣。如果随便放纵自己的弱点、缺点，不善于保持自己的吸引力，包括事业成就、社会声望、经济收入、仪表风度等，那么可能给家庭带来麻烦。夫妻的一方由于得不到原来的设想的温情幸福，有可能在某种机会有了外遇。这时，另一方要冷静考虑："为什么会有第三者插足？"

家庭不可能与世隔绝，生活的需要和乐趣主要来自家庭之外。一个人的最高乐趣还是对工作的成就和事业的贡献，拥有诚实的朋友和同事。妒忌自己的爱侣和异性正常接触交往是自寻烦恼。家庭至上，而不赞成对方在事业上和工作上付出艰辛劳动则会导致家庭乐趣之源枯竭。夫妻间要善于重新认识对方，充分估计对方在社会活动中的进展和个性的再塑造。双方不断从为实现共同理想、共同事业的努力和社会交往中汲取营养，浇灌爱情之树。

### (二) 亲子关系

父母与子女由于时代背景不同，两代人之间在心理上出现差异是自然的。随年龄增长，儿童时代唯父母之命是遵的情况有了变化，似乎与父母有些格格不入，有人称这种现象为"代沟"。这种亲子间的矛盾现象有普遍性。父母要用发展的眼光去观察和认识发育成长中的孩子，研究和掌握他们的一系列心理变化。

首先，要改变传统的家长式教育。要做孩子的良师益友，在尊重和理解的心理气氛中，使子女乐意倾诉衷肠，才能做到相互了解，真实情感得以交流。

其次，要理解子女的需要和追求。新的一代比起父母当年生活丰富，视野开阔，而且欲求也提高了。对子女的正当需要，应努力恰当地予以满足，不能立即实现的或过高的要求，也要耐心指导，而不要动辄呵斥。

再次，要尊重孩子的独立意向与创造精神。随年龄增长，孩子的成人感、独立感、自尊心日益加强，他们不喜欢别人（包括家长）对自己过多地干预和限制，对无休止的重复劝说和训导容易产生反感，甚至有对抗情绪。父母要树立民主家风，鼓励子女参与家政，倾听他们的独立见解，表扬孩子的创见，使孩子能自觉地认识良好行为的道德价值，培养和发展孩子的社会责任感和家庭义务感的积极性。

还要注意对子女教育的一致性，夫妻要经常交换意见，统一认识。如发生意见不一时，不要在子女面前争执，而应互相维护威信。否则使子女无所适从，造成不和。

## 二、学校心理卫生

学校生活是人生极为重要的一个阶段，一生能否取得良好成就并对社会做出贡献，学校教育是关键。学风、校风、班风、师生关系、同学关系及能否按照教育心理学原理组织教学，这些都属学校心理卫生问题。

### (一) 心理气氛

对于培养德、智、体、美、劳全面发展的学生，良好的校风、学风具有潜移默化的作用。民主平等、团结合作、遵章守纪、活泼愉快的心理气氛，对于鼓励学生独立思考、勇于探索，养成乐观开朗的性格，学习良好的社会功能和建立良好的人际关系等，都是必不可少的。

### (二) 教师言行

教师言行对学生影响甚大，特别是低年级学生。教师为人师表、言行举止要令人敬佩和赞许，

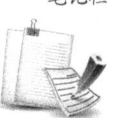

才能做到言传身教,教书育人。

(三) 几个值得注意的问题

(1) 学习负担过重导致学生压力感和情绪紧张。久之,会形成睡眠障碍、注意力不易集中、记忆力下降、学习效率速减、成绩退步,甚至失去自信。应注意提高教学效果,合理安排作息,积极参加文体活动。必要时给予放松训练等心理治疗。

(2) 考试焦虑这一现象在大、中、小学生普遍存在,与学习负担过重引起的心理紧张有关。加之,过分重视考试成绩,导致心理紧张,以致头痛失眠、食欲不振、怯场晕场。如果考试一再失败则抑郁不安,甚至失去学习兴趣,自卑失望。

(3) 学校恐惧症是一种情绪障碍。这类学生对学校有一种不明显原因的惶恐不安。可能与遗传素质、适应不良、父母期望过高、教师过分严厉、同学之间纠纷有关。应改善家庭关系和师生关系,吸引他们参加有益活动,克服孤独感和退缩心理,必要时需进行行为矫正。

(4) 商品经济的发展,冲击着教育事业及其体制,讲究实惠取代理想主义,急功近利忽视百年树人,部分学生不安心读书之苦,个别教师不安于清贫之业。必须进行正确的认识与评价,不然将导致心理动荡不安。

### 三、工作场所心理卫生

在正常发展的社会里,成年人总是在某一工作单位从事某种劳动,因此,工作场所作为社会群体与每个成员的心身健康休戚相关。某些有害因素虽然短时间作用不很明显,但却具有慢性刺激的不良影响。

(一) 劳动自身的因素

简单、重复操作容易引起抑制和疲劳。因为它违背了人的追求新颖、寻求刺激的基本需要。据报道,从事不过 1 min 就重复操作的工人,要比间隔 3~30 min 才重复一次操作的工人多患失眠、肠胃病和抑郁症。

变动频繁、无章可循的工作,造成生活节律紊乱,容易引起睡眠障碍、精神不安、食欲不振等症状。昼、夜倒班者要经过较长时间的调节适应。流行病学调查表明,持续从事夜班的工人其神经症、心脏病的发病率高于白班的工人。由于注意力不易集中、反应迟钝,判断能力也受影响,故夜班工伤事故也较白班多。

工作无计划、没有心理准备,全凭上级的临时指挥,难以发挥主动精神,容易引起疲劳和厌倦。紧张、危险的工作,注意力持续高度集中,心理过度紧张,责任感压力过重,易罹患神经症、哮喘、指震颤和痉挛、消化不良、消化性溃疡和慢性皮肤病。Cobb 等比较了 4 000 名空中交通调度和 8 000 名空勤人员发现前者的高血压患病率比后者高 4 倍,而且患病年龄也较小(分别为 41 岁和 48 岁)。

隔离和孤独的环境(高山、天文、气象、远洋货轮、边远地区勤务、长年暗室和单仪表观察等),生活寂寞、单调,容易导致疲劳和厌倦。

环境污染(如超量的噪声、振动、粉尘、气味、高温、冷冻、潮湿、拥挤、放射性等理化刺激的延续),会影响人的生理和心理状态,改变人的情绪和行动。例如,噪声会影响人对信息的感知和情绪,改变一个人的智能和操作反应能力,导致失误。据工伤事故原因分析,与噪声有关者所占比例很大。还应指出,那些突然来临的噪声对人的干扰更为严重。

(二) 生理疲劳与心理疲劳

生理因素和心理因素是交互作用的。心理上的疲劳往往能加重生理上的疲劳。强体力劳动,如矿山、井下、森林、高温等环境的工种,如果业余生活只用于恢复生理疲劳,而没有足够的文体活动,便会加重心理疲劳。某些药物对消除疲劳和调节厌倦情绪有积极效应,但不能解决根本问题,甚至会产生对药物的依赖性。心理上的不满、烦恼,可增加易疲劳感,并使厌倦情绪加重。因此,正确的认知与评价,意志的调节具有重要意义。

(三) 人与工作的相互适应

这有两方面问题。一方面是工作特点对进行这种工作的人员要求。一个人如果长期地不能满足和适应工作的要求,如不能胜任某一岗位职务,就会产生强烈的持久的心理应激,严重时亦可与其他因素共同作用使人患病。Thearell等在瑞典的中年工作人员的一个调查中,按照每个人的教育水平和所担负工作的责任大小和职位高低,评价其现有能力和工作要求间的不和谐分数。结果发现,随着不和谐分数的增加,被调查者的平均收缩压水平从 130 mmHg 上升到 144 mmHg。而且,后者的不适感和疾病的报告也较多。

另一方面是作为具有某种个性心理特征的人对工作是否满意。人的需要是多方面的、多层次的,不单只是为了谋求物质资料而工作,还有更多、更高的社会和精神的需要。

### 四、社区心理卫生

社区卫生有两个显著特点:一是广泛性,二是综合性。一方面是服务对象的广泛性;另一方面社区卫生服务的综合性,即预防、治疗、康复和健康促进相结合,院外服务与院内服务相结合,卫生部门与家庭社区服务相结合。

所以社区卫生是适应医学模式的转变而产生的,是整体医学观在医学实践中的体现。社区卫生服务的主要内容是初级卫生保障,是整个卫生系统中最先与人群接触的那一部分,所以社区卫生服务是卫生体系的基础与核心。

建立社区心理卫生组织,开展为精神病患者进行团体治疗、为经医院治疗出院的精神病患者进行康复或生活照顾、为精神失常者和精神病患者家属进行心理卫生咨询辅导,以及进行心理卫生教育等方面的服务。以居民的卫生服务需求为导向、以人的健康为目的、以社区为范围,合理使用社区资源和适宜技术。为居民提供有效、经济、方便、综合、连续的集医疗、预防、保健、康复、健康教育、计划生育技术指导为一体的服务。

(1) 为社区居民健康服务社区。拥有丰富的居民健康信息预防为主,以健康为中心社区人群的健康全程管理。

(2) 防治结合、多档合一。合理配置、充分利用现有信息资源融居民健康档案与临床信息于一体,医务人员以全科医学思维服务居民。

(3) 以社区居民需求为导向。突出重点服务对象针对社区常见病、多发病防治体现社区卫生服务特征。

(4) 统筹规划、分步实施。从社区实际出发,实事求是,在服务中心试点并逐步推广形成区域性疾病预防控制和社区居民健康信息网络系统。

---

## 小 结

1. 心理卫生
   - 概念:也称心理健康,是一种持续的适应良好的心理状态,在这种状态下,心理的内容与客观世界保持统一,人体内、外环境平衡与社会环境相适应,个人具有生命的活力、积极的内心体验、良好的社会适应,能够有效地发挥个人潜力与积极的社会功能
   - 标准
     - 智力正常
     - 情绪健康
     - 意志健全
     - 人格完整
     - 自我评价恰当
     - 人际关系和谐
     - 良好的社会适应能力
     - 心理行为符合年龄特征

笔记栏

2. 不同年龄阶段心理卫生
- 胎儿期
  - 优生是个体心理健康的基础
  - 关注妊娠期心理健康
  - 做好胎教工作
- 婴幼儿期
  - 运动技能的训练
  - 加强口头言语的训练
  - 培养婴幼儿良好的习惯
  - 及时纠正婴幼儿常见的不良行为
  - 对幼儿的独立愿望因势利导
  - 玩耍与游戏
  - 培养良好的行为习惯
  - 正确对待孩子的过失和无理取闹

2. 不同年龄阶段心理卫生
- 儿童期
  - 培养适应能力
  - 激发学习动机
  - 积极参加集体活动
  - 纠正不良行为
- 青少年期
  - 发展良好的自我意识
  - 加强性意识的教育
  - 建立良好的人际关系
  - 激发学习动机
  - 积极关注青春期的心理问题
- 青年期
  - 增强社会适应能力
  - 学会情绪的自我调控
  - 加强人际交往
  - 树立正确的婚恋观
- 中年期
  - 量力而行
  - 保持良好的人际关系
  - 修身养性,陶冶性情
  - 注意家庭成员的和睦相处
  - 重视心理咨询,预防心身疾病
- 更年期
  - 掌握更年期相关知识
  - 保持日常生活的规律性
  - 建立更好的社会支持系统
- 老年期
  - 保持乐观的情绪
  - 正视现实,发挥余热
  - 合理用脑,积极活动
  - 生活规律,营养合理
  - 积极交往,家庭和睦
  - 发挥社会支持系统作用

笔记栏

3. 不同群体心理卫生
- 家庭心理卫生
  - 夫妻情感
    - 性生活和谐
    - 权利和义务的分工
    - 经常培养夫妻情感
    - 对工作的成就和事业的贡献
  - 亲子关系
    - 改变传统的家长式教育
    - 理解子女的需要和追求
    - 尊重孩子的独立意向与创造精神
- 学校心理卫生
  - 心理气氛：良好的校风、学风
  - 教师言行：为人师表、言行举止
- 工作场所心理卫生
  - 劳动自身的因素
  - 生理疲劳与心理疲劳
  - 人与工作的相互适应
- 社区心理卫生
  - 为社区居民健康服务
  - 防治结合、多档合一
  - 以社区居民需求为导向
  - 统筹规划、分步实施

## 【思考题】

(1) 试述社区心理卫生特点及主要内容。

(2) 试述心理卫生的概念、心理健康的标准。

(3) 试述胎儿期生理心理特点及维护心理健康方法。

(4) 试述婴幼儿期生理心理特点及维护心理健康方法

(5) 试述儿童期生理心理特点及维护心理健康方法。

(6) 试述青少年生理心理特点及维护心理健康方法。

(7) 试述青年期生理心理特点及维护心理健康方法。

(8) 试述中年期生理心理特点及维护心理健康方法。

(9) 试述老年期生理心理特点及维护心理健康方法。

(10) 试述家庭心理卫生内容。

(11) 试述学校心理卫生影响因素。

(12) 试述工作场所心理卫生影响因素。

(韩 荟)

# 第四章

# 心理应激

## 学习要点

- **掌握**：应激中介调节机制的概念。
- **熟悉**：应激过程模型；应激的理论研究。
- **了解**：应激的概念与意义。

## 第一节 应激概述

### 一、应激的概念

应激(stress)翻译为紧张或压力。人们对应激的认识和研究有一过程。最初，研究者主要把精力集中在应激性事件本身，如噪声、拥挤、失业、下岗等，以及这些事件引起躯体病理生理的变化；后来的研究者加大了中介变量及应激结果的研究。因此，应激是对事件进行评价(是有害的、具有威胁性的或者是挑战性的)、对自身潜力进行评价及对自身反应进行评价后的综合结果。

应激(stress)的概念，是加拿大生理学家和医学家塞里(Selye H)在1936年发表的题为《由各种有害因素产生的一种综合征》的信中首先提出来的。塞里对应激的定义是这样的：应激是机体对紧张性刺激物的一系列非特异性的适应性反应，这种反应与刺激物的性质无关。

最近几十年，应激的研究在整个人类健康与疾病的领域里，已占据了一个显著的位置，到目前为止，世界各地的生理、心理学家对应激概念的理解及叙述不计其数，在医学心理学领域中，对应激概念的理解不外乎三个方面：一是把应激看成是一种反应；二是把应激看成是一种刺激物；三是把应激看成是机体与外界环境之间的一种相互作用或不协调状态。

#### (一) 应激是对不良刺激或应激情境的一种反应

塞里一直研究各种刺激因素对人身体的影响，通过研究，他发现，不同性质的外部刺激如冷、热、缺氧、感染及强制性约束等引起的机体反应都是非特异性的，所谓非特异性反应就是说各种各样的不同因素都可以引起这种反应，都可以产生同样的应激综合征，称为一般适应综合征(general adaptation syndrome, GAS)。其作用在于维持有机体功能的完整，它主要分为警戒期、抵抗期和衰竭期三个阶段。

1. **警戒期** 表现为体重减轻、肾上腺皮质增大、淋巴结增大、激素增加，在这一期中，主要是机体在任何时候受到紧张等刺激后，机体动员自身资源进行适应性防御。

2. **抵抗期** 表现为体重恢复正常、肾上腺皮质变小、淋巴结恢复正常、激素水平保持恒定，在此

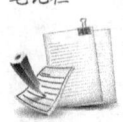

笔记栏

期中,机体通过动员后对环境刺激进行积极有效的抵抗和适应。在大多数情况下,机体只要出现这两个阶段的变化,即可达到适应状态,机体功能即恢复正常。如果外界刺激过于强大或持续时间过长,即可以进入第三期。

3. 衰竭期 表现为体重减轻、肾上腺皮质增大后衰竭、淋巴系统功能紊乱、激素增加后耗竭,继续进展则可能产生所谓适应性疾病,甚至死亡。

塞里的应激理论是20世纪生物学与医学上的一个重大进展,但由于塞里过分地侧重于人体对紧张刺激的生理反应,而忽略了心理活动过程在应激中的中介作用,同时也没有阐述人体与环境之间的复杂关系。因此,后来许多学者都指出了,塞里的应激学说只不过是应激的生理应激学说,显然是不够全面的。

### (二) 应激是一种刺激物

这里,刺激物主要是指心理社会刺激因素,如生活方式或社会关系的改变,机体的社会、心理要求得不到满足等。这种模式的提出,主要是将各种环境刺激联系在一起而作为一个自变量来进行研究的。

从这种角度研究应激的学者们,主要是研究能影响机体健康,引起机体应激反应的各种刺激物(心理、社会、环境的变化)的质和量的变化,这与塞里重点研究生物学因素有明显的不同。

### (三) 应激是机体与外界环境之间的一种相互作用或不协调状态

通过学者的大量研究,上面的两种提法均存在有片面性,忽视了人的心理活动在应激过程中的中介作用。

现在的研究结果认为应激状态是通过人与其环境之间所存在的特定关系而发生的,而这种关系是一种复杂的动力体系,心理活动过程(包括情绪、认知过程等)在其中则起关键性作用。认为人在生命活动过程中会不断产生各种各样的需要,人则通过自己的行为来满足这种需要,而应激状态的发生与否,主要取决于人对各种需要的认知及自身对于满足需要能力的认知,如果人对于需求的认知和满足这种需求的能力之间关系的认知出现不平衡和不一致的时候,应激就有可能会发生。

### (四) 应激并不总是有害

应激在人类的生命过程中是不可缺少的。试想与"渴"有关的应激如果没有,人会因为脱水而死亡;如果与维护自尊、获得成功有关的应激缺乏,人类的学习行为、人类文明的进步就不可能存在。因此,应激并不总是坏事,恰恰相反,适度应激会提高人体适应环境的准备状态,增强个体对应激的抵抗力和耐受力,只有积极增强应激的耐受性,主动去面对各种应激情境,才能适应客观的需求,不断推动人类的向前发展。一味躲避应激的态度既不可取也不可能。

众所周知,过度应激会影响人们的身心健康,应激从而也成为医学研究的一个重要课题。今天,人们对健康的认识已不再仅仅局限于没有疾病,它已被扩展成为"躯体、精神和社会适应的完美状态"。现代医学模式也正从传统的"生物医学模式"转变成为"生物、心理、社会医学模式",根据现代医学模式的观念,要从人体心身和所处环境乃至整个生态系统的相互作用中,综合考虑健康和疾病问题。应激的概念正是随着对医学心理学中有关心理病因学研究的不断深入而逐渐得到扩展和转化。

## 二、应激理论模型

1. 心理应激过程模型(process-based model of stress) 20世纪80年代中期,姜乾金等结合自身和国内有关研究成果,强调心理应激是由应激源(生活事件)到应激反应的诸多因素作用的过程,即应激过程模型(process-based model of stress)。根据过程模型,心理应激(psychological stress)定义为:个体在应激源的作用下,通过认知评价、应对、社会支持和个性特征等中间因素的影响下,最终以心理生理反应表现出来的多因素作用"过程"(图4-1)。

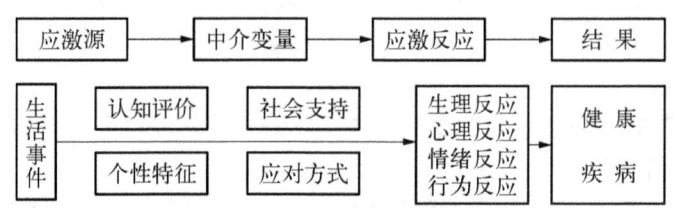

图 4-1 心理应激过程模型

此定义强调应激的研究作为一个整体来研究,我们不但研究刺激源,研究刺激源的作用引起机体的心理、生理、行为等方面的反应,还要研究相同的刺激由于作用的个体的认知、人格、应对方式、社会支持系统的差异而导致反应的不同。

2. 心理应激系统模型(the theory of psychological stress system) 心理应激过程模型在认识论上基本上还是单维的,只是反映应激各有关因素之间的部分关系,其目的指向压力反应。姜乾金认为应激各因素之间不仅仅是单向的从因到果的过程,而且是多因素相互作用的系统。即个体可以对应激事件有着不同的认知评价、采用不同的应对方式,从而获得不同的应激反应,同时倒过来,由于应激结果的影响使患者采用的认知评价、应对方式都会发生变化。就是说应激是有关因素相互作用的系统,即心理应激系统模型。

### 三、心理应激的意义

1. 心理应激与临床医学　首先,心理应激理论有助于从整体上认识人的健康问题。它使我们认识到个体实际上是生活在应激多因素的动态平衡之中。在病因学方面,心理应激理论有助于我们认识疾病发生发展过程中心理、社会和生物各应激因素的作用及其内在规律。

2. 在治疗学方面　可以从任何消除或降低各种应激因素的负面影响入手,达到治疗的目的,如所谓的应激干预模式或压力自我管理计划等。

3. 在预防方面　如何合理调整应激刺激和各有关中间因素的构成体系,使每个人在适宜的内外环境下健康成长或保持适应,如所谓的应激无害化或应对指导训练,都可以看成是以应激理论为指导的心理保健措施。

## 第二节　应激过程

### 一、应激源

#### (一) 应激源的概念

应激源(stressor)就是引起应激的刺激。生活中各种应激事件,这些事件包括拥挤、休假、乔迁等各种生活事件。这些生活事件既有生理、心理、社会,也有文化方面的;既有正性的、好的生活事件,也有令人伤心的负性事件。

#### (二) 应激源的类型

1. 根据性质分类

(1) 躯体性应激源:指理化因素、生物学因素、高低温、湿度、噪声、毒物等。

(2) 心理性应激源:指心理冲突、挫折情境、人际关系不和、焦虑、恐惧等。

(3) 社会性应激源:指自然灾害、社会动荡。

(4) 文化性应激源:指风俗习惯、饮食方式等。

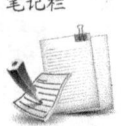

2. 根据对个体的影响分类

（1）正性应激源：指个人认为对自己具有积极作用的事件。日常生活中有很多事情具有明显积极意义，如结婚、乔迁、提级、受奖、彩票中奖等。在一般看来是喜庆的事情，它们都会对你的生活常规产生改变，这种改变既有积极的一面，同时也存在消极的一面。对于新婚夫妇来讲，孩子的出生无疑是一件大喜事，但孩子的到来也同样成了夫妻俩的生活压力来源，将会导致婚姻满意度的降低。

（2）负性应激源：指个人认为对自己产生消极作用的不愉快事件。这些事件都具有明显的厌恶性质或带给人痛苦和悲伤，如配偶的死亡、车祸等。

3. 根据来源分类

（1）家庭事件：如夫妻关系不和、家人患病、家庭生活拮据、子女的教育、住房的拥挤等。

（2）工作事件：工作环境恶劣，如工人长期暴露于物理、化学和生物等有害物质，这些危险因素带来很多健康问题，包括残疾、癌症、呼吸和循环系统疾病（J. S. House 和 Smith，1985）；工作模式的变化，本来从事体力劳动，后来进了某家公司从事计算机工作，由于长期电脑前缺少运动很容易导致疾病的形成；超负荷的工作；工作中不能建立比较好的同事之间的人际关系及失业等会带来健康的问题。

（3）日常困扰事件：包括交通阻塞、排队等候、家务劳动及难以下决定的小事情。这些日常的小问题能降低短期内的幸福感，并且导致躯体症状（Bolger，Kessler 和 Schilling，1989）。

（4）社会和环境事件：个体所处特定的自然环境和社会环境，这种环境包括战争和动乱、社会的变革、自然灾害、大面积的传染病的流传、社会体制制度、社会风俗习惯等。

（三）生活事件研究（应激源）

对于生活事件与健康和疾病的关系，国内外不少学者都曾经从不同的角度对此种关系进行过研究、探索。为了以定量和定性的方法来衡量社会生活事件对人体的影响，1967 年美国华盛顿大学医学院教授霍姆斯（Holmes）和雷赫（Rahe）在对美国 5 000 余人进行了关于生活事件对疾病影响的调查研究后，按其影响的大小将生活事件按次序进行排列，编制了一张包括 43 项生活事件的目录表，称为"社会再适应评定量表"（social readjustment rating scale，SRRS），用于测量不同生活事件对个体的影响。他们认为，任何社会生活事件都会造成人们对疾病的易感状态，生活事件变化遭受越多，则得病的可能性也就越大。此后，大量学者均致力于这种关系的研究，包括生活事件的刺激强度、性质、持续时间、发生方式等因素引发疾病的可能性，这种关系通过流行病学、动物实验、临床观察研究等途径纷纷得到了证明。

我国学者在社会生活事件与健康和疾病的关系方面也进行了大量的工作，调查分析结果同样显示，某些生活事件对疾病的产生有重要意义。

人们所遭遇的应激源大多数是生活中可能面临的各种问题，这些问题统称生活事件（life event）。国内外大量研究结果显示，生活事件尤其是重大的生活事件是心理和躯体疾病发生的罪魁祸首。姜乾金等（1987）通过临床对照调查分析，在癌症患者发病史中，"家庭不幸事件""工作过度学习"和"人际关系不协调"等生活事件可能有重要意义。

**社会再适应量表（SRRS）**

| 等级 | 生 活 事 件 | LCU | 等级 | 生 活 事 件 | LCU |
| --- | --- | --- | --- | --- | --- |
| 1 | 配偶死亡 | 100 | 7 | 结婚 | 50 |
| 2 | 离婚 | 73 | 8 | 被解雇 | 47 |
| 3 | 夫妻分居 | 65 | 9 | 复婚 | 45 |
| 4 | 坐牢 | 63 | 10 | 退休 | 45 |
| 5 | 亲密家庭成员丧亡 | 63 | 11 | 家庭成员健康的变化 | 44 |
| 6 | 个人受伤或患病 | 53 | 12 | 妊娠 | 40 |

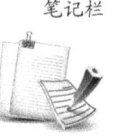

笔记栏

续表

| 等级 | 生活事件 | LCU | 等级 | 生活事件 | LCU |
|---|---|---|---|---|---|
| 13 | 性功能障碍 | 39 | 29 | 个人习惯改变 | 24 |
| 14 | 增加新的家庭成员 | 39 | 30 | 与上级矛盾 | 23 |
| 15 | 调换工作岗位 | 39 | 31 | 工作时间或条件改变 | 20 |
| 16 | 经济状态的变化 | 38 | 32 | 迁居 | 20 |
| 17 | 好友丧亡 | 37 | 33 | 转学 | 20 |
| 18 | 工作性质改变 | 36 | 34 | 消遣娱乐的变化 | 19 |
| 19 | 夫妻不和睦 | 35 | 35 | 宗教活动的变化 | 19 |
| 20 | 中等负债或借贷 | 31 | 36 | 社会活动变化 | 18 |
| 21 | 取消、赎回抵押品 | 30 | 37 | 少量负债 | 17 |
| 22 | 职别改变 | 29 | 38 | 睡眠习惯的改变 | 16 |
| 23 | 子女离家 | 29 | 39 | 生活在一起的家庭人数变化 | 16 |
| 24 | 司法纠纷 | 29 | 40 | 饮食习惯改变 | 15 |
| 25 | 个人取得显著成就 | 28 | 41 | 休假 | 13 |
| 26 | 配偶参加或停止工作 | 26 | 42 | 圣诞节 | 12 |
| 27 | 入学或毕业 | 26 | 43 | 微小违法行为 | 11 |
| 28 | 生活条件变化 | 25 | | | |

(引自 Griffiths P. Psychology and Medicine,1981)

## 二、应激中介机制

应激事件发生后,不同的个体应激反应是不一样的。如学生突然接到通知要进行模拟考试,有人紧张不堪,手抖得几乎写不了字;有人也很紧张,但从容面对考试;但也有人根本就无所谓,在他们眼里每一次考试都是一样,考试结果对他们来说无所谓好坏。这一例子说明应激反应在一定程度上受个体的认知和人格特点的调节。如果个体具有丰富的外部资源,如金钱和社会支持,那么他们所经历的应激反应就会小些。

### (一) 认知评价

我们常听到这样的笑话,两人去非洲考察"鞋"市场,一个回来后很是沮丧,另一回来却很开心。两人的反应有着很大的差别,这完全取决于两人的对事物的态度和观点;同样面对考试失败,有人认为是人生的终结,但有人却认为是掌握、理解不够,然后加倍努力。应激反应不是纯粹应激源直接作用的结果。认知评价在应激源到应激反应的过程中起重要的中介作用。Lazarus 早在 20 世纪 70 年代提出了认知对应激反应的影响。Lazarus RS 和 Folkman S(1984)将个体对生活事件的认知评价过程分为初级和次级评价。从这理论模式中,我们可以看出认知评价在应激反应中发挥着重要的作用。

### (二) 心理防御机制

心理防御机制(mental defense mechanism),又可称为自我防御机制(ego defense mechanism),最初这是弗洛伊德精神分析学说的基本概念之一,是指个体处在挫折与冲突的紧张情境时,在其内部心理活动中具有的自觉或不自觉的解脱烦恼、减轻内心不安、焦虑,以恢复情绪平衡与稳定的一种适应性倾向,它被认为是一种潜意识的心理保护机制。

卡罗尔(Caroll)在《精神卫生学——调整的动力》一书中,对防御机制就曾经作过简洁的定义,认为这种机制就是为了达到对需要的间接满足,进而消除紧张和保持自尊的策略。

目前,心理防御机制已得到人们的普遍认可,因为实际上在任何人的心理活动中,都可以见到防御机制的存在,是现实生活中相当普遍的心理现象,是个人在生活经历中习得的。每个人所掌握的防御机制方式有所不同,并往往会成为个人人格的一部分。

心理防御机制的种类很多,有 20 多种,根据精神分析理论,心理防御机制是许多变态心理发生

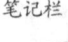

的基础,因此,按与心理疾病的密切程度,将心理防御机制分成四类,即精神病性、神经症性、不成熟性、成熟性防御机制。下面一一加以介绍。

1. 精神病性防御机制

(1) 否认(denial):这是一种原始简单的心理防御机制,是个人将已经发生而自己又不能接受的事情加以否定,从而逃避由该事情可能带来的心理上的痛苦。否认是在潜意识中进行的,因此,个体不但否认了事实,而且真正相信没有这个事实。这多见于发生在自己或与自己关系特别密切的人身上,且是不愉快或甚为尴尬、痛苦的经历。例如,当个体闻悉自己或亲人患癌症时,在意识上往往首先表现为不相信。又如"眼不见为净"、"鸵鸟政策"、成语"掩耳盗铃"等也都是否认的表现。

(2) 投射(projection):通常是指将自己所不喜欢或不能接受的性格、态度、意念和欲望,转移到其他人身上或外部世界去。例如,"以小人之心度君子之腹",即是自己有某些不良念头,坚信别人也有,以此保持自己心境的安宁。这种机制虽然可以帮助个体暂时摆脱内心的痛苦,维护个体的安宁和自尊,但如果长此以往,形成习惯,将不利于个体对社会的适应。如学生考试考不好,不怪自己不用功,反而说教师出题太难等,就不利于自身的学习进步。

在人格测验中,有一种投射测验(如罗夏墨迹测验和主题统觉测验),就是通过该作用来观察常人或精神病患者的内在动机、欲望和情感活动的。

(3) 曲解(contort):是把客观事实加以歪曲,从而满足自己的需要。如某人对一人有仇,就无中生有,到处添油加醋、歪曲事实、败坏仇人的名誉,并且自己是真正相信所编造的事实,从而达到报复的心理满足等。

2. 神经症性防御机制

(1) 转移(displacement):由于对某一对象的情绪、欲望和态度不可能为社会和自己的理智所接受,便在潜意识中将这种情绪等转移到另一个意识上可以接受的人或物上。如"迁怒"就是一例,愤怒由于转移机制的作用,自身紧张、消极的情绪得到宣泄的途径,心身状态得到了调整,心境重新得到了平衡。另外,像"借题发挥",向别人倾诉等也是转移机制的表现形式。

在心理咨询过程中,有的存在心理紧张的患者来咨询,目的就是找一个可以倾诉心声的对象,心理医生充当的就是这个角色。

(2) 隔离(isolation):把部分事实从意识境界中加以隔离,不让自己意识到,以免引起精神上的不愉快。如人死了,谓之为"仙逝""归天"等,可以避免和减轻不祥的感觉。

(3) 合理化(rationalization):这种方式是利用社会上可以接受的理由,试图为其不同的、社会所不允许的行为或未达到的目标进行解释和加以辩护。其目的是减少和避免因挫折而产生的焦虑,从而得以保持个人的自尊,这是一种自圆其说、文过饰非的方式,又称为文饰作用。按照这种方式来考虑问题,会把自己的游手好闲,视为必要的轻松;把自己的胆怯,说成是谨慎;把自己对孩子严酷和专断的约束,说成是为了孩子好等。

合理化机制在现实生活中的使用是极为普遍的,如学习成绩差的同学,认为"学习的知识将来不一定有用""学习好不一定能找到好的工作"等,阿Q的精神胜利法也是这种机制的体现。

合理化机制可以分为两种特殊的类型,即所谓"酸葡萄机制"和"甜柠檬机制"。

酸葡萄机制来源于狐狸和葡萄的寓言,认为"自己吃不到的葡萄肯定是酸的"——一个人得不到他所要的东西,就拼命坚持自己不需要这个东西,以弥补未得到的痛苦。如一个年轻人没有得到所求的职位,为了顾全面子,保持自尊,就宣称自己实际上不想要这份工作,从而消除可能会给他带来的紧张和挫折。

甜柠檬机制,认为"凡是自己的东西都是好的",个体坚持无论发生了什么事情都是最好的,或者他得到的就是所能够得到中的最好的。如高级讲师未被晋升为重要的职位,这本身对他来说是一个打击,但他却说在现在的职位上更为愉快,还能够有更充裕的时间为家庭服务,且更为安全,以此来调整这一挫折所产生的不愉快心理现状。

(4) 反向(reaction):一般来说,一个人的行为与其动机方向是趋向一致的,但是,在现实生活中

常见到一个人的外显行为和情感与他的内在动机正好相反的表里不一致的现象。即以"矫枉过正"的形式来处理一些不被允许的念头和行为,称为反向作用。如一个对人过分逢迎献媚的人,很可能就是内在对人怀有敌意或仇视的人,而一个过分炫耀自己优点惹人注意的人,很有可能在他的内心存有严重的自卑感。

因为人的许多原始行为及欲望是自己和社会规范所不能容忍的,所以常被压在潜意识中,但随时伺机而动,个体害怕这种念头会突然冒出来,因此就借用相反的态度和行为来抑制内在的欲望。"此地无银三百两"就是反向作用的心理表现。一些自信心很差的人,常出现这种反向机制。

3. 不成熟性防御机制

(1) 退化(regression):指一个人遇到困难、挫折时,放弃已经习得的成人方式,心理活动退回到较早时期的水平,使用较原始而幼稚的方法应付困难或挫折情境,以博得别人的同情和照顾,来避免面对现实的问题和痛苦,保护自身免除挫折、冲突、焦虑的危险境遇,这就是所谓的退化。如一个人失恋时将爱情寄托于玩具娃娃;年轻女子结婚后,发现不能满足自己的婚姻要求,不适应新的生活环境而回到双亲家中,就是退化作用的表现。这种机制在日常生活中是相当常见的,说"某人哭得像孩子一样""大人像孩子一样撒娇"等。

一个常求助于退化机制的人,其性格往往是内向、胆怯而缺乏自信的,他只有在原有尝试过的境遇中才有安全感并力图回避新的经历,极端的退化行为可以发展为变态人格。

(2) 幻想(fantasy):又称白日梦,是指一个人在遇到困难或遭受到挫折时,因无力处理这些问题,就以幻想的方式,将自我退缩到想象中,让现实中不能实现的欲望或不能摆脱的险恶环境在幻想中直接得到相应的解决,以获得自我满足的一种方式。如曹子建在《洛神赋》中托言为"梦"而实现他对甄后的爱慕幻想。

一般说,幻想或白日梦有三种类型:漫游型、胜利型和痛苦型。漫游型中,个体对现实的评价是痛苦的,因而通过想象回到他幸福的过去,如老人经常唠叨其过去的经历时所表现出来的不厌其烦和幸福体验;胜利型中,个体经常将自己看成是某个成功的人物或某些境遇的主人,如多次失恋的年轻人在白日梦中想象着恋爱成功和甜蜜的滋味,单身女性梦想已经得到了称心如意的丈夫,有个漂亮的孩子和温暖的家庭;痛苦型中,个体将自己想象为某些境遇的牺牲品,如在家庭中被虐待的孩子想象自己得了重病或者死亡等。

作为一种防御机制,幻想可以提供个体逃脱危险、威胁和现实世界烦恼的策略,但如果完全依赖这种方式来应付日常出现的问题,不仅消耗宝贵的时间和精力,同时也易导致行为不适和变态人格。

(3) 摄入(introjection):是与投射作用相反的一种心理防御机制,在广泛地、毫无选择地吸收外界的事物,将他们变成自己内在的东西。如模仿自己敬慕的人的言谈举止或爱好,把对他人的不满变成对自己的憎恨,产生自杀行为等。

4. 成熟性防御机制

(1) 升华(sublimation):是转移的一种特殊表现形式,是个体将意识所不能接受的,与社会道德规范相违背的或不能实现的一些本能冲动或欲望,用另一种比较崇高的、富有建设性和创造性的、社会许可的目标和方式来代替,从而重新疏导个体的精力、情感和行为,以保持个体内心的稳定和平衡。

这是心理防御机制的一种积极形式,安全而有效,如青年人用瑰丽的诗歌来抒发强烈的感情,升华其强烈的性欲,因为他不能将它发泄到所爱恋的对象身上;失恋后,发奋读书,在事业上取得成功等都是升华机制的表现。

(2) 幽默(humor):是指个体在遭受挫折,处于尴尬境遇时,用一些轻松愉悦的语调、动作或笑话等进行自我解嘲,从而使自身摆脱困境,维护心理稳定的一种心理防御机制形式。

这也是对人心理健康较为有益的心理防御机制,一些人格较成熟、有修养的人在特殊场合常常使用这种方法使自己摆脱困境。如哲学家苏格拉底在与一些学生正进行学术讨论时,听到他夫人

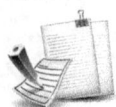
笔记栏

的叫骂声,接着,他的脾气暴躁的夫人手提一桶水一边骂,一边就将水兜头盖脸地浇到了苏格拉底的身上,这使苏格拉底和其学生都非常尴尬,可是苏格拉底一句幽默的话"我知道打雷后,一定会下雨"却使尴尬的气氛一笑了之而转为轻松和自然。

(3) 压抑(repression):是所有心理防御机制中最根本的方式,指个体将意识所不能接受的,使人感到不安的欲望、情感和痛苦经历,在被意识到之前就被压抑到人的潜意识中去,使其不能被人所意识而被"遗忘",从而摆脱痛苦,阻断威胁。

压抑可以帮助个体暂时解除精神紧张和焦虑,但实际上这些被压抑的痛苦或情感并没有消失,它们仍然会在不知不觉中影响个体的情感和行为。如口误、失言、失态,梦的内容均属被压抑的潜意识的表现,长时间的压抑对人体是有害的。

心理防御机制除了上述分类外,也有学者从其他的角度分类办法,这里不再加以评述。

综上所述,可以看出心理防御机制有以下特点。

1) 心理防御机制是以某种行为模式出现的策略。
2) 这些机制有保证自我或自尊免受威胁的作用。
3) 任何与自我的最低理想相冲突的东西都可以唤起心理防御机制。
4) 心理防御机制主要是无意识的。
5) 不要将心理防御机制与精神病或其他变态相混淆,因为它只是心理的策略,用以调节个体的感觉和期望的方式。
6) 心理防御机制可部分地被有意识地使用,也可通过有意识的训练成为习惯行为反应。

从个体遭受挫折时解决问题的效率与维护个体心理健康的观点来看,心理防御机制可以分为积极作用和消极作用两大类,它们都有帮助个体暂时减轻或解除痛苦、缓冲情绪的作用,就其防御机制本身而言,并没有异常与变态之说,只是在运用不当或过分,影响个体对社会环境的适应时,才会成为变态。所以说,个体要学会和善于使用积极的防御机制来应付可能会出现的挫折情境,以求得健全的心理结构和个性的完善发展。

(三) 应对方式

1. 应对的概念  又称应付,被认为是应激事件和应激心身反应的主要中介因素。应对机制的直接目的是解决生活事件和减轻事件对个体自身的影响。其实应对由各种努力组成,即个体努力通过行动和内心思索去处理(如征服、忍受、降低、淡化)环境中和心理内部的各种需要,以及各种需要之间存在的冲突。

应对的定义包括若干重要方面。首先,应对与应激反应之间的关系是一个动态过程。应对是拥有若干资源、价值观和责任的个体与有其自身资源、需要和约束的特定环境之间的一系列互动过程。因而,应对并不是个体所采取的一个一过性的动作,而是一直都在发生的一整套反应。例如,浪漫的恋爱关系即将结束,这一应激可使个体从产生一系列的情绪反应(如悲伤、愤慨)到采取某些行动(如努力调解、试图找到能引起自己兴趣并可以分散注意力的活动)。反过来,这些应对努力会受关系中的另一方的应对方式所影响。如果对方的应对方式是积极的、带有鼓励作用的,那么个体可能做出更多的努力来挽回这段情感,相反,对方表现出愤慨情绪或抛弃行为则会使个体产生更多的负性情绪,采取更激烈的行为。

应对的广度是应对定义中的另一重要方面。即该定义包含了个体的许多行为及个体对应激环境所做出的各种反应。如个体自发采取的行为、个体的情绪反应都是应对过程的一部分;个体可以获得的内外资源(社会支持),反过来调节了应对努力。

2. 应对方式的概念  应对方式是在应激过程中对应激事件所表现出来的具体的应对活动,即对应激做出的应答过程。在这过程中不同的个体以不同的方式处理应激事件,应激方式显示出个体差异性。因此,目前的应对研究途径主要分为过程法和特制法。过程法即研究具体生活事件作用过程中个体采用了哪些应对策略,以及这些应对策略对应激结果的影响,要么健康或者疾病的形成。特质法研究个体内部存在某些相对稳定的、具有习惯化的应对方式或应对风格。例如,有些人遭遇应激时却保持沉默,但也有人喜欢通过与别人进行讨论以便处理应激,这反映了应对方式因受个体自身因素的影响而使个体的行为富有特色。

3. 应对方式的分类

(1) 根据应对的针对性分类

1) 问题集中型应对：是指针对有害的、有威胁性的、对个体有挑战性的应激而努力尝试做一些有建设性的事情。

2) 情绪集中型应对：是对应激事件中所体验到的情绪进行调节以帮助个体恢复情绪的平衡。

(2) 根据应对的目的进行分类：Zimbardo(1985)主张根据应对的目的进行分类并认为应对可分为两种类型。

1) 改变应激源或个体与应激的关系：通过抗争、妥协、逃避等直接的行动或解决问题的活动来达到上述目的。

2) 改变自我而不是改变应激源：通过使用药物、放松、分散注意力、幻想等麻醉自我感觉的活动来改变自我,缓解应激而不是改变应激源。

4. 常见的应对方式　① 投身社会公益事业;② 积极参加与拓展业余爱好;③ 努力工作,发奋学习来弥补精神上的创伤;④ 搞迷信活动;⑤ 求助他人;⑥ 克制不良情绪反应;⑦ 使用酒、烟、镇静麻醉剂,借以消除心中的烦闷与忧愁;⑧ 性活动增加,以发泄内心的痛苦;⑨ 直接攻击报复行为;⑩ 自罚、自伤与自杀企图或行为。

5. 应对方式的影响因素

(1) 认知评价：人们对应激的反应各不相同。我们都知道有些人只要计划稍微出错,就很绝望。但也有这么一种人,他们似乎总是能够很镇静地面对挫折与挑战,并利用个人或社会资源去解决手头上的难题。任何应激性事件的对个体的影响程度实质上是由个体对应激事件的评价所决定的。

正如前面所讲,根据 Lazarus 的应激观点,环境中任何新事件或任何新变化都能促使个体对事件的重要性做出一个初级评估(primary appraisal)。根据事件对自己的意义,同一事件可被判定为正性的、中性的或负性的。如果个体认为事件是负性的,那么个体将会根据应激已经造成的损害或损失进一步对该事件的未来威胁性、潜在挑战作出判断。

当个体做出初级评估的同时,个体也对自身应对对应激事件的能力做出次级评估(secondary appraisal)。次级评估也就是对个体拥有的应对资源和应对策略进行评估,以明确自身能否充分处理事件,所以这些认知评价都会影响应对方式及应对努力。

(2) 人格特点(个性)：人格特点会影响个体处理应激事件的方式与后果。有些人格特点会使应激情境变得更加糟糕,而有的人格特点却可以改善应激性情境。

1989 年,Seligman 及其同事研究中发现悲观解释方式与疾病有关。有些人的性格就是喜欢将生活中的负性事件解释为他们内在的、稳定的、自身的全面素质,这样,他们可能认为不健康是其根本问题。Scheier 和 Carver 于 1985 年的研究中指出乐观的人能更有效地应对应激,并因此降低他们患病的风险。除此之外,人格特质——可靠、信任、不冲动、自信、责任感强、高自尊、生活有目标的个体能比较好地应对各种应激事件,从而有着更少的疾病。

(3) 年龄和性别：随着年龄的增长,个体的心理的发展也逐渐成熟,当面临着各种心理应激时,他们所采用的应对方式也会逐渐成熟起来。

1995 年肖计划应用自编应对量表研究年龄与应对方式的关系时,发现随着年龄的增长,个体会越来越多地采用积极成熟的应对方式,如求助别人、积极地解决问题;而退避、幻想、自责等不成熟的应对方式会越来越少。

Billings 和 Parker 等人研究发现男性更多地喜欢用解决问题这类积极成熟应对方式,而女性倾向于使用求助、自责这些消极被动的应对方式。Maccoby 和 Jacklin(1974)的一项研究发现,男孩比女孩更喜欢用"攻击行为"来处理自己面临的应激事件。

目前,对应对的研究多为所谓的过程研究(process approach),即研究个体遭遇应激源时所采取的应对策略和由此而引起的应激结果。该研究将应对分为许多种类,Folkman 和 Lazarus 在 1980 年编制的应对量表(ways of coping)将应对分为 8 类:对抗、淡化、自控、求助、自责、逃避、计划和再评,这 8 类又可以归分为问题关注应对和情绪关注应对两大类,前者指直接改变、适应人—环境关系的行为,后者指通过情绪调节解决情绪、心理反应的活动。目前国内尚无成熟的应对量表。

应对作为一个中介机制,是人生命活动的一个重要组成部分,可以影响人体的健康,如借长跑锻炼引起的升压反应可以降低焦虑的水平,借酒浇愁的应对行为常导致疾病的产生或加剧。所以说,应对有时起到缓冲应激的作用,有时作用却相反,姜乾金将其分为积极和消极两大类。

在对应对的研究过程中,还有一个要引起注意的就是个体的认知评价、社会支持、个性特征和生活经验等许多因素都会影响个体的应对风格或应对特性(coping styles or traits),他可以使个体的应对方式带上一层习惯化的风格。例如,有的人遇事爱大事化小、小事化了;有的人遇事却认真无比;有的人遇事能勇于面对,用幽默应付;有的人遇事则采取回避的态度,借酒浇愁等。这种习惯化的风格是可以在个体的社会化过程中加以培养的。

(四) 其他中介因素

1. 人格特点　人格特征影响个体的适应能力,同一事件,不同性格特征人反应不一样,对他们的影响程度也就不一样。一个性格乐观、开朗的人,对有害的、有威胁的应激性刺激而努力尝试做一些有建设性的事情,更多地去寻找社会支持,更强调应激情境的积极一面,因此,乐观的态度可以让人们更有效地利用他们所拥有的资源,从而有助于人们更有效地处理应激事件。乐观可以减少症状的发生、改善个体对疾病的适应性。如 Kobasa(1979)对中级、高级商业行政人员进行了调查,以弄清楚处于应激状态性的生活方式下,哪些个体会得病,哪些个体不会得病。结果发现那些虽然处于高应激状态但身体却很健康的人具有很高的责任感、控制感和挑战性。而悲观、过分内向、懦弱、遇事回避的人,更多地将负性生活事件归因于内,认为自己没能力应对生活事件,有研究发现具有悲观归因方式的个体,免疫能力差。事实上,悲观主义与中年人的抑郁(Bromberger 和 Matthews,1996)和老年人的癌症死亡率(Schulz, Bookwala 和 Williamson,1996)是密切相关的。

2. 社会支持　是指来自个体所喜爱的、关心的、尊重和珍惜的人所提供的信息、物质和精神上的帮助。有高水平社会支持的个体遇到应激性事件时,其应激反应可能比较细微,而且他们可更好地处理应激。研究发现,社会支持可以降低患病的概率;对患病个体而言,社会支持又可以加快康复的速度;社会支持可以降低重度疾病的死亡风险。相反,无论对人类还是对动物而言,社会隔离都是死亡的一个主要危险因素。

社会支持在应激反应的调节中扮演着何种角色呢?目前研究主要提出两种假说。一种假说认为社会支持在高应激时期与非应激时期均具有积极意义;另一种假说称为缓冲假说,认为社会支持对躯体和心理健康的积极作用主要体现在高应激时期,当环境中不存在或存在很低程度的应激时,社会支持可能对躯体和心理健康没多大作用。这两种假说,从不同的角度研究社会支持对个体的影响。一般来讲,当研究者从社会整合角度,如个体所认定的朋友数或个体从属组织的数目来看待社会支持,可发现社会支持对健康有直接的影响;但当研究者更多地从个体所获得的社会支持的质量上,如个体感觉到在需要帮助的情况下,他人愿意提供帮助的程度,对社会支持进行评估时,就会产生社会支持的缓冲效应。

3. 年龄、性别、健康、遗传等因素　同样,年龄、性别、健康、遗传等因素都会影响到应激的作用过程,影响到对应激源的评价,影响着个体的应对方式,这些都是应激的中介因素。如不同年龄、性别的人对同一事件的评价就不同,年龄大的趋向于保守、求稳而息事宁人;年轻人气盛,好冲动而不肯让人;男女性由于接受的教育不同,往往是男性富有攻击性,女性趋于保守、内向等。另外,特质性焦虑(trait anxiety)者遇事易产生焦虑,有抑郁倾向者遇事易出现抑郁反应也都是证明这些因素可影响应激反应的例子。

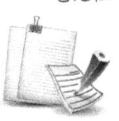

## 三、应激反应

### (一) 应激的心理行为反应

**1. 应激的情绪反应**

(1) 焦虑(anxiety):个体预期将要发生危险事件时所表现出来的害怕、恐惧和担心等情绪状态,是最常出现的情绪性应激反应。在心理应激条件下,焦虑是人的正常反应。适度的焦虑可激活神经生理的兴奋性和应对能力,可提高个体的警觉水平,保持应有的警惕性和敏感性,从而提高了个体对环境的适应和应对能力,是一种保护性反应。但过度的焦虑,就是一种有害的心理应激,过度的焦虑会导致个体学习工作的不安、效率下降等。

(2) 抑郁(depression):表现为兴趣下降、悲哀、丧失感、悲观绝望等消极情绪状态,同时躯体伴有失眠、食欲减退、性功能下降等,常常是由于亲人的去世、失业、遭受重大挫折和创伤、重大疾病等原因,严重的抑郁有自杀企图或行为。

(3) 恐惧(fear):是一种企图避开危险情境时的情绪状态。恐惧是一种本能的自我保护性反应,当自己的生命受到威胁时,机体伴有交感神经兴奋,肾上腺髓质分泌增加,导致个体血压升高、心跳加快等表现,但又没有足够的资源应对威胁时而体验到一种情绪状态。

(4) 愤怒(anger):是工作、学习、生活中的挫折和失败有关的情绪状态,由于自己的目标受到阻碍,自尊心受到打击,为排除阻碍或恢复自尊,常可激起愤怒。

**2. 应激的行为反应**

(1) 逃避与回避:都是为了远离应激源的行为。逃避(escape)是指在遭遇应激源后采取的远离应激源的行为。回避(avoidance)是指事先知道应激源将要出现,在未遭遇之前就采取行动远离应激源。两者都是为了摆脱应激源,避免受到更大的伤害。

(2) 敌对与攻击:共同的心理基础是愤怒。敌对(hostility)是个体内心有攻击的欲望,但表现为不友好、对抗、憎恨等。攻击(attack)是在应激刺激下个体以攻击方式做出反应,攻击对象可以是人或物,可以针对别人也可以针对自己,如自伤、自残甚至自杀行为,以发泄自己的愤怒情绪。

(3) 退化与依赖:退化(regression)当人受到挫折或遭遇应激时,放弃成人应对方式而使用幼儿时期的方式应对环境变化或满足自己的欲望。如当没有达到自己的欲望时大哭大闹;虽然已痊愈但还不愿出院,不愿意承担家庭或工作责任,不敢面对现实而退化。退化行为会伴随产生依赖,依赖(dependence)是指任何事情都依靠别人照顾而不是自己去努力完成。

(4) 无助与自怜:无助(helplessness)是一种无能为力、听天由命、挨打的行为状态,通常是在经过反复应对不能奏效,对应激情境无法控制时产生。自怜(self-pity)即自己可怜自己,对自己怜悯惋惜,其心理基础包含对自身的焦虑和愤怒等成分。

(5) 物质滥用:个体在遭受挫折后,用烟草、药物、麻醉剂、毒品等来缓解一时的紧张压力,虽然使不良的情绪得到暂时的缓解,但实质问题并没有解决。

### (二) 应激的生理反应

日常生活中,当机体遭遇到应激事件时,感受到应激情境带来的压力,那么个体的躯体发生了什么样的反应?首先,当个体遭遇到压力情境时,躯体就处于暂时的唤醒状态,伴随着典型的进攻或撤退模式,即为急性应激。另一方面是慢性应激,假如躯体长期的处于唤醒状态,使机体感到即便内在和外在资源加在一起,也不能满足压力事件的要求,使机体体验到一种持久的沮丧感,就构成一种慢性应激。持续存在的慢性应激消耗了个体的应激处理能力,这加剧了应激性生活事件对个体的影响。应激研究者几乎一致地得出了一个结论,生活中的慢性应激源对疾病发展的影响远远超过了生活中的重大应激性生活事件的影响。

在急性和慢性应激状态下,如坎农的应激反应——战斗或逃跑反应、塞里的全身性综合征都属于急性应激反应,这两种反应正如前面所讲都是通过"心理—神经—内分泌"机制实现。当有机体受到创伤、失血、感染、中毒、剧烈的环境变化及精神紧张等刺激时,神经冲动会作用于神经系统不

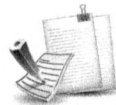
笔记栏

同部位,最后将信息汇集于下丘脑促肾上腺皮质激素释放因子(CRH)神经元,从而引起CRH的分泌。CRH通过脑垂体门脉系统作用于腺垂体,促使腺垂体释放促肾上腺皮质激素(ACTH),进而促进肾上腺皮质激素特别是糖皮质激素可的松和氢化可的松的合成和分泌,从而引起一系列生理变化,如血糖上升,蛋白质和脂肪代谢增快,水、电解质代谢加快等。

当机体处于慢性应激时,"应激激素"分泌的增加将会损害免疫系统的完整性。这是通过"下丘脑—神经"途径和"小丘脑—垂体"途径作用于免疫系统所致。当有机体长期处于应激源刺激下,下丘脑受到损害。神经系统通过儿茶酚胺及阿片类物质作用于胸腺、淋巴结等免疫细胞的受体,从而影响这些免疫细胞的免疫因子合成与释放。另外,下丘脑还通过垂体释放ACTH,并伴随β-内啡肽,两者均可作用于淋巴细胞表面受体,影响机体免疫功能。需要说明的是,短暂且微弱的应激一般对机体免疫功能不构成损害,只有在慢性应激状态下,才会减弱免疫系统的功能,增加了个体的患病机会。

## 第三节 应激管理

### 一、心理应激对健康的影响

适当的心理应激可以提高个体生活中的应对和适应能力,可提高注意力和工作效率,从而促使心身成长、发展和身心健康。近期研究发现,持久、过强的紧张、焦虑、愤怒情绪,可使交感—肾上腺、下丘脑—垂体—肾上腺皮质系统、垂体—甲状腺系统活化而产生高血压、动脉硬化、冠心病、脑血管病等;而持久、过强的失助、失望、压抑、孤独、抑郁则使副交感神经、垂体—肾上腺皮质系统障碍而产生哮喘、溃疡病、皮肤病、肿瘤等。

1. 积极作用　适度的心理应激是人成长和发展的必要条件。早年的心理应激经历,可以丰富个体应对资源,提高在后来生活中的应对和适应能力,更好地耐受各种紧张性刺激物和致病因素的影响。小时候受过"过分保护"的孩子,进入社会后,往往会发生适应问题,甚至因长期、剧烈的心理应激而中断学业或患病。适度的心理应激是维持人正常功能活动的必要条件。人离不开刺激,适当的刺激和心理应激有助于维持人的生理、心理和社会功能。缺乏适当的环境刺激会损害人的心身功能,心理应激可以消除厌烦情绪,激励人们投入行动,克服前进道路上的困难。

2. 消极作用　长期的或强烈的应激反应会引起心身疾病和心理障碍。心理应激下的心理和生理反应,特别是较强烈的消极反应,可加重一个人已有的疾病,或造成复发。应激的生理与心理反应是作为一个整体,同时发生的,塞里用一般适应综合征描述生理反应过程,生理反应主要涉及神经—内分泌—免疫系统。应激的心理反应表现为情绪、行为和认知反应,基本变化与塞里一般适应综合征三个阶段相匹配。心理应激是通过神经—内分泌—免疫系统的生理机制进行人体的适应性调节的,心理的认知评价、社会支持的利用、人格特征和应对方式等在应激的发生与发展中起重要作用。生活事件对人有不同的意义和刺激强度,其刺激强度以生活事件单位(life event unit,LEU)为标志。当一个人所遇到的生活事件刺激过强、持续时间过久时,可引起疾病。

### 二、心理应激的控制

心理应激会给人带来心身反应,但这在现实生活中,又是任何人所不可避免的。经常会有诸如考试、评比、检查、比赛、求职等事情发生,使人们感到生活的紧张及心理的压力,这在人类进程中是需要的,因为正是这种压力和紧张,可以推动人们更好地进行工作或学习,具有积极意义。但随着社会和经济的高度发展,城市化进程的不断加快,环境污染、人口无序增长、人类居住环境的拥挤、

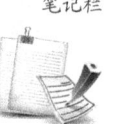

人与人之间关系的紧张使心理应激源的种类及强度越来越多、越来越大,这又是人所无法改变的,这些过度紧张及持久的精神压力,对人体的心身健康会起到有害作用,是消极的,必须要进行有效的防止。

心理应激的控制应通过一定的心理—社会—生理的措施,针对应激过程的各个环节,在一定范围内消除个体生活中的过度紧张因素、培养良好的人格,以增加抵抗应激的能力,充分利用应激的积极因素,避免应激带来的危害,建立有序的心理治疗及心理咨询网络,在生物、心理、社会医学模式的指导下,帮助处于应激状态下的个体及患者摆脱有害应激的折磨。

一般可以从以下几个方面来论述心理应激的控制原则。

### (一) 消除有害应激源

引起应激的根本原因是大量的来自生物、心理和社会的应激源,所以要从根本上控制应激,消除对人体有害的应激源不失为一个最理想的办法。

生活中有很多应激源是可以通过人们的努力而得到消除的,如噪声和温度如果超出或低于一定的范围,就可以使人产生心烦意乱等情绪反应,而人类可以通过有效的科技手段使人们处于一个适宜的环境中,这样,就可以免受应激的烦恼。近年来,一些国家通过心理社会环境的改造,对个体生活方式的改变、不良行为方式的纠正等措施,在一定程度上降低了曾逐渐上升的冠心病发病率,这正是从控制应激源的角度控制应激反应发生的一个很好的事例。

回避是控制应激源的一个特例,在某些状态下也可以防止和减少某些心理应激的发生。如家中发生的重大灾难性事件不告诉家中年老的人,就可以避免老人势必要出现的心理应激,并可以防止由此而引起的进一步伤害。

消除了应激源,应激状态自然就不会产生,但有时应激源是逃避也不行、消除又无能为力时,那么控制心理应激就应该多从增强个体自身对应激的抵抗力方面着手。

### (二) 增强自身对应激的抵抗力

**1. 培养良好健全的人格** 一个人的人格特征对个体面对应激时的认知评价、态度、方式都有很大的影响,直接会影响到个体处理应激的态度、方法等,因此,良好健全的人格特征就显得非常重要。我们知道,一个人的人格形成是在个体不断社会化的过程中逐渐形成的,一旦形成后,就具有相对的稳定性,所以说要从影响人格形成的诸多因素中着手,家庭、社会、教育多管齐下,相信能取得好的效果。

美国心理学家马斯洛将包括爱因斯坦、罗斯福等达到自我实现的著名人物的人格特征,归纳为以下12个因素,可供健全人格作为参考:"尚实际、有创见、建知交、尊客观、崇新颖、择善固执、爱生命、具坦诚、重公益、能包容、富幽默、悦己信人。"

**2. 培养自己多方面的能力** 当今世界是一个知识不断更新、竞争激烈的信息时代,如果说自身能力不够,势必会出现遇事束手无策,被社会淘汰的危险,自然会引起焦虑、紧张的应激状态出现。只有不断学习新知识、新技能,才能强化自信心,使个体立于不败之地,从而增强解决问题的能力,挑战应激。

**3. 建立良好的人际关系,克服敌意倾向** 人是一个生物的人,但更重要的是一个社会的人,人在社会群体网络中生存,不可能不与他人发生关系。良好的人际关系有利于个体获得社会支持,对抗应激,人际关系不良本身就是应激源。所以说,人在交际中要多运用"易位思维"、培养幽默感,使自己处于时时愉悦的环境中。

### (三) 有意识地正确运用应激过程中的中介机制

同样的应激,有的人会对自身产生伤害,而有的人却不会,这有多种原因,其中,中介机制的作用不可等闲视之。

在上述中介机制种类中,不少是有意识的心理策略,有的虽是在潜意识中进行,但也可部分地被有意识地使用,或通过有意识的训练而成为习惯行为反应。运用得当可以大大提高机体的应对水平,自然就可以控制应激和缓解由此引起的不良反应。如:努力寻求社会支持,提高自身社会资

笔记栏

源的利用度;适时转移情绪积累,以安全的方式发泄被压抑的情绪等。

### (四) 药物控制

药物在某种程度上对应激也有一定的控制作用,如常用的地西泮、多塞平,可使精神、肌肉松弛,而起到抗焦虑的作用;丙咪嗪、阿米替林可抗抑郁等。

但在使用药物的时要注意以下两点,一是药物都有一定的不良反应,二是长期使用药物会导致药物成瘾或药物依赖,并会进一步削弱机体的抵抗力。所以对使用药物对抗应激要慎重。

### (五) 心理治疗

这是对抗心理应激的有效方法,常用的有支持疗法、认知疗法、行为疗法、生物反馈疗法、松弛训练、暗示或催眠疗法、患者中心疗法等。这在下面的章节会做详细说明。

### 三、心理应激系统在临床工作中的应用

应激系统模型及其基本法则在临床个体心理咨询(治疗)程式、压力管理和家庭婚姻咨询中都有广泛的应用价值。

1. 应激系统模型与临床心理咨询　首先根据系统模型,对患者的心身问题以及相关因素作出三级评估。第一层次的评估分析患者的应激反应和心身症状情况;第二层次评估进一步分析生活事件、认知评价、应对方式和社会支持程度,确定应激各因素在"问题"中的地位以及因素之间的互动关系;第三层次评估分析人格特点(特别是观念方面的人格特点),如求全、完美主义倾向。然后,在系统模型的评估基础上,以系统论与整体观的水平作出干预决策,可以决定采用心理教育、心理指导、系统心理治疗等心理干预技术,或者结合使用药物等方法。

2. 应激系统模型与压力控制及管理　压力控制及管理通常分为个体压力管理和单位(群体)压力管理。在个体压力管理方面,对处于生活和工作压力之中的个体,可首先实施应激系统模型指导下的评估,分析其各种应激有关因素情况及互相影响规律,然后促其进行合理管理。

3. 应激系统模型与婚恋适应指导　系统论模型基础上的有关婚姻问题中"爱"与"适应"原则,可用于指导恋爱问题、婚姻问题、离婚后问题及家庭问题。

## 小　结

1. 应激概述 { 应激的概念 / 应激理论模型 / 心理应激的意义

2. 应激过程 { 应激源 / 应激中介机制 / 应激反应

3. 应激管理 { 心理应激对健康的影响 / 心理应激系统在临床工作中的应用

## 【思考题】

(1) 应激的概念是什么?
(2) 应激包括哪些理论模型?
(3) 应激源如何进行分类?
(4) 应激中介机制指什么?

# 第五章

# 心理评估

## 学习要点

- **掌握**：心理评估的概念，心理测验的概念，临床常用心理评估的方法、实施原则、注意事项及适用范围，临床常用评定量表的使用。
- **熟悉**：标准化心理测验的基本特征及适用范围。
- **了解**：心理测验实施注意事项、心理测验分类。

心理过程和个性差异可用一些方法来做客观描述，这些方法主要有观察法(observation)、访谈法(interview)和心理测验法(psychological test)。应用多种方法所获得的信息，对个体某一心理现象做全面、系统和深入的客观描述，这一过程称为心理评估(psychological assessment)。心理评估在心理学、医学、教育、人力资源、军事司法等部门有多种用途，其中为临床医学目的所用时，便称为临床心理评估(clinical psychological assessment)。本章主要介绍有关观察、访谈的技术和心理测量的基本知识，以及护理心理学常用的心理测验。

## 第一节 心理评估基本方法

### 一、行为观察法

观察是一种研究人们做什么的主要方法，观察一方面集中在行为的过程，另一方面集中在行为的结果，可根据以下几点有计划、准确和系统地进行观察。

#### (一) 观察情境

一般来说，对行为进行观察既可以在完全自然环境下进行，也可以在实验室情境下进行。在自然环境中，不改变或干扰自然环境，研究者能观察到一些自然情况下发生的行为。例如，通过单向玻璃，研究者能观察儿童游戏，而儿童并没有觉知到被观察。在一项研究的初期，自然观察特别有用，因为它有助于研究者发现某一现象的范围，或者发现一些重要的变量及变量间的关系。而一些人类的行为必须在实验室观察才能进行研究。例如，研究早期的严重亲情剥夺对儿童后期发展影响的实验，但这样的观察须注意其实用性，并且不能违背伦理道德。除了自然环境和实验室情境下的观察，还有在特殊环境中的观察，如在医院中对患者进行观察。

#### (二) 观察内容

在心理评估中，观察内容常常包括仪表、体形、人际交往风格、言谈举止、注意力、兴趣、爱好、各

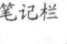
笔记栏

种情境下的应对行为等。在实际观察中,应根据观察目的、观察方法及观察的不同阶段选择观察目标行为。对每种准备观察的行为应给予明确的定义,以便准确地观察和记录。例如,要观察儿童在暑假期间攻击性行为是否增加时,就应该给攻击性行为下一个明确定义。

### (三) 观察时间

每次观察的时间一般在 10~30 min,这样观察者不会太疲劳,当然有时根据需要也可更长一些。观察次数可以根据实际情况来定,如果一天内进行多次观察,则分布在不同时间,以便较全面地观察被观察对象在不同情境下的行为表现;如果观察期跨越若干天,则每一天数次观察的时间应保持一致。至于各次观察安排在什么时间进行,应根据影响目标行为的时间因素来确定。

### (四) 观察记录

观察的记录方法有以下几种:① 叙述性记录:可采用笔记、录音、录像或几种方法联合使用,也可以按照观察时间顺序编写记录表,如记录"用小棍子打了另一小孩3次"。② 评定性记录:根据评定量表的要求进行观察和记录,如记录"焦虑等级4"。③ 间隔性记录:又称为时间间隔样本,指在观察中有规则地每隔同样长短时间便观察和记录一次,如每隔 10 s 观察并记录 5 s 内的观察结果。④ 事件记录:又称事件样本,记录在一次观察期间,目标行为或事件的发生频率。这种方法又时常与时间间隔记录结合使用,较多应用在条件控制较好的观察和实验研究中。⑤ 特殊事件的记录:在观察研究过程中,特别是在自然条件下进行观察时,经常会有一些特殊事件的产生,在不同程度上干扰目标行为的发生、发展或进程。此时,观察者应当记录这些特殊事件的情况及对被观察目标行为所产生的影响。

### (五) 行为观察法的注意事项

当不同的人观察同样的事件时,他们并不总是"看到"同样的事物。由于观察者个人的动机和预期可能会导致观察的错误,这就是观察者偏见。为了使行为观察法具有良好的客观性、准确性和科学性,许多研究者提出了在进行行为观察时观察者应注意的几点事项。

(1) 观察者应认识到自己对被观察对象的整体印象,评价自己的这种印象可能会对观察结果产生什么样的影响。

(2) 在观察和评估过程中,观察者要经常意识到自己的"角色",特别是自己的感觉和反应。

(3) 观察者要控制自己,不对那些与目标行为关系不大的特殊行为和突发事件发生兴趣。

(4) 对于与自己年龄或文化背景相差悬殊的人,观察者在分析结果时应尽可能从被观察对象的角度而不是从自己的角度去理解他们的行为。

(5) 对观察到的行为的产生原因进行合理探索和解释。

## 二、临床访谈法

访谈也称晤谈或会谈,是访谈者(临床工作者)与被访者(患者)沟通的一个重要过程,是收集信息、诊断评估和治疗干预的基本手段。作为临床沟通的专门技术,临床访谈与日常交谈有本质的差别。访谈的目标很明确,它的内容和方法都是围绕达到这个目标而组织的。例如,在评估性访谈中,访谈者可能要求被访者讨论他们不愉快的事情和体验,而一般谈话则会尽可能避免。因此,在访谈前,访谈者须掌握一定的访谈内容和技术。

### (一) 临床访谈的内容

1. **收集资料性访谈的内容** 收集资料性访谈的目的在于获得被访者的病史资料和相关资料,通常询问以下方面的问题。

(1) 患者基本情况,包括姓名、年龄、职业、文化、经济状况等。

(2) 现在和近期的情况,包括日常活动情况、饮食睡眠、精神状况等。

(3) 婚恋或家庭情况,如婚姻状况、家庭关系等。

(4) 出生成长情况,如是否顺产、发育如何。

(5) 健康情况,既往和现在的健康状况,有无疾病、外伤等。

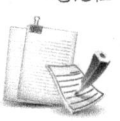

(6) 个人嗜好，有无特殊嗜好，如烟、酒等。

(7) 工作情况和生活事件，所从事职业、经济状况、社会压力等。

(8) 人际关系和社会支持，与家人、同事、朋友之间的关系如何。

2. 心理诊断性访谈的内容　心理诊断性访谈主要围绕病史采集和精神状况检查的内容及诊断需要的资料进行。对于初学者，可以根据常见精神症状的类别系统询问。

(1) 在感知觉方面：可以问"有没有一些平时没有的特殊感觉"，或者"独自一人时，能听到有人与你说话吗？"如被访者说有，可问"声音从哪里来？什么人的声音？讲些什么？次数多吗？"了解有无幻觉。

(2) 在思维方面：可问"周围的人，如你的同事或家人对你的态度怎样？有没有人对你不友好，对你暗中使坏的？""外界有没有东西能影响或控制你的思维或行动？"

(3) 在意识、注意、记忆和智力方面：可问现在是何时、在何地，旁人是谁；"能集中精力做事或学习吗？""记得住事情吗？"或"容易忘事吗？"还可进行简单记忆和智力测试，如心算 100－7，连续递减至 2 为止。

(4) 在情绪方面：可问"近来你的心情如何？""感到生活有意义吗？"

(5) 有关自知力方面：可问"你对自己目前的状况是如何看的？""你认为自己有问题（病）吗？"如果回答有问题，进一步询问有什么样的问题。

3. 心理治疗性访谈的内容　心理治疗性访谈是指对被访者问题进行干预或治疗的谈话，详见相关章节内容。

### （二）临床访谈的技巧

1. 建立良好的信任与合作关系　访谈者的目标是创造一个温暖和可接受的氛围，使被访者感到进行开放式的交谈是安全和被人理解的，而不担心受到批评或"审判"。访谈的成功很大程度上取决于访谈者与被访者之间建立的良好关系。以下方面有助于良好关系的建立。

(1) 维持适当的目光接触。

(2) 访谈者保持一种自然、放松和关注的姿势。

(3) 用平静、友好和接受的方式清楚地、不慌不忙地交谈。

(4) 讲话的声调温和、富有感染力。

(5) 访谈者与被访者交往时不要以一种裁决式的口吻。

(6) 努力使访谈成为双方都积极参与的活动。

(7) 对于被访者的言语和非言语行为都应做出适当的言语反应。

(8) 若非必需，不要随意中断被访者的谈话。

(9) 对被访者的谈话应当表示出兴趣，使他们感到访问者能理解他们的内心世界和感受。

(10) 及时发现被访者由于担心访谈而产生的焦虑情绪，鼓励他们说出来，并进行适当的解释，打消被访者的顾虑。

2. 注意倾听的技巧　倾听是访谈者的基本功。成功的访谈者必须从开始到结束都是一个优秀的倾听者。所谓"倾听"对方的谈话，不仅仅是指简单地听听而已，还要借助言语的引导，真正"听"出被访者对所述的事实、所体验的情感、所持有的观念。艾维等人曾列举访谈中找出被访者问题所在的有关言语引导的倾听基本技巧。

(1) 开放式提问：常用于使讨论深入和推动被访者的自我剖析。与封闭式提问相比较，提问常用"什么"（what）、"怎样"（how）或"为什么"（why），要求更详细、更广泛的回答。例如，开放式提问常问"当事情发生的时候，你感觉如何？""你为什么认为每次回家都会产生这种感受？"

(2) 封闭式提问：常用于搜集和解释资料信息。封闭式提问常常用"是不是""对不对""要不要""有没有"等词，而回答也是"是""否"式的简单答案。例如，访谈者问被访者"你多大年纪？"或"你是否第一次与人谈这个问题？"这种询问常用来收集资料并加以条理化，澄清事实，获取重点，缩小讨论范围。

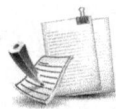
笔记栏

(3) 鼓励和重复语句：鼓励是指采用被访者的词语，或简短的表达形式，重复转达给被访者，如"嗯……""多告诉我一些"或"所以……"这些反应能进一步促进他们的讨论，鼓励被访者继续表达相同的想法和感受，被访者在没有访谈者干扰或打断的情况下自然表达想说的话。例如，长时间吐露工作中的相关事件后，被访者特别感到挫折和愤怒，访谈者的最小鼓励就是重述被访者的一些话（如"看起来你感到受打击"）。不要重复被访者吐露的所有内容，但必须强调主要观点和感受。

(4) 内容反映技术：内容反映，也称释义或说明，是指访谈者把被访者的主要言谈、思想加以综合整理后，再反馈给被访者。最好是引用被访者言谈中最有代表性、最敏感的、最重要的词语。内容反映使得被访者有机会再次来剖析自己的困扰，重新组合那些零散的事件和关系，深化谈话的内容。

(5) 情感反映技术：情感反映与上述内容反映很接近，如果说有所区别的话，内容反映着重于被访者言谈内容的反馈，而情感反映则着重于被访者的情绪反馈。情绪往往是思想的外露，经由对被访者情绪的了解可进而推测出被访者的思想、态度等。

一般来说，访谈者对被访者的情感与思想的反映是同时的。例如，"你说你的同事在背后挑拨是非"，这是一句"内容反映"。而"你似乎对他非常气愤"，是一句"情感反映"。若是"你的同事在背后挑拨是非，你为此感到非常气愤，是这样吗？"则是综合了内容反映和情感反映两种技巧。

情感反映的最有效方式是针对被访者现在的情感而不是过去的。例如，"你此时的情绪似乎是对你的现状非常不满"。

(6) 总结技术：总结就是把被访者所谈所讲的事实、信息、情感、行为反应等经过访谈者的分析综合后以概括的形式表述出来。总结是访谈中访谈者倾听活动的结晶。例如，在收集资料式访谈结束前，访谈者可以给被访者概括一下对方目前存在的几个问题，例如，"从我们前面的谈话可以看出，你现在主要有这样几个问题……除此之外，还有其他问题吗？"当然，总结并非只有在访谈结束时才用，在访谈中可以随时运用。可以说，总结是划出了访谈的一个小段落。

3. 影响被访者的技巧　访谈者通过自己的专业理论知识与方法技术、个人的人生经验、对被访者特有的理解使被访者受益。影响对方的技巧包括：解释、指导、提供信息或忠告、自我暴露等。

(1) 解释技术：运用某一种理论来描述被访者的思想、情感和行为的原因、过程、实质等。解释使被访者从一个新的、更全面的角度来重新面对自己的困扰、自己的周围环境，以及自己本身，并借助于新的观念、系统化的思想来加深了解自身的行为、思想和情感，产生领悟，提高认识，促进变化。解释以访谈者所持有的理论取向为基础。精神分析取向的访谈者所提供的解释，强调有关基本人格动力学的行为意义；行为主义取向的访谈者所提供的解释，强调与行为有关的现实环境因素、可能性及其影响程度。解释常用于综合和分析刚刚获取的资料，并改变被访者自身的观察方式。

(2) 指导性建议：就是对被访者作特殊命令或指示当访谈者试图干预和改变被访者的某些行为时，指导是至关重要的，指导常用于访谈时的引导。指导的内容包括提出意见给予提示、提供反馈或再保证。指导内容是访谈者看法的要点，而不是被访者所讲内容的复制。

(3) 提供信息或忠告：访谈者借助为被访者提供建议，给予指导性的信息，或为其提供具有指导意义的思想观点等帮助被访者。这可以说起到为被访者提供新的信息的作用，对被访者的思维和行动具有潜在的影响力。在提供忠告时应注意两点：一是措辞要委婉，如"如果那样的话可能会对您更好"；二是不应主动提出过多的建议。

(4) 自我暴露：自我暴露包括情感表达和提供个人信息，使被访者分享个人体验和情感。访谈者可适当利用个人情感和信息的透露来帮助建立协调信任关系，得到被访者更多的信息。例如，"我发现，当你谈到你的经历时我也开始感到焦虑"。访谈者的自我暴露在访谈中起着非常积极的作用，它使被访者感到访谈者对他的吸引力增加了，也提高了被访者参与访谈的兴趣。但是访谈者自我暴露过多，则使被访者在访谈中可以利用的时间减少，而且这样可能会使被访者转而关心访谈者的问题了。

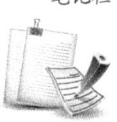

### （三）临床访谈法的局限性

临床访谈可以提供许多通过其他方法无法获得的信息。例如，在访谈过程中，访谈者可以观察到被访者具有特殊意义的行为、自我的特征及他们对目前所处生理状况的反应和态度。此外，通过访谈可以同被访者建立起协调的关系，以保证心理测验的顺利进行。但是，访谈也存在一定的局限性。

第一，访谈的最大问题是很容易产生"偏好效应"，访谈者事先或在访谈开始时所形成的对被访者的"印象"，很容易影响整个访谈的结果，从而导致不正确的结论。

第二，访谈方法的信度和效度往往难以确定，技术掌握的熟练程度和经验的丰富与否常会对其产生明显的影响。

第三，被访者在访谈中有可能提供不准确的信息，从而导致访谈者错误地理解他们的本意。

第四，如果访谈双方之间语言不熟悉，则容易导致理解错误，同时也很难使访谈有效地进行。民族习惯和文化背景差异很大时，也很容易产生访谈偏差。

第五，由于访谈所花时间较多，而且对环境要求也较高，因此在大面积调查中这种方法的使用容易受到限制。

## 三、心理测验法

心理测验是用来检测人们的能力、行为和个性特质的特殊的测验程序。心理测验通常是指对个体差异，因为多数测量都是确定在某一特定维度上，某人与其他人如何不同或相似。在正确使用各种心理测验之前，让我们先来了解有关心理测验的基本知识。

### （一）标准化心理测验的基本特征

一个标准化的心理测验应该满足三方面的要求，即信度、效度和标准化。如果一个测验在这几方面没有达到要求，那么测验结果是否可信便难以确定。

1. 信度　作为一个好的测验，它的结果必须可靠。人们通常把测验结果的可靠性称为信度（reliability），即测验结果的一致性或可信性程度。例如，你在同一个早晨，在卧室里进行了3次体重测量，但有3个不同的读数，那么这一测验并没有得到一致的结果，因此你可以称为不可信。也就是说，测验结果是否可信，与测验对象是否保持一致有关。考察一种测验是否可信的方法主要有如下几种。

（1）再测信度：同一组被试前后2次施测，2次测验所得结果进行相关分析，计算其相关系数。其缺点是容易受练习和记忆的影响，因而不适用于难度测验。

（2）副本信度：根据一组被试在两个平行（等值）测验上的得分计算其相关系数。其缺点是对于许多测验来说，建立副本相当困难。

（3）分半信度：将一套测验的各项目按难度排序，再按项目的奇、偶数序号分成两半，对其所测结果进行相关分析，计算其相关系数。但当测验中存在任选题或为速度测验时，不宜采用分半法。

（4）评分者信度：对于一些由主观性题目构成的测验，随机抽取部分测验，由两个或多个评分者按评分标准打分，然后求其相关系数。

信度测验结果用信度系数表示，其数值在-1～+1之间（取绝对值）。绝对值越接近1，表明测验结果越可靠；绝对值越接近0，表明测验结果越不可靠。通常，能力测验的信度要求在0.8以上，人格测验的信度要求在0.7以上。

2. 效度　一个测验无论其信度有多高，若效度很低也是无用的。效度（validity）是指测验的有效性，即一个测验能否测查到所要测查的内容，在何程度上测查了所要测查的内容。例如，有效的智力测验可以检测到智力的特质，预测人们在智力参与十分重要的情境下的表现。同信度测验一样，效度测验方法也有多种类型。

（1）内容效度：用于系统评估测验项目反映所测查内容的程度，即测验的行为取样是否能代表所测查的心理功能及代表的程度，通常通过专家评审的方法进行，主要在设计项目时考虑这一

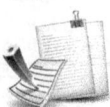
笔记栏

指标。

(2) 效标效度：用来检验所编制的测验是否能预测被试者在特定情境中的行为表现，其关键之处是合理地选择效标。例如，如果测验是为了预测人们在大学中是否成功，那么大学成绩就是合适的标准。如果测验成绩与大学成绩高度相关，那么这一测验就具有效标效度。

(3) 结构效度：反映了编制的测验所依据理论的程度。例如，编制了一个智力测验，必定与智力理论有关，那么该测验反映所依据的智力理论程度，可用结构效度检验。

3. 常模和标准化　有了可信而有效的测验，我们还需要采用常模来解释不同的测验分数。例如，在测查抑郁程度时得了20分，我们无法判断这表示轻度抑郁、中度抑郁，还是完全不抑郁。为了说明所得分数的意义，就必须与统计常模做比较。所谓常模（norm），是指某种心理测验在某一人群中测查结果的标准量，即可比较的标准。某项测验的结果只有与这一标准比较，才能确定测验结果的实际意义。而这一结果是否正确，在很大程度上取决于常模样本的代表性。为了保证常模样本的代表性，一般而言，取样时需考虑影响该测验结果的主要因素，如样本的年龄范围、性别、地区、民族、教育程度、职业等，再根据人口资料中这些因素的构成比情况，采用随机抽样方法来获得常模样本。如果样本代表全国的，可制定全国常模；代表某一地区的则建立区域性常模。如果是临床评定量表，常模取样还应考虑疾病诊断、病程及治疗等情况。

为了使常模有意义，还必须保证测验的实施条件与程序、记分方法和标准的统一，这就是所谓的标准化（standardization）。如果我们要求不同的主试者采用同一测验给不同被试者进行测验后的结果具有可比性，就必须确保测验条件完全相同，在这种情况下，测量到的结果才能真实反映被试者的心理特征。标准化的必要性看起来很明显，但在实践中并不总能做到。一些人会比其他人有更多的机会对指导语有清楚和详细的理解，他们可以提问题，或得到主试者的激励而做得更好。例如，一个主试者在准备同一焦虑测验时，一个班的老师告诉学生，"这是一个游戏，我们将从游戏中得到乐趣，而他（主试者）将指导大家顺利完成这个游戏"，而另一个班的老师告诉学生，"这是心理学老师（主试者），他将要给你们做一个心理测验，看你们正在想什么。我希望大家好好表现，以显示我们班有多么好"。结果，第二个班的学生在焦虑测验中得分较高。我们无法将两个班的成绩直接进行比较，因为测验没有在标准化的情境下实施。因此，一个标准化的心理测验必须包含明确的关于测验实施方法的指导语及对结果记分的方法，这样所测得的分数才能与常模进行比较。

### (二) 心理测验的分类

心理测验是判定个别差异的工具，个别差异包括很多方面，并可在不同的目的与不同时情境下进行研究，这就使测验具有了不同的类别和功用。

1. 按照测验对象分类　心理测验可分为个别测验和团体测验。前者通常是由一位主试者与一位被试者在面对面的情况下进行，其优点在于主试者对被试者（尤其对幼儿及文盲）的行为反应有较多的观察与控制机会；后者是在统一时间内有一位主试者（必要时可配几名助手）对多数人施测，其优点在于可以在短时间内收集到大量资料。

2. 按照测验材料的意义分类　按照测验材料的意义是否肯定和回答有无限制，心理测验又可分为常规测验和投射测验。前者测验材料完整，结果容易分析，缺点是测验目的明显，在回答涉及社会评价的问题时，可能因掩饰而回答失真；后者则材料意义含糊，回答无限制，无严格的评分标准，其优点是测验的目的隐蔽，回答难以掩饰，结果较真实，缺点主要是测验结果分析困难，主试者要有丰富的使用该测验的经验。

3. 按照测验方式分类　心理测验还可分为笔纸测验、操作测验、口头测验和电脑测验。笔纸测验所用的是文字或图形材料，实施方便，团体测验多采用此种方式编制，但文字材料易受被试者文化程度的影响；操作测验项目多属于图片、实物、工具、模型的辨认和操作，无须使用文字作答，所以不受文化因素的限制，但不宜团体实施，要花费大量的时间；口头测验项目为言语材料；电脑测验的测验项目可为文字或图形，在电脑上显示，被试者按键作答。近年来，电脑测验发展迅速，实现了将传统的笔纸测验形式在电脑上施测，并自动分析测验结果，已被广泛采用。

笔记栏

**4. 其他** 在临床工作中,目前常用的心理测验不过百余种,通常按其目的和功能可分为能力测验、人格测验、症状评定量表和应激测量等。

(1) 能力测验:包括智力测验、发展量表和特殊能力测验等。常用的智力量表有韦克斯勒幼儿、儿童和成人智力量表、比奈-西蒙智力量表,适用于3岁以下的发展量表有盖泽尔(Gesell)和贝利(Bayley)量表等。此外,尚有以检查人的特殊能力,如绘画、音乐、手工等能力的测验。

(2) 人格测验:用以评定人格的技术和方法是多种多样的,最常用的大致可以分为问卷法和投射法两类。属于问卷法的有明尼苏达多相人格调查表、艾森克人格问卷和卡特尔人格测验等,属于投射法的有罗夏墨迹测验和主题统觉测验等。

(3) 症状评定量表:其目的多是评定有关心身症状,如90项症状评定量表、焦虑自评量表、抑郁自评量表等。

(4) 应激测量:是近年来发展起来的测试和评定方法,如各种生活事件量表、社会支持量表、应对或防御量表等。

### (三) 心理测验的使用

一个测量工具无论制作多么精良,如果不按正确方法使用,便不能很好地发挥其效用。标准化心理测验在使用范围和方法上均有严格规定。

**1. 测验的选择** 测验的选择是使用测验的前提之一。对于临床工作者来说,选择原则如下。

(1) 根据临床或科研工作的不同目的,如心理诊断、协助疾病诊断、疗效比较、预后评价、心理能力鉴定等,选择测验种类,或组合多种测验来满足不同的要求。

(2) 选择常模样本能代表被试者条件的测验,如被试者年龄、教育程度、心理特点、居住区域等必须符合该测验的常模样本的要求。

(3) 优先选用标准化程度高的测验及有结构的测验。

(4) 选用国外引进的测验时,应尽可能选择经过我国修订和再标准化的测验。

(5) 主试者应选用自己熟悉和具有使用经验的测验。

**2. 测验的实施** 选择好测验并做好充分准备后,就可以施测了。在施测过程中,主试应遵循如下原则。

(1) 要自始至终尊重被试者,以平等地位对待被试者,绝对不能有损被试者的自尊心。

(2) 较快地与被试者建立协调合作关系,并持久地维持这种关系,保持测验情境友好、有意义,以及主试者应恰当鼓励。

(3) 充分掌握测验方法,熟悉测验的指导语,严格按照测验的操作规定实施测验,包括正确地安排测验材料,给予指导语和提问,记录回答和记分,并及时观察被试者在实施中的行为,准确地、有针对性地写测验报告等。

**3. 测验的管理** 在发达国家,心理测验作为一种测量工具,对其使用者的资格及道德准则都有明文规定。条例规定测验的使用者必须具备一定资格,心理测验的选择、施测、记分、解释等方面必须由专业人员完成。一般来说,个别施测的智力测验和大部分人格测验对使用者的要求较高,而学绩测验的使用者只需受过初步训练即可。阅读心理测验报告的临床工作者也要学习一点心理学知识和心理测验知识,提高自己综合分析被试有关资料的能力,从而对心理测验结果做出符合实际情况的判断。对于这种测量个体心理的工作,心理测验工作者必须遵守一定的道德准则。在使用心理测验时,应严格遵守客观性原则,不能利用职业之便或业务关系妨碍测验功能的正常发挥,尤其应当注意以下几点。

(1) 心理测验的方法至今并未达到完美程度,应防止滥用心理测验。只有在临床诊断、治疗或做出决策方面的确需要时,才进行心理测验。

(2) 许多心理测验的内容涉及个人隐私,这些隐私问题是被试不愿暴露的,因此心理测验工作者应尊重被试者的人格,对个人信息加以保密,除非对个人或社会可能造成危害时,才能告知有关方面。

(3) 注意选择实施测验的时机,如未建立良好协调关系时,暂时不宜进行测查,更不能强行测验。

## 第二节 智力测验

### 一、智力与智商

智力(intelligence)是一种一般的心理能力,包含推理、计划、问题解决、抽象思维、理解复杂思想、快速学习和从经验中学习等能力。智商(intelligence quotient, IQ)是智力测验结果的量化单位,用于衡量个体智力发展水平的一种指标。

(一) 智商的计算

智商的计算方法有如下两种。

1. 比率智商 比率智商(ratio IQ)最初由 Terman 提出,计算方法是:

$$IQ = MA/CA \times 100$$

式中:MA 为智龄,指智力所达到的年龄水平,即在智力测验上取得的成绩;CA 为实龄,指测验时的实际年龄;设定 MA 与 CA 相等时 IQ 为 100。

例如,某儿童智力测验的 MA 为 10,而他的 CA 为 8,那么他的 IQ 为 125,说明该儿童比同龄儿童的平均能力高。比率智商有一定的局限性,它不能应用于实龄为 16 岁以上的成人。这是因为人们的实际年龄与年俱增,而智力年龄并不是与年俱增,特别是到了一定年龄以后会产生稳定不前甚至下降的趋势,这样就会降低智力商数,而不能正确地反映出实际的智力水平。所以有人提出将公式中的实际年龄限制在 15 岁或 16 岁。

2. 离差智商 为了解决上述问题,韦克斯勒提出离差智商(deviation IQ),它是用统计学中的均数和标准差计算出来,表示被测验对象的成绩偏离同年龄组平均成绩的距离(以标准差为单位)。每个年龄组 IQ 的均值为 100,标准差为 15。这是依据测验分数的常态分配来确定的,计算公式是:

$$IQ = 15(X - M)/SD + 100$$

式中:X 为某人实得分数,M 为某人所在年龄组的平均分数,SD 为该年龄组分数的标准差。

因此,韦克斯勒智力量表中的 IQ 实际上不是一个商数。当被测验对象的 IQ 为 100 时,表示他属于中等智力;如 IQ 为 115,他便高于一般人的智力的一个标准差,为中上智力水平;相反,如 IQ 是 85,表示他低于一般人的智力一个标准差,为中下智力水平。离差智商克服了比率智商计算受年龄限制的缺点,已成为通用的智商计算方法。

(二) 智商与智力等级的关系

目前智力主要采用 IQ 分级方法,这也是国际常用的分级方法。智商与智力等级的关系见表 5-1。

表 5-1 智力水平的等级名称与划分(按智商值划分)

| 智力等级名称 | 韦氏量表(SD=15) | 斯坦福—比奈量表(SD=16) |
| --- | --- | --- |
| 极优秀 | 130 以上 | 132 以上 |
| 优 秀 | 120~129 | 123~131 |
| 中 上 | 110~119 | 111~122 |
| 中等(平常) | 90~109 | 90~110 |
| 中 下 | 80~89 | 79~89 |
| 边缘(临界) | 70~79 | 68~78 |
| 轻度智力低下 | 55~69 | 52~67 |
| 中度智力低下 | 40~54 | 36~51 |
| 重度智力低下 | 25~39 | 20~35 |
| 极重度智力低下 | <25 | <20 |

## 二、常用智力测验

智力测验是评估个人一般能力的方法,它是根据有关智力概念和智力理论经标准化过程编制而成。智力测验在临床上用途很多,不仅在研究智力水平,而且在研究其他病理时都是不可缺少的工具。常用的智力测验有韦克斯勒智力量表和斯坦福—比奈测验。

### (一)韦克斯勒智力量表

韦克斯勒智力量表是以1939年发表的韦克斯勒—贝勒维智力量表为基础,经多次修订而成,它包括语词和非语词(操作)测验。韦克斯勒智力量表有三种,即1955年编成的韦克斯勒成人智力量表(1981年修订),简称WAIS(Wechsler adult intelligence scale);1949年编成的韦克斯勒儿童智力量表(1974年修订),简称为WISC(Wechsler intelligence scale for children)和1963年编成的韦克斯勒学龄前儿童智力量表,简称WPPSI(Wechsler preschool and primary scale of intelligence)。目前,我国修订的韦克斯勒智力测验并具有全国常模的有1981年龚耀先等修订的韦克斯勒成人智力量表(WAIS-RC,分城市版和农村版,适用于16岁以上成人),1986年林传鼎等修订的韦克斯勒儿童智力量表(WISC-CR,适用于6~16岁11个月)和龚耀先等1986年修订的韦克斯勒幼儿智力量表(C-WYCSI,适用于3岁10个月16天~6岁10个月15天的小儿,分城市和农村两种)。此外,1993年龚耀先、蔡太生等又修订了适用于6~16岁的中国韦克斯勒儿童智力量表(C-WISC,分城市和农村两种)。这里以我国修订的韦克斯勒成人智力量表(WAIS-RC)为例予以说明。

WAIS-RC全量表含11个分测验,其中6个分测验组成语词量表,5个分测验组成操作量表。各分测验及其功能如下。

测验一、知识。了解被试者的知识广度,共有29题。题目举例:17.人体三种血管名称是什么?

测验二、领悟力测验。这是测验被试者的实际知识和理解、判断能力的分测验,共14题。题目举例:7."趁热打铁"是什么意思?

测验三、算术(心算)。以了解被试者的计算与推理能力,计算速度和正确性,共14题,均有规定时限。计算举例:13.8人在6天做完的工作,如果半天完成要多少人?

测验四、相似性。了解被试者的抽象概括能力,共13题。题目举例:1.斧头—锯子。

测验五、数字广度。了解被试者的注意力与机械记忆能力,分顺背和倒背两种测验,方法是主试按排秒·个数字的速度读出一组数字,令被试者照背和倒背。

测验六、词汇。了解被试者的词语知识广度、学习和理解能力,共有40个词汇,让被试者说出每个词的意义。词汇举例:2.美丽。

测验七、数字符号(译码)。是了解被试的一般学习能力,知觉辨别和书写速度。每个数字有一相应的符号。让被试在90 s内在90个数字下面填上代表该数字的符号,每正确填写一个符号记1分,倒转符号记半分,最高80分。

测验八、填图。了解被试者的知觉组织和推理能力,共有图片21张,每张图片均缺乏一个重要部分,需要被试者指出。

测验九、木块图案。了解被试者的抽象推理能力和结构分析能力,有9块正方形积木,每块两面白色,两面红色,另两面按对角线分成红白两色。另有10种图案,让被试者用木块将图案摆出来。

测验十、图片排列。了解被试者对社会情境的理解能力,共有8套图片,每套有3~6张。如果将每套的顺序正确排列,可以说明一个故事。每套图片按规定打乱后交给被试者,让被试者将图片重新排列,排列正确可得分。

测验十一、图形拼凑。了解被试者概念思维和处理部分与整体关系的能力,共有四套图像组合板,每个图像被分割成若干部分,打乱后按规定交给被试者,让被试者重新拼凑以恢复原形。

本量表属个别测验,按手册规定将各分测验的项目逐一进行。有些分测验按年龄不同有一定起点,不必都从最初项目开始。各分测验还规定连续若干项目都失败时便终止该分测验。分数的评定均按手册规定的评分标准计算,一个分测验中的各项目得分相加,称该分测验的粗分。粗分按

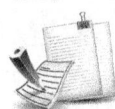
笔记栏

手册上的相应用表换算成量表分。语词和操作测验的各分测验量表分相加,成为语词和操作量表分。所有分测验量表分相加,称全量表分。根据相应用表,最后换算成语词智商(VIQ)、操作智商(PIQ)和全量表智商(FIQ)。

由于韦克斯勒智力量表可以提供所有年龄段的 VIQ、PIQ 和 FIQ,在对同一被试者的不同年龄进行施测时,韦克斯勒智力量表具有特别的价值。例如,它可以测定教育方法对孩子的影响。因此,它被公认为是较好的智力测验量表。

#### (二) 斯坦福—比奈测验

1905 年法国比奈(Binet A,1857~1911)和西蒙(Simon T,1873~1961)编制比奈测验(B-S),是世界上第一个智力测验。1916 年美国特曼 Terman 根据 B-S 提出比率智商的概念,并在 1916 年发表了比奈测验的斯坦福版本,通常被称为斯坦福—比奈测验(Stanford Binet Scale,S-B)。

新的斯坦福—比奈测验很快成为临床心理学、精神病学和教育咨询中的标准工具。该测验包括一系列的分测验,每一个分测验适合一个特定的心理年龄。测验项目沿用 B-S 方法,难度按年龄组排列,每一年龄组包括 6 个项目,每通过一项计月龄 2 个月,6 项全部通过,说明被试的智力达到这个年龄水平。在 1937、1960 和 1972 年,研究者对这些分测验进行了一系列的改动,以达到以下三个目的:① 扩大施测范围,以便可以测定很小的孩子和很聪明的成年人的 IQ 值;② 更新已不适应社会发展的词语项目;③ 更新常模或与年龄相适应的平均分。

1986 年斯坦福—比奈测验的第四版进一步提高了测验的信度。最新的斯坦福—比奈测验共有 15 个分测验组成 4 个领域,即词语推理、数量推理、抽象/视觉推理及短时记忆,它对正常人群、发育迟滞者和天才人群都提供了准确的 IQ 估计。

我国陆志韦于 1937 年修订了 S-B 的 1916 年版本,1981 年吴天敏根据陆氏修订版再作修改,编制了《中国比奈测验》,测试对象扩大为 2~18 岁。中国比奈测验使用简便,易于操作学习,但该测验不能具体地诊断出儿童智力发展的各个方面问题。

### 三、人格测验

#### (一) 客观测验

客观测验是一种自陈式问卷,要求被试者回答关于思想、情感和行为的一系列问题,如回答"对""错"或这个陈述对被试者的典型性程度。最经常使用的人格客观测验是明尼苏达多相人格问卷、艾森克人格问卷和卡特尔 16 项人格因素问卷。

1. 明尼苏达多相人格问卷　明尼苏达多相人格调查表(Minnesota multiphasic personality inventory,MMPI)产于 1943 年,最初主要目的是根据精神病学的经验效标来对个体进行诊断,后来发展成为人格测验。MMPI 适用于 16 岁以上至少有 6 年以上教育年限者,既可个别施测,也可团体施测。我国宋维真等于 1980 年初完成了 MMPI 修订工作,并已制订了全国常模。

MMPI 共有 566 个自我陈述语形式的题目,题目内容包括身体各方面的情况、精神状态、家庭、婚姻、宗教、政治、法律、社会等方面的态度和看法。被试者根据自己的实际情况对每个题目做出"是"与"否"的回答,若确实不能判定则不作答。然后,根据被试者的答案纸计算分数并进行分析,每一被试者均可从各分量表的得分而获得一个人格剖面图。在临床工作中,MMPI 常用 4 个效度量表和 10 个临床量表。

(1) 效度量表:

1) Q:表示被试者不作是否回答或是否均作回答的总数,如超过 30 个题目以上,测验为失效测验。

2) L:共 15 个题目,高 L 分提示被试者对症状汇报不真实,因而使测验的效度不可靠。

3) F:共 64 个题目,多为一些比较古怪或荒唐的题目,其中有些题目还包括在精神分裂症量表内。正常人亦有高得分者,如漫不经心地随便回答和试图装病者,都可导致得分增高的。真正的精神病患者得分亦高。

4) K:校正分数,也称修正量表,是测验态度的一种衡量,共 30 个题目。高得分者是对测验有防卫性态度的表现。

笔记栏

(2) 临床量表(即多相个性量表):

1) Hs(hypochondriasis)疑病症:反映对身体功能的不正常关心。题目举例:23. 我常会恶心呕吐(Hs)。

2) D(depression)抑郁症:情绪低落,自杀思想,有轻度焦虑或激动。题目举例:236. 我常有很多心事(D)。

3) Hy(hysteria)癔病:可有许多功能性的身体症状。题目举例:47. 每星期至少有一两次,我会无缘无故地觉得周身发热(Hy)。

4) Pd(psychopathic deviation)精神病态性偏倚:脱离一般社会道德规范,漠视社会习俗,常有复仇攻击观念。题目举例:38. 我童年时期中,有一段时间偷过人家的东西(Pd)。

5) Mf(masculinity-fernininity)男子气或女子气:即女子男性化和男子女性化的倾向。题目举例:69. 和我性别相同的人最容易喜欢我(Mf)。

6) Pa(paranoia)妄想型:具有这个量表的高分的人提示此被试者常表现多疑,过度敏感,甚至有妄想存在。平时的思想方式易责怪别人而很少内疚,有时可表现强词夺理和侵犯他人。题目举例:110. 有人想害我(Pa)。

7) Pt(psychasthenia)精神衰弱:本量表是为识别精神衰弱强迫状态、恐怖症或高度焦虑者而设计的。Pt量表高分者提示有强迫观念,非常焦虑,高度紧张等反应(Pt)。

8) Sc(schizophrenia)精神分裂症:具有精神分裂症患者的一些临床特点。题目举例:22. 有时我会哭一阵笑一阵,连自己也不能控制(Sc),(Pt),(Ma)。

9) Ma(mania)躁狂病:这种高量表分者常为联想过多过快,活动过多,观念飘忽,夸大而情绪高昂,情感多变。题目举例:73. 我是个重要人物(Ma)。

10) Si(socialintroversion)社会内向:高分者胆小,对人们无兴趣,不善社交活动,过分自我控制等。题目举例:201. 但愿我不要太害羞(Si)。

各量表结果采用T分形式,可在MMPI剖析图上标出。一般某量表T分高于70则认为该量表存在所反映的精神病理症状。但在具体分析时应综合各量表T分高低来解释。例如,精神患者往往是D,Pd,Pa和Sc分高,神经症患者往往是Hs,D,Hy和Pt分高。

MMPI应用十分广泛,主要用于病理心理的研究。在20世纪80年代中期,MMPI进行了一次主要的修订,这就是MMPI-2。MMPI-2提供了成人和青少年常模,可用于13岁以上青少年和成人,它在言语和内容上都有了更新,还增加了15个内容量表,其优点在于施测经济和轻松,也可用于病理心理诊断。MMPI-2最近引入我国。

2. 艾森克人格问卷  艾森克人格问卷(Eysenck personality questionnnaire, EPQ)是由英国伦敦大学艾森克夫妇根据人格结构三个维度的理论共同编制。含四个分量表的EPQ于1975年形成,在国际上被广为采用,有成人问卷和青少年问卷两种。成人问卷适用于16岁以上的成人。国内1983年由龚耀先主持修订制定了儿童和成人两套全国常模,成人问卷(适用于16岁以上)和儿童问卷(适用于7~15岁儿童)均为88个项目。与此同时,北京大学的陈仲庚也建立了EPQ的成人北京常模,其修订的EPQ有85个项目。

EPQ由三个人格维度和一个效度量表组成。

(1) E量表:外向—内向。分数高表示人格外向,可能是好交际,渴望刺激和冒险,情感易于冲动。分数低表示人格内向,如好静,富于内省,不喜欢刺激,喜欢有秩序的生活方式,情绪比较稳定。举例:你是否健谈?

(2) N量表:神经质(又称情绪性)。反映的是正常行为,与病症无关。分数高表示焦虑、忧心忡忡,常郁郁不乐,有强烈情绪反应,甚至出现不够理智的行为。举例:你容易激动吗?

(3) P量表:精神质(又称倔强)。并非指精神病,它在所有人身上都存在,只是程度不同。但如某人表现出明显程度,则易发展成行为异常。分数高可能是孤独、不关心他人,难以适应外部环境,不近人情,与别人不友好,喜欢寻衅搅扰,喜欢做奇特的事情,并且不顾危险。举例:你是否在晚上

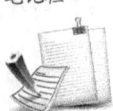
笔记栏

小心翼翼地关好门窗？

(4) L 量表：测定被试者的掩饰、假托或自身隐蔽，或者测定其朴实、幼稚水平。在国外，高分表明掩饰、隐瞒，但在我国 L 分高的意义仍未明了。举例：你曾拿过别人的东西（哪怕一针一线）吗？

EPQ 结果常转换成标准 T 分，根据各维度 T 分高低判断人格倾向和特征。还将 N 维度和 E 维度组合，进一步分出外向稳定（多血质）、外向不稳定（胆汁质）、内向稳定（黏液质）、内向不稳定（抑郁质）四种人格特征，各型之间还有移行型。

EPQ 项目少，实施方便，既可个别施测，也可团体施测，在我国是临床应用最为广泛的人格测验。但由于其条件较少，反映的信息量也相对较少，故反映的人格特征类型有限。

### （二）投射测验

所谓投射测验（projective test），是指观察个体对一些模糊的或者无结构材料所做出的反应，通过被试者的想象而将其心理活动从内心深处暴露或投射出来的一种测验，从而使主试者得以了解被试者的人格特征和心理冲突。在人格评估工具中，投射测验最常被心理学从业者尤其是精神分析学家使用。最常用的两个投射测验是罗夏墨迹测验和主题统觉测验。

1. 罗夏墨迹测验　罗夏墨迹测验（Rorschach test）是由瑞士精神病学家赫尔曼·罗夏在 1921 年创立，目的是临床诊断，对精神分裂症与其他精神病作出鉴别，也用于研究感知觉和想象能力。1940 年，罗夏墨迹测验才被作为人格测验在临床上得到广泛应用。1990 年，龚耀先完成了该测验修订工作，现已有我国正常人的常模。

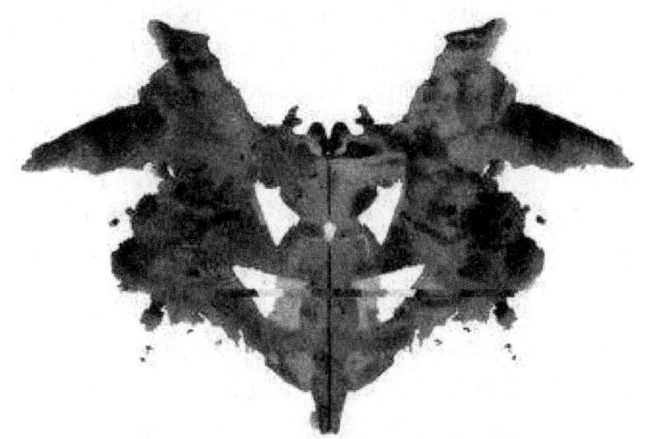

图 5-1　与洛夏测验相似的墨迹图

罗夏墨迹测验的材料为 10 张墨迹图，有 5 张全为黑色的，2 张是黑色和红色的，其余 3 张是彩色的，都是将墨迹放在纸上再加折叠所成的对称的浓淡不匀的墨迹图（图 5-1）。测验时将 10 张图片按顺序一张一张地交到被试者手中，要他说出从图中看到了什么。不限制时间，也不限制回答数目，直到没有回答时再换另一张。每张均如此进行。看完 10 张图后，再从头对每一回答都询问一遍，问他看到的是指图的整体还是图的哪一部分，问他为什么说这些部位像他所说的内容。将所指部位和回答的原因均记录下来。然后进行结果分析和评分。美国 Exner J 于 1974 年建立了罗夏墨迹测验结果综合分析系统，目前常用于正常和病理人格的理论和临床研究。

虽然罗夏墨迹测验结果主要反映了个人人格特征，但也可得出对临床诊断和治疗有意义的精神病理指标，主要有抑郁指数、精神分裂症指数、自杀指数、应付缺陷指数及强迫方式指数等，这些病理指数都是经验性的，在临床上很有作用。但需注意，其记分和解释方法复杂，经验性成分多，主试者需要长期的训练和经验才能逐渐正确掌握。

2. 主题统觉测验　主题统觉测验是由亨利·默里（Henry Murray）在 1938 年创立的。主试者向被试者呈现模糊情景的图片，要求被试者根据这张图片讲述一个故事，包括情景中的人在干什么、想什么，故事是怎么开始的，而每个故事又是怎么结尾的（图 5-2）。主试者评

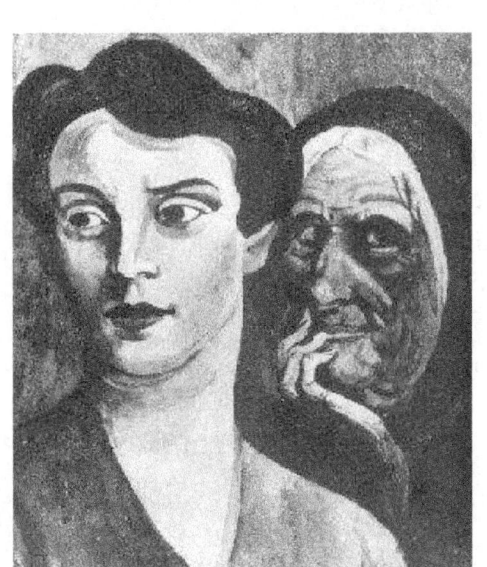

图 5-2　主题统觉测验中的一张卡片

价故事的结构和内容,评价被试者描述的个体行为,试图发现被试者关心的问题、动机和人格特点。例如,主试者可以根据被试者是否关心人们有没有按照他们的意愿快乐地生活,是否以严肃、有条理的方式来讲述评价一个人的公正性。主题统觉测验还经常用来揭示个体在支配需要上的差异,诸如权力、领导和成就动机。经过几十年的研究,证明主题统觉测验是测量个体成就需要的有效工具。

### 四、症状评定量表

目前,国内外在临床诊疗护理过程中应用的症状评定量表有几十种,其中常用的有以下几种。

1. 90项症状自评量表　90项症状自评量表(symptom check list 90, SCI-90)由90个反映常见心理健康的项目组成。被试者根据自己最近两周有无各种心理症状及其严重程度,在每个项目后按"没有、很轻、中等、偏重、严重"等级以1~5(或0~4)五级选择评分。结果得出10个症状因子分,包含如下。

(1) 躯体化:共12项,主要反映主观的身体不适感,包括心血管、呼吸道、胃肠道主诉的不适,以及头痛、脊痛、肌肉酸痛和焦虑的其他躯体表现。

(2) 强迫症状:共10项,主要指那些明知没有必要,但又无法摆脱的无意义的思想、冲动和行为等表现,还有一些比较一般的感知障碍也在这一因子中反映。

(3) 人际关系敏感:共9项,主要指某些个人不自在感与自卑感,尤其是在与他人相比较时更突出。自卑感、懊丧及人事关系明显相处不好的人,往往这一因子得分较高。

(4) 抑郁:共13项,反映忧郁苦闷的感情和心境,包括对生活的兴趣减退、缺乏活动愿望、丧失活动力等。此外,还包括失望、悲叹、与忧郁相关的其他感知及躯体方面的问题。

(5) 焦虑:共10项,包括一些通常在临床上明显与焦虑症状相关联的症状与体验,一般指那些无法静息、神经过敏、紧张及由此产生的躯体征象(如震颤)。那种游离不定的焦虑及惊恐发作是本因子的主要内容,它还包括一个反映"解体"的项目。

(6) 敌对:共6项,这里主要从思想、感情及行为三方面来反映患者的敌对表现。其项目包括从厌烦、争论、摔物直至争斗和不可抑制的冲动暴发等各个方面。

(7) 恐惧:共7项,它与传统的恐惧状态或广场恐惧症所反映的内容基本一致,恐惧的对象包括出门旅行、空旷场地、人群或公共场合及交通工具。此外,还有反映社交恐惧的项目。

(8) 偏执:共6项,偏执是一个十分复杂的概念,本因子只是包括了它的一些基本内容,主要是指思维方面,如投射性思维、敌对、猜疑、关系妄想、妄想、被动体验和夸大等。

(9) 精神病性:共10项,其中有幻听、思维播散、被控制感、思维被插入等反映精神分裂症的有关项目。

(10) 其他项:共7项,反映睡眠及饮食等情况。

2. 抑郁自评量表　常用的有Zung抑郁自评量表(Zung self-rating depression scale, SDS),由美国杜克大学医学院的Zung WWK于1965年编制。每个项目采用1~4级计分法,即按"很少有"、"有时有"、"大部分时间有"和"绝大部分时间有"4个级别,其中2,5,6,11,12,14,16,17,18,20项目为反评题,按4~1计分,各项目累计即为抑郁粗分。总分超过41分可考虑筛查阳性,即可能有抑郁存在,需进一步检查。抑郁严重指数=总分/80。指数范围为0.25~1.0,指数越高,反映抑郁程度越重。SDS适合用于有抑郁症状的成人,也可用于流行病学调查。

3. 焦虑自评量表　常用的有Zung自评焦虑量表(Zung self-rating anxiety scale, SAS),共有20个评定项目,每个项目采用1~4级计分法,即按"很少有"、"有时有"、"大部分时间有"和"绝大部分时间有"个级别,其中5,9,13,17,19项目为反评题,按4~1计分。各项目累计即为焦虑粗分。总分超过40分可考虑筛查阳性,即可能有焦虑存在,需进一步检查。分数越高,反映抑郁程度越重。SAS适用于有焦虑症状的成人。

4. 其他症状评定量表　在精神科应用的症状评定量表尚有用于抑郁和焦虑的他评量表,如汉密尔顿抑郁量表(Hamilton Depression Scale, HAMD)和汉密尔顿焦虑量表(Hamilton Anxiety

Scale,HAMA)。此外,精神科应用的评定量表还有精神症状全面量表(mental symptom comprehensive scale,CPRS)、Bech-Rafaelsen躁狂量表(BRMS)、Maudsley强迫症状问卷、Conners儿童行为问卷、Achenbach儿童行为量表、长谷川痴呆量表(HDS)、护士用住院患者观察量表(NOSIE)、精神护理观察量表(NORS)等数十种,这里不再赘述。

## 第三节 心理问题评估

### 一、自我观念评估

#### (一)概述

自我观念属于自我意识范畴,即个体对自我存在的感知和评价。换句话说,就是个体对自己是怎么看的,或认为别人对自己是怎么看的。自我观念由自我形象、自我期望和自尊组成,它包括认识自己的生理状况(如外形、体形和身体感觉等)、心理特征(如自尊、自信)和自己与他人的关系(如自己在人群中的位置、影响力等)。评估的目的是了解患者对自我的看法,判断有无影响患者自我价值的消极观念,为有针对性地进行心理健康教育提供依据。护士对因疾病或外伤丧失身体某一部分、生理功能丧失或有障碍、疾病或伤残所致外貌的变化、感知觉障碍或有沟通功能缺陷、精神因素或精神疾病、成熟因素或偶发危机事件的患者,应作为自我观念评估的重点对象。通过对其外形、行为和与他人互动关系的观察,找到有价值的一手资料,形成对患者自我观念的印象。

#### (二)自我观念评估的要点

1. 了解引起自我观念改变的因素,有的放矢地进行评估  临床上能引起自我观念改变的因素多见于对自我形象或功能有影响的疾病,如:① 由疾病或外伤丧失身体某一部分,常见情形为截肢术、乳房切除术、结肠造口术、子宫切除术、肾切除术、喉切除术等;② 生理功能的丧失或障碍,多见于脑血管意外、冠心病、癌症、瘫痪等;③ 疾病或创伤所致外貌的变化,如烧伤、关节炎、红斑狼疮、多毛症、牛皮癣等;④ 感知觉或沟通功能缺陷,常见于视听觉障碍、感觉异常、孤独症、口吃、学习障碍;⑤ 精神因素或精神疾病,如用药成瘾、精神分裂症、抑郁症、酒精依赖等;⑥ 神经肌肉障碍,如帕金森综合征、脊髓灰质炎、多发性硬化病、脊柱侧凸症等;⑦ 肥胖症;⑧ 性发育过程中的问题或生殖系统疾病,如青春期、妊娠、流产、性病、同性恋、不孕症等;⑨ 成熟因素或偶发危机事件,如衰老、角色转变(结婚、离婚、失业、退休)、丧偶、自然灾害等。

2. 掌握自我观念评估的方法  由于自我观念评估在操作上有一定难度,因此在评估时可依据下列提纲进行:① 看受评者的外表是否整洁;② 受评者在回答问题时,是否与评价者有目光的交流;③ 受评者与人交往的方式是主动积极的还是被动的或拒绝与他人交流;④ 受评者如是儿童,应观察其行为是活泼的还是退缩的,有无愿意参与谈论自己话题的热情。

3. 采用量表评估  除上述评估要点外,还可以使用标准化的量表进行评估,常用的量表有自我观念量表、自尊量表、自我期望量表等。每种量表都有其特定的适用范围,评价者在使用时应掌握其适用范围和评分标准。

### 二、认知评估

#### (一)概述

认知是人们推测和判断客观事物的思维过程。认知反映了个体的思维能力,是人们认识、理解、判断、推理事物的过程,并通过个体的行为和语言表现出来。护士应充分认识患者的认知过程对其行为、态度、价值观、信仰等方面的重要作用,在制订教育计划时注意用正确的知识和观念影响或改变患者的错误认知,并利用患者的认知特点调动其积极应对疾病的内在潜力,促进心身健康的恢复和发展。认知评估的内容包括个体的思维过程、思维内容、语言能力及定向力。

### (二) 认知评估的要点

(1) 了解患者对疾病的理解和认识程度，判断有无错误的观念。

(2) 观察患者对接受或配合治疗的态度与行为是积极的还是消极的。

(3) 了解患者对自己所处环境或境遇的判断、对周围事物的注意力和对语言的理解与表达能力，评价患者有无接受心理教育的能力。

## 三、情绪及情感评估

### (一) 概述

情绪和情感是人们对个体需要是否得到满足而产生的主观体验。对患者而言，焦虑、抑郁是由疾病导致的对个体健康状况和心理功能影响较大的常见情绪。焦虑是正常人和患者在面对危险和威胁时都能体验到的情绪反应，当个体的特权和尊严受到威胁时，人们就会产生焦虑，其原因主要是对失败的担忧，以及对前景未定的担忧。焦虑情绪属于生理性情绪反应，有自限性特点，通常人们在引起焦虑的因素刺激下，两周左右焦虑情绪会逐渐减轻或消退，如果没有明显的刺激因素或虽有刺激因素但个体焦虑情绪反应过重或持续时间过长，则可发展为病理性焦虑情绪，对患者造成危害。抑郁是人在失去某种被他重视或追求的东西时所产生的情绪体验。抑郁可以是自限性的，也可以是持续性的。严重的抑郁情绪不仅影响疾病的转归，还有可能使患者产生自杀行为。

### (二) 焦虑情绪的评估要点

主要判断患者的焦虑程度和导致焦虑的原因。护士对新入院患者、拟行手术或特殊检查治疗的患者及一时难以确定诊断的患者，应作为重点评估对象。评估要点是看患者有无焦虑心境的症状，如紧张、担心、害怕等；有无运动不安的表现，如坐立不安、震颤等；有无自主神经紊乱的症状，如心悸、出汗、手脚发凉等，也可采用焦虑自评量表帮助诊断。

### (三) 抑郁情绪的评估要点

可应用抑郁自评量表对抑郁情绪高发的患者，如肿瘤患者、慢性病患者、更年期患者、老年患者、产后的产妇、服用易导致抑郁的药物的患者及近期遭遇过负性事件困扰的患者进行测量评估，判断患者的抑郁程度和导致抑郁的原因，以便对严重抑郁患者进行早期干预，防止发生自残和自杀的不良事件。

## 四、患者角色及适应性评估

### (一) 概述

患者一入院就无法选择地承担起患者的角色，原来的社会角色被患者角色所取代，患者能否承担其患者的角色，对疾病的发展趋势有很大影响。由于患者角色是在患病时由其他角色转化而来的，住院早期患者往往会出现角色适应不良。因此，护士应在患者住院时及时进行患者角色评估。

### (二) 患者角色评估要点

1. **确定患者是否知道作为患者角色应承担的责任和义务** 询问患者是否有脱离或减轻日常生活角色、免除所承担的社会责任和义务的心理准备，是否知道对自己所处的疾病状态无须承担责任，能坦然接受别人的照顾，是否明确自己在住院后应承担的恢复健康的义务和积极寻求治疗、配合治疗的义务。

2. **判断患者有无角色适应不良的反应** 常见的适应不良有角色冲突、角色缺如、角色强化和角色消退等。护士在对患者角色适应状态进行评价时，应注意有无影响角色适应的因素，这些因素包括患者的年龄、性别、文化背景、社会职位、家庭背景和经济状况等。年轻人对患者角色相对淡漠，老年人则因体力减弱而容易发生角色强化；女性患者相对容易发生强化、消退、冲突等角色适应不良反应；受教育程度高的人对疾病的进展更为细化，社会职位高的人相对容易出现角色缺如或角色冲突；家庭支持关系强的患者能较顺利地适应患者的角色；经济状况差的人容易产生角色消退、角色缺如。此外，患

者角色的适应还与环境、人际关系、病室氛围有直接影响,评估者在评估时应全面分析,综合判断。

### 五、家庭评估

#### (一) 概述

家庭的情况关系到每个人的社会存在、发展与进步。评估患者的家庭也是评估患者的一部分,只有了解整个家庭背景,才能较全面地对个体做出评价。

#### (二) 家庭评估要点

1. **家庭成员与家庭结构评估** 了解家庭成员的数量、文化程度、职业、健康史及家庭的人口结构和内在结构。家庭人口结构关系到家庭成员间的人际关系、家庭功能的完善程度及疾病的传播,尤其是有家族史和遗传史的疾病,更应做好家庭评估。家庭的结构评估可通过分析家庭内部结构来判断,重点判断患者所在的家庭权利结构特点、家庭角色扮演特点、家庭的沟通模式和家庭的价值观,掌握与患者相关的家庭资料。

2. **家庭生活周期评估** 通常按家庭发展趋势将家庭生活周期分为8个阶段,即新婚、第一个孩子出生、有学龄前儿童、有学龄儿童、有青少年、孩子离家创业、父母独处(空巢期)和退休。护士需通过收集资料,判断患者家庭所处的生活时期在哪个阶段,评估对患者的影响。

3. **家庭功能评估** 家庭功能的好坏关系到家庭每个成员的身心健康和疾病的预测,家庭功能包括满足家庭成员自我照顾需要的必要条件、促进家庭成员人格健全发展、满足成员心理社会需要的环境及家庭对危害的预防等。可采用家庭功能评估量表进行评估,判断家庭功能与患者患病的关系,预测家庭功能对患者康复的影响。

4. **家庭危机评估** 家庭危机通常是指在家庭面对压力事件的冲击时,因家庭资源不足或调适不佳,引起家庭失衡。家庭危机分为情形性危机与成熟性危机,评估者评估时应加以区分。情形性危机多是由意外事件造成的家庭失衡,如天灾、离婚、车祸、病死等,成熟性危机多见于家庭发展过程中的非意外事件不能很好地调适,发展危机有初为父母、更年期综合征、退休等。

5. **家庭资源评估** 家庭资源是否充足,影响成员及家庭调适压力或危机的能力,当资源小于压力时就会发生危机。因此,评估者在评估时应帮助患者找出有利于应对压力或危机的家庭资源。这些资源包括来自家庭内部的经济支持、情感支持、医疗照顾和来自家庭外部的社会支持。

### 六、文化评估

#### (一) 概述

文化是特定人群为适应社会环境而具有的共同的行为和价值模式。文化是一个复合体,包括知识、信念、艺术、习俗、道德、法律和规范。不同的文化背景对健康的观念、求医方式、习惯、接受治疗的态度等存在不同的差异。因此,在文化评估时,既要重视文化背景、风俗习惯对患者价值观的影响,又要注意从患者的文化立场出发,理解患者的认识与行为。

#### (二) 文化评估要点

1. **价值观评估** 价值观是个体对生活方式与生活目标价值的看法,它是在长期社会化过程中逐步形成的,是通过后天学习获得的,它包括个体所追求的目标,以及目标指导下的个体行为方式。有什么样的价值观就有什么样的健康行为。因此,在评估时可通过患者对健康问题的态度做出评价。例如,对肥胖的态度,认为肥胖是健康的标志还是一种疾病状态,不同的态度就会导致不同的健康行为,由此可见,价值观能帮助个体决策健康问题的性质和轻重缓急。

2. **信念评估** 信念是个体自己认为可以确信的看法,它是知识转化为行动的中间环节。信念包括知识、见解及对世界万物的认识观,健康的信念是产生健康行为的前提。因此,在评估时应注意了解患者的信念模式,Kleinman等人提出的信念评估"注解模式"可用来了解患者有关疾病和健康方面的信念,这一模式通过询问患者下列问题作出判断:你认为是什么问题引起你的健康问题?你为什么会发现这个健康问题?你的健康问题对你有什么影响?有多严重?发生时持续时间长还

是短？你认为你该接受何种治疗？你希望通过此次治疗达到哪些效果？你的病到底给你带来多少问题？对这种病你最害怕什么？通过对以上问题的询问，可引出患者对健康问题的一系列认识，借此可以了解患者对自己健康问题的看法及患者所处的文化对健康的影响。

3. 风俗习惯评估　风俗习惯是历代相沿积久而成的，在日常生活中容易被观察到，因此在评估时重点应了解患者的饮食习俗、生活习俗、睡眠习俗、运动习俗、家庭习俗、人际交流习俗、民间治病的习俗等。注意发现有无不利于健康的风俗习惯和不良的生活方式。

4. 文化休克评估　文化休克是个体生活在一个陌生的文化环境里所产生的迷惑与失落的经历。文化休克常发生于个体从一个环境到另一个环境，因沟通障碍、日常活动改变、孤单只影、风俗习惯及态度有较大差异时，个体可表现出生物、心理、情绪三方面的反应。由此可见，文化休克就是一种精神紧张综合征，其症状主要表现为焦虑、恐惧、沮丧、绝望等情感反应。住院患者发生文化休克分三期表现，即陌生期、清醒期和适应期，在评估时应加以区别。

### 七、环境评估

(一) 概述

环境是指围绕人类生存的外部世界，是人类赖以生存和发展的社会物质条件的综合体，它包括物理环境、生物环境和社会环境。人类的健康与社会经济、文化、生活方式、卫生服务等生存环境密切相关。对患者生活环境的评估可帮助评估者探索影响患者健康的因素，有的放矢地实施心理教育。

(二) 环境评估的要点

重点评估影响患者健康的外部因素。

1. 物理与生物环境评估　了解患者的居住环境，判断有无影响患者健康的不利因素。如家庭的卫生状况、居住条件、经济情况等，对行动不便的老年患者和残疾患者要了解家庭有无必要的安全设施等。

2. 社会环境评估　了解患者的社会关系、人际关系、对患者权利与义务的知晓情况及可为患者利用的社会资源等。

## 第四节　应激相关因素的评估

### 一、生活事件的评估

国内外有许多生活事件量表。目前较多使用的是按正、负事件计分的量表，如国内杨德森、张亚林编制的生活事件量表(life events scale, LES)。该量表由 48 条我国常见的生活事件组成，包括 3 个方面的问题：家庭生活方面(28 条)、工作学习方面(13 条)、社交及其他方面(7 条)，另外有 2 条空白项目，供填写被试者已经经历而表中并未列出的某些事件。

LES 是自评量表，由被试者自己填写。填写者须仔细阅读和领会指导语，然后逐条一一过目。根据调查者的要求，将某一时间范围内(通常为一年内)的事件记录。对于表上已列出但并未经历的事件应一一注明"未经历"，不留空白，以防遗漏。然后，由被试者根据自身的实际感受而不是按常理或伦理观念去判断那些经历过的事件对本人来说是好事还是坏事，影响程度如何，影响持续的时间有多久。影响程度分为 5 级，从毫无影响到影响极重分别记 0,1,2,3,4 分。影响持续时间分三月内、半年内、一年内、一年以上共 4 个等级，分别记 1,2,3,4 分。按计算方法，分别得出单项事件刺激量、正性事件刺激量、负性事件刺激量、生活事件总刺激量等项指标。

生活事件刺激量越高反映个体承受的精神压力越大。负性事件刺激量的分值越高对心身健康

的影响越大;正性事件的意义尚待进一步的研究。

## 二、应对方式的评估

应对是心理应激过程的重要中介因素,与应激事件性质及应激结果均有关系。20世纪80年代,国外已有不少过程法性质的应对量表,90年代应对的定量研究在国内也开始被重视。近10年来,应对方式受到广泛的重视,出现许多应对方式量表,姜乾金编制的特质应对方式问卷(trait coping style questionnaire,TCSQ)是其中之一。

TCSQ由20条反映应对特点的项目组成,包括两个方面:积极应对与消极应对,用于反映被试者面对困难挫折时的积极与消极习惯性应对态度和行为特征。被试者根据自己大多数情况时的表现填写,各项答案从"肯定是"到"肯定不是"采用5,4,3,2,1五级计分法。分别计算出积极应对分(positive coping,PC)和消极应对分(negative coping,NC)。分数越高,反映积极或消极应对特征越明显。

## 三、社会支持的评估

社会支持被看作是决定心理应激与健康关系的重要中介因素之一。社会支持量表国外较多,国内也已有所发展。这里介绍Blumenthal 1987年报告、国内姜乾金等修订的领悟社会支持量表(perceived social support scale,PSSS),它具有简单易用的特点。

PSSS由12条反映个体对社会支持感受的条目组成,每个条目均采用1~7七级计分法,即分为极不同意、很不同意、稍不同意、中立、稍同意、很同意、极同意七个级别。分别计算"家庭内支持"、"家庭外支持"和"社会支持总分"。PSSS测定个体领悟到的来自各种社会支持源如家庭、朋友和其他人的支持程度,并以总分反映个体感受到的社会支持总程度。总分越高,反映被试者感受的社会支持程度越高。

## 小 结

1. 心理评估基本方法
   - 行为观察法
   - 临床访谈法
   - 心理测验法

2. 智力测验
   - 韦克斯勒智力量表
   - 斯坦福—比奈测验

3. 人格测验
   - 客观测验
     - 明尼苏达多相人格问卷
     - 艾森克人格问卷
   - 投射测验
     - 罗夏墨迹测验
     - 主题统觉测验

4. 症状评定量表
   - 90项症状自评量表
   - Zung自评抑郁量表
   - Zung自评焦虑量表
   - Hamilton抑郁量表(HAMD)和Hamilton焦虑量表(HAMA)

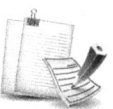

5. 心理问题评估 ⎰ 自我观念评估
　　　　　　　　 认知评估
　　　　　　　　 情绪及情感评估
　　　　　　　　 患者角色及适应性评估
　　　　　　　　 家庭评估
　　　　　　　　 文化评估
　　　　　　　　 环境评估

6. 应激相关因素的评估 ⎰ 生活事件的评估
　　　　　　　　　　　 应对方式的评估
　　　　　　　　　　　 社会支持的评估

**【思考题】**

(1) 心理评估有哪些基本方法?
(2) 常用智力测验包括哪些量表?
(3) 什么是自我概念?
(4) 心理问题的评估主要包括哪些方面?

（师　亚）

# 第六章

# 异常心理

## 学习要点

- **掌握**：精神分裂症、心境障碍、神经症的临床症状及护理。
- **熟悉**：异常心理活动的主要表现。
- **了解**：异常心理的概念、异常心理的区分和判断标准。

## 第一节 异 常 心 理

### 一、异常心理的概念

异常心理又称变态心理、行为障碍或精神障碍，是指偏离正常人心理活动规律的心理现象及心理活动，属于变态心理学研究的主要内容。广义概念泛指健康心理的偏离，是对各种心理或行为异常的总称，而狭义概念是指这种异常达到一定的严重程度，已明显影响了个人的正常生活和职业功能，或自感痛苦。

心理与行为的正常或异常是相对的，绝对的健康和异常均很难找到，况且正常与异常之间并没有截然不同的界限。异常或变态心理是偏离常态的心理现象，有的具有病态的特点，如精神病患者；有的则不属于病态，如处于催眠或药物作用等特殊条件下出现行为异常的正常人。其实，即使是正常人也可能在某一特殊时期发生心理偏移现象，因此，不能将所有偏离正常的心理均认定为异常或变态。

### 二、异常心理的区分与判断标准

较之于如皮温、血压等生理指标，人的心理活动是非常复杂的，心理活动的正常与异常之间很难确定一个固定不变的绝对标准，因为心理异常的判别会随着社会文化、风俗习惯、道德标准的差异而有所变化，如我国封建社会的女子缠足，清朝时男子留长辫子，当今如果再有人表现这些行为，则会被认为异常。因此，严格地说，只有将一个人的心理状态和行为表现置于所处的时代氛围、客观环境和社会文化背景中去综合衡量，通过与社会认可的心理行为常模进行比较，才能判断心理是否异常。但心理正常与异常之间，特别是心理疾病与正常心理之间，还是有实质性差异的。目前通常按以下几种标准进行判断。

1. **医学标准** 又称为"临床标准""病因学标准""症状标准"，是按照医学临床诊断的思路进行判断的，将异常心理患者当作躯体疾病看待。根据一个人身上表现的某些心理现象和行为，便可以找到病理解剖或病理生理变化的依据。患者的心理表现则被视为疾病的症状，其产生原因归结于脑功能失调,这一标准为临床医师广泛应用。但是,由于心理异常是多种因素导致的结果,除了脑器质性精神病、躯体疾病伴发精神障碍、感染中毒所致精神障碍等能找到明确的病因外,对那些由心理社会因素引发的心理异常而言,这个标准并不适用。因此,划分心理正常与异常还需要其他标准辅助认定。

2. 统计学标准　在普通人群中,对于人们的心理特征进行测量的结果常呈正态分布,位居中间的大多数人属于心理正常范围,而远离两端者则被视为"异常"。因此,决定一个人心理正常与否,可根据其心理特征偏离平均值的程度来界定,偏离平均值的程度越大,异常的可能性越大。统计学标准提供了心理特征的数据资料,具有客观性及操作简单方便的优点,但这种标准也存在明显缺陷,如智力超常或有非凡创造力的人在人群中是极少数,但很少被认定为病态。有些心理特征和行为也不一定呈正态分布,而且心理测量的内容也同样受到社会文化的限制。所以,统计学标准也不是普遍适用的。

3. 经验标准　主要指两方面,其一是从个体本人主观体验角度判断,即本人觉得有焦虑、抑郁或说不出原因的不舒适感,或感到自己难以控制自己的行为,因而寻求他人的支持和帮助;其二是从观察者角度判断,观察者根据自己的经验对被观察者的心理和行为状态进行判断,但这种判断具有很大的主观性,其标准因人而异。不过接受过专业训练及通过临床实践的经验积累,观察者也形成了大致相近的评判标准,这种标准目前为精神科医生广泛使用。

4. 社会适应标准　正常情况下,正常人的行为应符合社会准则,能够根据社会要求的道德规范行事,并与周围环境相协调。如果个体的心理现象或行为表现与社会不相适应,则可视为心理异常。但该标准要注意考虑国家、地区、风俗和文化等方面的差异,不能一概而论。因为同一种心理与行为,由于其所处环境不同,外界对其所作的评价结果可能不同。

综上所述,目前几乎没有一种能单独衡量所有心理异常的黄金标准,在鉴别心理活动是否异常时,需要综合应用,全面衡量。

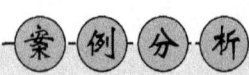

男,22岁,独生子女,父母以儿子上网、不读书、有时与家长顶嘴、脾气暴躁求助。

该青年仪容及衣着服饰均正常,入座后说自己主要是情绪不好,后悔以往学习不努力,现在只是个专科生。1个月前,经人介绍一位正在读研究生的女友,对方愿意和自己建立恋爱关系,但考虑到自己只是个专科学历,有自卑感,十分犹豫不敢继续发展。后悔当初不努力,造成现在的被动。着急,又不知从何处下手,心烦意乱,只好上网打发日子。近半月来,上床迟迟不能入睡。家长虽然自小宠爱自己,但并不知道自己的内心感受,说不到自己心里去,因此向他们发脾气。自己开始不愿来,是因为自卑,不好意思,见到心理咨询师后,觉得很愿意请咨询师帮助自己走出困境。

心理测验:EPQ,E45,P55,N70,L40;SCL-90,焦虑因子分2.5,其余因子分均小于1;SAS,57;SDS,47。

【分析与解答】

根据本例的症状结合测验结果诊断为焦虑情绪,有明显的原因,为近期发生,其反应强度是可以理解的,有很好的自知力,也有求治愿望,当属一般心理问题。问题产生的原因显然与恋爱中的趋避冲突有关。

### 三、异常心理的影响因素

#### (一)生物学因素

1. 遗传因素　研究表明,遗传因素与心理异常的产生有一定的关系,如精神分裂症、情感性精神障碍、人格障碍、精神发育迟滞等,有明显的遗传倾向。并且精神发育迟滞中的苯丙酮尿症、先天愚型等病种已被证实为遗传性疾病。家系研究、双生子研究、寄养子研究都证明遗传因素在某些异

笔记栏

常心理的产生过程中起着重要的作用。

2. **躯体因素** 急、慢性躯体感染和颅内感染,或者一些内脏器官、内分泌、代谢、营养、结缔组织和血液系统等疾病,如果引起体内内环境平衡失调、衰竭、缺氧等影响脑功能代谢的状况发生或产生脑器质性病变,如肝性脑病、肺性脑病、脑膜炎等均可导致精神障碍。

3. **理化因素** 颅脑外伤引起脑组织损伤,也可导致短暂的或迟发的精神障碍。成瘾物质如镇静催眠药、阿片类物质的应用,有毒物质如一氧化氮、农药的使用均会影响中枢神经系统导致意识障碍和精神障碍。

4. **其他生物学因素** 性别差异,有些精神疾病男女比例有明显差异,如酒瘾、反社会人格好发于男性;抑郁障碍、癔症女性发病率高。年龄差异,不同年龄可产生不同的精神疾病,有些疾病在不同年龄的发病率也会有所不同。如儿童时期的儿童多动症成年后绝大部分好转;偏执型精神分裂症好发于中年,阿尔茨海默病则多发于中老年期。

### (二) 心理因素

1. **生活事件因素** 生活事件指来源于生活中,对个体构成重大精神刺激或精神创伤,引起应激反应的各种事件。人的一生,从儿童到老年,必然会经历一些重大生活事件,而这些可促发神经症、创伤后应激障碍等精神疾病。

2. **个性因素** 个性与某些异常心理也有对应的关系。如高级神经活动类型中的弱型易患精神分裂症,强而不均衡型易患情感性精神障碍。英国心理学家艾森克认为,神经症常见于内倾-情绪不稳定人格的人。

### (三) 社会文化因素

1. **环境因素** 大气污染、噪声、交通混乱、人际关系紧张均可对心理产生不良影响,可能导致适应不良、焦虑障碍、心身疾病、儿童行为问题等。

2. **文化因素** 研究发现,异常心理的病种、症状、发生频率受民族、社会风俗、宗教信仰生活习惯的影响。文化偏低和闭塞地区,心理障碍患者的幻觉妄想通常与迷信、封建思想有关;分离障碍比较多见。文化水平较高的地区少分离障碍,幻觉妄想多与科技发展水平有一定联系。

## 四、异常心理的分类

目前在临床使用的主要有三种分类方法。① 世界卫生组织(WHO)编写的《国际疾病分类》中的精神与行为分类,现已修订至第十版,简称 ICD-10;② 美国精神医学会编写的《精神疾病诊断和统计手册》(DSM),现已颁布了第五版,简称 DSM-V;③ 由我国参考 ICD-10 和 DSM-Ⅳ,经中华精神科学委员会通过的《中国精神疾病分类方案与诊断方案》,现已修订至第三版,简称 CCMD-Ⅲ。

### (一) 心理现象学分类

1. **认知过程障碍** 包括感觉障碍、知觉障碍、思维障碍、注意障碍、记忆障碍、智能障碍、自知力障碍、定向力障碍八个方面。

2. **情感过程障碍** 包括情感的性质、稳定性、协调性障碍。

3. **意志行为过程障碍** 意志活动和行为动作方面的异常,有意志障碍和行为障碍。

4. **意识障碍** 在精神障碍中描述意识障碍与其他学科有所不同,不仅指周围意识的改变,而且包括患者对当前状态的自我意识。

### (二) 按照精神病学分类

1986 年以来我国参考 ICD-10 和 DSM-Ⅳ,由中华精神科学会委员会制定了《中国精神疾病分类方案与诊断标准》,2001 年出版了第三版,即 CCMD-Ⅲ,将心理障碍分为如下十大类。

(1) 器质性精神障碍。

(2) 精神活性物质或非成瘾物质所致精神障碍。

(3) 精神分裂症和其他精神病性障碍。

(4) 心境障碍(情感性精神障碍)。

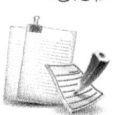

(5) 癔症、严重应激障碍和适应障碍、神经症。
(6) 心理因素相关生理障碍。
(7) 人格障碍、习惯和冲动控制障碍和性心理异常。
(8) 精神发育迟滞与童年和少年期心理发育障碍。
(9) 童年和少年期的多动障碍、品行障碍和情绪障碍。
(10) 其他异常心理和心理卫生情况。

## 第二节 常见的异常心理

### 一、认知障碍

#### (一) 感知觉障碍

感觉是客观刺激作用于感觉器官所产生对事物个别属性的反映,如形状、颜色、大小、重量和气味等。知觉是一事物的各种不同属性反映到脑中进行综合,并结合以往的经验,在脑中形成的整体的印象。正常情况下,感知觉与外界客观事物相一致。

1. 感觉障碍

(1) 感觉过敏:是对外界一般强度的刺激感受性增高,如感到阳光特别刺眼,声音特别刺耳,不能忍受关门声、电话铃声等。多见于神经症、更年期综合征等。

(2) 感觉减退:又称感觉抑制,是对外界一般刺激的感受性减低,患者对强烈的刺激感觉轻微或完全不能感知(后者称为感觉缺失)。见于抑郁状态、木僵状态和器质性精神障碍。感觉缺失见于癔症,如失明、失聪等。

(3) 内感性不适:是躯体内部产生的各种不舒适和(或)难以忍受的异样感觉,如牵拉、挤压、游走、蚁爬感等。性质难以描述,没有明确的局部定位,可继发疑病观念。多见于疑病症、癔症、躯体形式障碍等。

2. 知觉障碍

(1) 错觉:指对客观事物歪曲的知觉。临床上错听和错视较为多见。如将地上的一条绳索看成一条蛇。病理性错觉常在意识障碍时出现,带有恐怖色彩,多见于器质性精神障碍的谵妄状态。如谵妄的患者把输液瓶标签上的一条黑线看成是蜈蚣在爬动。

(2) 幻觉:指没有现实刺激作用于感觉器官时出现的知觉体验,是一种虚幻的知觉。根据其所涉及的感官分类,分为幻听、幻视、幻嗅、幻味、幻触、内脏性幻觉。

(3) 感知综合障碍:指患者对客观事物能感知,但对某些个别属性如大小、形状、颜色、距离、空间位置等产生错误的感知,多见于癫痫。

#### (二) 思维障碍

思维是人脑对客观事物间接概括的反映,是人类认识活动的最高形式。由感知所获得的材料,经过大脑的分析、比较、综合、抽象和概括而形成概念,在概念的基础上进行判断和推理,这整个过程称为思维。思维障碍临床表现多种多样,主要包括思维形式障碍和思维内容障碍。

1. 思维形式障碍

(1) 思维联想障碍:

1) 思维奔逸:又称意念飘忽,指联想速度加快、数量增多、内容丰富生动。

2) 思维迟缓:即联想抑制,联想速度减慢、数量的减少和困难。

3) 思维贫乏:指联想数量减少,概念与词汇贫乏。患者体验到脑子空洞无物,没有什么东西可想。

4) 思维散漫:指思维的目的性、连贯性和逻辑性障碍。

5) 思维破裂：指概念之间联想的断裂，建立联想的各种概念内容之间缺乏内在联系。表现为患者的言语或书写内容有结构完整的句子，但各句含义互不相关，变成语句堆积，整段内容令人不能理解。

6) 思维中断：又称思维阻滞。患者无意识障碍，又无外界干扰等原因，思维过程突然出现中断。表现为患者说话时突然停顿，片刻之后又重新说话，但所说内容不是原来的话题。

7) 思维插入和强制性思维：思维插入指患者感到有某种思想不是属于自己的，不受他的意志所支配，是别人强行塞入其脑中。

8) 病理性赘述：思维活动停滞不前，迂回曲折，联想枝节过多，做不必要的、过分详尽的、累赘的描述，以致一些无意义的细节掩盖了主要内容，表现为回答问题啰唆，但不离题，最后能达到预定的终点。见于癫痫、脑器质性及老年性精神障碍。

9) 被洞悉感：又称内心被揭露。患者认为其内心所想的事，未经语言文字表达就被别人知道了，有些患者甚至感到全世界乃至整个宇宙都知道他的想法，但是通过什么方式被人知道则不一定能描述清楚。该症状对诊断精神分裂症具有重要意义。

(2) 思维逻辑障碍：

1) 逻辑倒错性思维：主要特点为推理缺乏逻辑性，既无前提也无根据，或因果倒置，推理离奇古怪，不可理解。如一患者说："因为电脑感染了病毒，所以我要死了。"可见于精神分裂症和偏执狂等。

2) 病理象征性思维：属于概念转换，将一个简单的具体概念与抽象概念混淆，不经患者解释，旁人无法理解。如某患者经常反穿衣服，以表示自己为"表里合一、心地坦白"，又如某患者不断用头撞击汽车轮胎以求自杀，表示"投胎"(重新做人)。常见于精神分裂症。

3) 语词新作：指概念的融合、浓缩及无关概念的拼凑。患者自创一些新的符号、图形、文字或语言并赋予特殊的概念。如"■"代表狼心狗肺；"％"代表离婚。多见于精神分裂症青春型。

2. 思维内容障碍

(1) 妄想：是一种病理性的歪曲信念。是病态推理和判断，有以下特征：① 信念的内容与事实不符，没有客观现实基础，但患者坚信不疑；② 妄想内容均涉及患者本人，总是与个人利害有关；③ 妄想具有个人独特性；④ 妄想内容因文化背景和个人经历而有所差异，但常有浓厚的时代色彩。

妄想按其起源与其他心理活动的关系可分为原发性妄想和继发性妄想。原发性妄想是突然发生，内容不可理解，与既往经历、当前处境无关，也不是来源于其他异常心理活动的病态信念。原发性妄想是精神分裂症的特征性症状，对诊断分裂症具有重要价值。继发性妄想是发生在其他病理心理基础上的妄想，或在某些妄想基础上产生另一种妄想等。多见于精神疾病。

(2) 超价观念：是指一段时间内，在患者意识中占主导地位的错误观念，其发生一般均有事实的根据，往往带有强烈的情感色彩。此种观念片面而偏激，但并没有逻辑推理错误，如狂热的迷信观念，坚信已故子女并未死去的观念等。超价观念与妄想的区别在于，它的形成有一定的性格基础和现实基础，内容比较符合客观实际或有强烈的情感需要。多见于人格障碍和心因性障碍。

(3) 强迫观念：或强迫性思维，指在患者脑中反复出现的某一概念或相同内容的思维，明知没有必要，但又无法摆脱，患者常因此感到痛苦不堪。强迫观念包括强迫性回忆、强迫性计数、强迫性穷思竭虑；继发强迫动作，如强迫怀疑、强迫检查等。

(三) 注意障碍

注意是指个体的精神活动集中地指向于一定对象的过程。注意的指向性表现出人的心理活动具有选择性和保持性。注意有被动注意和主动注意。主动注意又称随意注意，是由外界刺激引起的定向反射；主动注意为既定目标的注意，与个人的思想、情感、兴趣和既往体验有关。被动注意也称作不随意注意，它是由外界刺激被动引起的注意，没有自觉的目标，不需任何努力就能实现。通常所谓注意是指主动注意而言。注意障碍通常有以下表现。

1. **注意增强** 为主动注意的增强，指患者特别为某种事物所吸引或特别注意某些活动。如有妄想观念的患者,对环境保持高度的警惕,过分地注意别人的一举一动,认为是针对他的;有疑病观念的患者过分地注意自己的健康状态,其注意增强指向患者本身的某些生理活动。

2. 注意涣散　为主动注意的不易集中是注意稳定性降低所致是患者的注意可以很快活跃起来,但难以集中和保持较长时间。多见于神经衰弱、精神分裂症和儿童多动症。

3. 注意减退　主动及被动注意兴奋性均减弱,注意的范围缩小,注意的稳定性也显著下降于抑郁症、脑器质性精神障碍及伴有意识障碍时。

4. 注意转移　主要表现为主动注意不能持久,注意稳定性降低,很容易受外界环境的影响而注意的对象不断转换。可见于躁狂症。

5. 注意狭窄　指注意范围的显著缩小,当注意集中于某一事物时,不能再注意与之有关的其他事物。既有主动注意范围缩小,又有被动注意减弱,患者显得十分迟钝。多见于意识障碍患者。

### (四) 记忆障碍

记忆为既往事物经验的重现。记忆是在感知觉和思维基础上建立起来的精神活动。包括识记、保持、再认或回忆三个基本过程。识记是记忆保存的前提,再认和回忆是某种客体在记忆中保存下来的结果和显现。对既往感知的事物不能回忆称作遗忘。人们感知的事物不可能都能回忆起来,所以正常人也存在遗忘。根据Ribot定律,越是新近识记的事物越是遗忘得快,遗忘的发展总是由近事记忆逐渐发展到远事记忆。临床上常见的记忆障碍如下。

1. 记忆增强　病态的记忆增强,是患者对病前久已遗忘,不重要的琐事能够重新回忆起来,甚至细节都回忆得非常清楚。主要见于躁狂症和偏执状态患者。

2. 记忆减退　是指记忆的四个基本过程普遍减退,临床上较多见。轻者表现为回忆的减弱,如记不住刚见过面的人、刚吃过的饭。严重时远记忆力也减退,如回忆不起个人经历等。可见于较严重的痴呆患者及神经衰弱患者。也可见于正常老年人。

3. 遗忘　指部分或全部地不能回忆以往的经验,即主要指回忆过程障碍。按其程度可分为完全性遗忘和部分性遗忘;按其与伤害事件发生的顺序可分为顺行性遗忘和逆行性遗忘。

4. 错构　是指记忆的错误,对过去曾经历过的事件,在发生的地点、情节,特别是在时间上出现错误回忆,并坚信不疑。多见于老年性痴呆和酒精中毒性精神障碍。

5. 虚构　是指由于遗忘,患者以想象的未曾亲身经历过的事件来填补自身经历的记忆缺损。由于虚构患者常有严重的记忆障碍,因而虚构的内容自己也不能再记住,所以其叙述的内容常常变化,且容易受暗示的影响。多见于各种原因引起的痴呆。当虚构与近事遗忘、定向障碍同时出现时称为柯萨可夫(Korsakoff)综合征,又称器质性遗忘综合征。多见于慢性酒精中毒性精神障碍、颅脑外伤后所致精神障碍及其他脑器质性精神障碍。

### (五) 意识障碍

意识是指患者对周围环境及自身的认识和反应能力。大脑皮质及网状上行激活系统的兴奋性对维持意识是起着重要作用。当意识障碍时,精神活动普遍抑制,表现为:① 感知觉清晰度降低、迟钝、感觉阈值升高;② 注意难以集中,记忆减退,出现遗忘或部分性遗忘;③ 思维变得迟钝、不连贯;④ 理解困难,判断能力降低;⑤ 情感反应迟钝、茫然;⑥ 动作行为迟钝,缺乏目的性和指向性;⑦ 出现定向障碍,对时间、地点、人物定向不能辨别,严重时自我定向力,如姓名、年龄、职业也不能辨认。临床上常见的意识障碍可表现为意识清晰度降低,意识范围缩小及意识内容的变化。

对精神科临床而言,某些神经症患者经常表现为自我意识障碍。

(1) 人格解体:对自身状况产生一种不真实的体验,属于存在性意识障碍,患者觉察不到自己的精神活动或躯体的存在,丧失了"自我",觉得自己已经"魂飞魄散"或"我只是一个灵魂"。

(2) 人格转换:指患者自称是另外一个人或动物,否定原来的自我,但没有相应的言语和行为变化,属统一性意识障碍。

(3) 交替人格:属意识统一性障碍。患者在不同时间和地点表现出两种完全不同的人格,且交替出现。多见于癔症患者。

(4) 双重人格（双重自我）：也属意识统一性障碍。患者在同一时间和地点表现为两种完全不同的人格。若同时体验两种以上人格特征时称多重人格。

### （六）智能障碍

智能障碍可分为精神发育迟滞及痴呆两大类型。

1. **精神发育迟滞** 是指先天或围生期或在生长发育成熟以前（18岁以前），大脑的发育由于各种致病因素，如遗传、感染、中毒、头部外伤、内分泌异常或缺氧等因素，使大脑发育不良或受阻，智能发育停留在一定的阶段。随着年龄增长其智能明显低于正常的同龄人。

2. **痴呆** 可分为全面性痴呆及部分性痴呆。

(1) 全面性痴呆：大脑的病变主要表现为弥散性器质性损害，智能活动的各个方面均受到损害，从而影响患者全部精神活动，常出现人格的改变。定向力障碍及自知力缺乏。可见于阿尔茨海默病和麻痹性痴呆等。

(2) 部分性痴呆：大脑的病变只侵犯脑的局部，如侵犯大脑血管的周围组织，患者只产生记忆力减退，理解力削弱，分析综合困难等，但其人格仍保持良好，定向力完整，有一定的自知力，可见于脑外伤后及血管性痴呆的早期。但当痴呆严重时，临床上很难区分是全面性或部分性痴呆。

临床上在强烈的精神创伤后可产生一种类似痴呆的表现，而大脑组织结构无任何器质性损害，称为假性痴呆。预后较好，可见于癔症及反应性精神障碍。

1) 刚塞综合征：又称心因性假性痴呆，即对简单问题给予近似而错误的回答，给人以故意做作或开玩笑的感觉。如一位20岁的患者，当问到她一只手有几个手指时，答"4个"，对简单的计算如2+2＝5以近似回答。患者能理解问题的意义，但回答内容不正确。行为方面也可错误，如将钥匙倒过来开门，但对某些复杂问题反而能正确解决，如能下象棋、打牌，一般生活问题都能解决。

2) 童样痴呆：以行为幼稚、模拟幼儿的言行为特征。即成人患者表现为类似一般儿童稚气的样子，学着儿童讲话的声调，自称自己才3岁，逢人就称阿姨、叔叔。

3) 抑郁性假性痴呆：指严重的抑郁症患者在精神运动性抑制的情况下，出现认知能力暂时性的降低，表现为痴呆早期的症状，如计算能力、记忆力、理解判断能力下降、缺乏主动性。但患者有抑郁的体验可予鉴别。抑郁消失后智能完全恢复。

## 二、情感障碍

情感和情绪在精神医学中常作为同义词，它是指个体对客观事物的态度和因之而产生相应的内心体验。心境是指一种较微弱而持续的情绪状态。情感障碍必定涉及情绪和心境。

在精神疾病中，情感障碍通常表现三种形式，即情感性质的改变、情感稳定性的改变及情感协调性的改变。

1. **情感性质的改变**

(1) 情感高涨：正性情绪增强，表现为不同程度的病态喜悦，自我感觉良好，有与环境不相符的过分的愉快、欢乐。语音高昂，眉飞色舞，喜笑颜开，表情丰富。表现可理解的、带有感染性的情绪高涨，且易引起周围人的共鸣，常见于躁狂症；表现不易理解的、自得其乐的情感高涨状态称为欣快，多见于脑器质性疾病或醉酒状态。

(2) 情感低落：负性情绪增强，患者表情忧愁、唉声叹气、心境苦闷，觉得自己前途灰暗，严重时悲观绝望而出现自杀观念及企图。常伴有思维迟缓、动作减少及某些生理功能的抑制，如食欲缺乏、闭经等。多见于抑郁症。

(3) 焦虑：一种与客观不符的、没有明确对象和具体内容的莫名惶恐与担心的心情状态。

(4) 恐惧：是持续性地对特殊的人、物或情境产生惧怕，并有相应的回避现象。

2. **情感稳定性的改变**

(1) 情感麻木：指在强烈精神刺激下引起的暂时性情感反应的抑制状态，患者表现为呆若木鸡，并有相应的言语、行为抑制。多见于精神障碍。

笔记栏

(2) 情感淡漠：指对外界刺激缺乏相应的情感反应，即使对自身有密切利害关系的事情也如此。患者对周围发生的事物漠不关心，面部表情呆板，内心体验贫乏。可见于单纯型及慢性精神分裂症。

(3) 情感不稳定：表现为情感反应(喜、怒、哀、愁等)极易变化，从一个极端波动至另一极端，显得喜怒无常，变幻莫测。与外界环境有关的轻度的情感不稳可以是一种性格的表现；与外界环境无相应关系的情感不稳则是精神疾病的表现，常见于癔症、神经衰弱、脑器质性精神障碍。

(4) 病理性激情：患者骤然发生的、强烈而短暂的情感暴发状态。常常伴有冲动和破坏行为，事后不能完全回忆。见于脑器质性精神障碍、躯体疾病伴发的精神障碍、癫痫所致精神障碍。

(5) 易激惹性：表现为极易因小事而引起较强烈的情感反应，持续时间一般较短暂。常见于疲劳状态、人格障碍、神经症或偏执型精神病患者。

3. 情感协调性的改变

(1) 情感倒错：指情感表现与其内心体验或处境不相协调。如听到令人高兴的事时，反而表现伤感；或在描述他自己遭受迫害时，却表现为愉快的表情。多见于精神分裂症。

(2) 情感幼稚：指成人的情感反应如同小孩，变得幼稚，缺乏理性控制，反应迅速而强烈，没有节制和遮掩。见于癔症或痴呆患者。

(3) 矛盾情感：指同一时间出现两种截然相反、相互矛盾的情感体验。多见于精神分裂症。

### 三、意志行为障碍

意志是指人们自觉地确定目标，并克服困难用自己的行动去实现目标的心理过程。在意志过程中，受意志支配和控制的行为称作意志行为。

(一) 常见的意志障碍

1. 意志增强　指意志活动增多。多伴有情感高涨、思维奔逸，在病态情感或妄想的支配下，患者可以持续坚持某些行为。例如，有嫉妒妄想的患者坚信配偶有外遇，而长期对配偶进行跟踪、监视、检查。多见于躁狂发作、偏执型精神障碍等。

2. 意志减弱　指意志活动的减少。患者表现为动机不足，常与情感淡漠或情感低落有关，缺乏积极主动性及进取心，对周围一切事物无兴趣以致意志消沉，不愿活动，严重时日常生活都懒于料理。常见于抑郁症及慢性精神分裂症。

3. 意志缺乏　指意志活动缺乏。表现为对任何活动都缺乏动机、要求，生活处于被动状态，处处需要别人督促和管理。严重时本能的要求也没有，行为孤僻、退缩，且常伴有情感淡漠和思维贫乏。多见于精神分裂症晚期精神衰退时及痴呆。

4. 矛盾意向　表现为同一事物，同时出现两种完全相反的意向和情感。例如，碰到朋友时，一面想去握手，一面却把手马上缩回来。多见于精神分裂症。

(二) 动作与行为障碍

1. 精神运动性兴奋　指动作和行为增加。可分为协调性和不协调性精神运动性兴奋两类。

(1) 协调性精神运动性兴奋：动作和行为的增加与思维情感活动协调一致时称为协调性精神运动性兴奋状态，并和环境密切配合。患者的行为是有目的的，可理解的，整个精神活动是协调的，多见于躁狂症。

(2) 不协调性精神运动兴奋：主要是指患者的言语动作增多，与思维及情感不相协调。患者动作单调杂乱，无动机及目的性，使人难以理解，所以精神活动是不协调的，与外界环境也是不配合的。如紧张型精神分裂症的兴奋、青春型精神分裂症的愚蠢淘气的行为和装相、鬼脸等。谵妄时也可出现明显的不协调性行为。

2. 精神运动性抑制　指行为动作和言语活动的减少。临床上包括木僵蜡样屈曲缄默症和违拗症。

(1) 木僵：指动作行为和言语活动的完全抑制或减少，并经常保持一种固定姿势。严重的木僵

称为僵住,患者不言、不动、不食、面部表情固定,大小便潴留,对刺激缺乏反应,如不予治疗,可维持很长时间。轻度木僵称为亚木僵状态,表现为问之不答、唤之不动、表情呆滞,但在无人时能自动进食,能自动大小便。严重的木僵见于精神分裂症,称为紧张性木僵。较轻的木僵可见于严重抑郁症、反应性精神障碍及脑器质性精神障碍。

(2) 蜡样屈曲:是在木僵的基础上出现的,患者的肢体任人摆布,即使是不舒服的姿势,也较长时间似蜡塑一样维持不动。如将患者头部抬高似枕着枕头的姿势,患者也不动,可维持很长时间,称为"空气枕头",此时患者意识清楚,病好后能回忆。见于精神分裂症紧张型。

(3) 缄默症:患者缄默不语,也不回答问题,有时可以手示意。见于癔症及精神分裂症紧张型。

(4) 违拗症:患者对于要求他做的动作,不但不执行,而且表现抗拒及相反的行为。若患者的行为反应与医生的要求完全相反时称为主动违拗,如要求患者张开口时他反而紧闭口。若患者对医生的要求都加以拒绝而不做出行为反应,称为被动违拗。多见于精神分裂症紧张型。

(5) 刻板动作:指患者机械刻板地反复重复某一单调的动作,常与刻板言语同时出现。多见于精神分裂症紧张型。

(6) 模仿动作:指患者无目的地模仿别人的动作,常与模仿言语同时存在,见于精神分裂症紧张型。

(7) 作态:指患者做出古怪的、愚蠢的、幼稚做作的动作、姿势、步态与表情,如做怪相、扮鬼脸等。多见于精神分裂症青春型。

## 第三节 常见的精神障碍

### 一、精神分裂症

#### (一) 精神分裂症的概念

精神分裂症是一种复杂、难治、易复发的重度精神疾病。多起病于青壮年,常有特殊的思维、知觉、情感和行为等多方面障碍和精神活动和环境的不协调。一般无意识及智能障碍。病程多迁延。

精神分裂症作为最常见、最严重的精神疾病,在全球终身患病率在 3.8‰~8.4‰,美国研究结果表明其终身患病率为 13‰。2011 年世界卫生组织(WHO)精神卫生报告结果显示,精神疾病负担约占全球疾病的总负担为 8‰,已成为全球公共性卫生的重大问题。

#### (二) 临床表现与分型

1. 临床表现 精神分裂症的临床症状多样复杂,几乎精神科的全部精神症状和症状群在疾病的不同时期和不同类型均可现。精神分裂症的自身临床表现有其特征性,具有在思维、情感、行为意向的不协调和脱离现实环境的特点。Bleuler 将精神分裂症的原发临床症状归纳为"4A"症状,包括联想障碍、情感淡漠、意志缺乏及内向性。

一般来说,精神分裂症的症状千奇百怪,在急性期主要的临床症状为幻觉、妄想和思维紊乱,这些症状常常被称为"阳性"症状,慢性期的主要临床表现为思维贫乏、情感淡漠、意志减退、动作迟缓和社会退缩,这些症状被称为"阴性"症状。

精神分裂症的临床症状从"过程"来看,可被描述为认知过程、情感过程、意志行为过程、自知力等。从疾病的"不同阶段"来描述分为急性期和慢性期。都能将精神分裂症的特征性临床表现阐述清楚。

(1) 思维联想障碍:在精神分裂症所有症状中是最令人费解的特征性症状。症状可出现在急性期、慢性期及残留期,但以急性期最常见。在精神分裂症的全部类型中,常常见于青春型与偏执型。

笔记栏

(2) 情感障碍：表现为情感淡漠、情感反应与思维内容及外界刺激不配合，同样是精神分裂症的重要特征。

在精神分裂症患者中各种感官的幻觉都可以出现，幻觉可相当的顽固，其特点是内容荒谬、脱离现实。最常见的幻觉为听幻觉，主要是言语性幻听。具有特征性的是评议性幻听。

妄想是精神分裂症的最常见症状之一，在部分病例中，妄想可非常突出。内容以关系妄想、被害妄想和影响妄想最为常见。由德国 Jasper 描述的原发性妄想几乎只见于精神分裂症，且一旦出现，患者立即深信不疑。

紧张综合征也是精神分裂症患者中容易引起注意的症状之一。其明显的表现是紧张性木僵：患者缄默、不动、违拗，或成被动性服从，并伴有肌张力增高。患者的姿势极不自然，如患者在床上，头与枕头间隔有一段距离（空气枕头），也有日夜不动地闭目站立。可见蜡样屈曲，患者的任何部位可随意摆布并保持在固定位置。有时可突然出现冲动行为，即紧张性兴奋，患者行为冲动，动作紊乱，做作并带有刻板性。

2. 临床分型

(1) 偏执型：又称妄想型，是精神分裂症中最常见的类型。其临床表现以相对稳定的妄想为主，往往伴有幻觉（特别是幻听）。情感、意志、言语、行为障碍不突出。多于青壮年、中年或更晚起病，病程进展缓慢，表现为敏感多疑，恐慌不安。若坚持治疗，治疗效果较好，症状得到明显缓解。

(2) 单纯型：起病缓慢，持续发展。早期多表现类似"神经衰弱"的症状，如主观的疲劳感、失眠、工作效率下降等，逐渐出现日益加重的孤僻退缩、情感淡漠、懒散、丧失兴趣、社交活动贫乏、生活毫无目的。疾病初期，常不引起重视，甚至会误认为患者"不求上进""性格不够开朗"或"受到打击后意志消沉"等，往往在病程多年后才就诊。治疗效果较差。

(3) 青春型：多于青春期发病，起病较急，病情进展快，多在 2 周之内达到高峰。以情感改变为突出主要表现，情感肤浅、不协调，有时面带微笑，却给人傻气的感觉；有时又态度高傲，显得不可一世；或喜怒无常、扮鬼脸、恶作剧，不分场合与对象开一些幼稚的玩笑。思维破裂，言语内容松散、不连贯，令人费解，有时会伴有片断的幻觉、妄想。行为不可预测，缺乏目的。病情进展迅速，预后欠佳。

(4) 紧张型：大多数起病于青年或中年，以明显的精神运动紊乱为主要的表现。可交替出现紧张性木僵与紧张性兴奋，或自动性顺从与违拗。典型表现是患者出现紧张综合征。紧张型目前在临床上有减少趋势。在各个亚型中，紧张型治疗效果理想，预后最好。

(5) 未分化型：本型应符合精神分裂症的诊断标准，但不符合上述任何一种亚型的标准，或表现出一种以上亚型的特点但没有一组明显占优势的诊断特征。

(三) 精神分裂症的护理

1. 日常生活护理

(1) 睡眠护理：评估患者的睡眠情况（入睡时间、睡眠质量、觉醒时间等），为患者创造良好的睡眠环境。指导患者一些促进睡眠的方法，如睡前喝牛奶、用热水泡脚等。加强夜间睡眠巡视，如果发现患者具有睡眠障碍的症状，注意观察病情有无波动，精神症状尤其是幻觉妄想是否加重等。对严重睡眠障碍的患者，必要时可给予助眠药辅助睡眠，用药后注意观察患者的睡眠改善情况。

(2) 饮食护理：评估患者营养失调的原因，对其实施有针对性的护理。如对暴饮暴食、抢食者，制订饮食计划，安排其单独进餐；对因有被害妄想、认为饭里有毒、有异味而拒食的患者，可让患者在饭厅自选食物，或给他密封包装的食物，让他自己打开，或让他人先尝，再让患者进食，解除患者的顾虑；对于因自责、自罪拒食的患者，可以把饭菜拌在一起，让其感觉到是剩饭；服用抗精神药出现锥体外系反应者，应给予进流质或半流质饮食，进食时有工作人员站于身旁；木僵患者应喂食，必要时遵医嘱给予静脉输液或鼻饲。开饭时间医护人员尽可能全部到场，共同观察患者的进食情况，防止因吞咽困难导致噎食，也有助于在噎食发生时有充足的人力抢救，保障医疗安全。

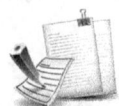

（3）卫生护理：对生活懒散、木僵等生活不能或不完全自理的患者，应做好生活料理或督促其生活自理。对木僵患者应做好口腔、皮肤、二便护理，女患者注意经期卫生；对生活懒散患者应教会患者日常生活的技巧，训练生活自理能力，如穿衣、叠被、洗漱等，应循序渐进，不能操之过急，对患者的进步及时予以表扬。

2. 症状护理

（1）妄想状态的护理：

1）护士应尊重患者，让患者体会到来自护士的关心与爱护。在入院初期，患者对妄想内容深信不疑，并不能通过其亲身体验加以纠正，应避免与患者争辩妄想的正确性，更不要批评患者，而是根据妄想的内容，有针对性地进行护理。

2）一般从正面接触妄想状态的患者，避免从患者身后突然打招呼或拍患者的肩膀等，特别是对待有被害妄想的患者。对有关系妄想者，护士在接触时，语言应谨慎，不在患者面前低声交谈，以免引起患者猜疑，强化患者的妄想内容。当工作人员被涉及妄想对象时，避免做过多解释，应减少接触，并注意安全。

3）鼓励患者参与非危险性活动或与患者探讨让其舒服的话题，将患者的注意力从妄想状态中转移出来，如让患者哼小曲、听收音机、进行娱乐活动等。

4）缓解期，当患者对妄想内容动摇时，医护人员应引导其区分现实与非现实的思维内容，与其探讨、分析妄想内容产生的原因及可能的后果，指导其进行认知重建。

（2）幻觉状态的护理：

1）观察患者与幻觉有关的言语和行为反应，了解幻觉出现的次数、类型、内容。在护理过程中鼓励患者说出幻觉内容，不轻易批评患者的幻觉或否认患者的感受，谨防患者对自己或环境或他人因幻觉带来的伤害。

2）为患者创造一个安静、安全的住院环境，减少来自环境的不良刺激，引导患者在清晰、真实的环境中感觉、活动。当患者因幻视干扰而感到恐惧、愤怒等负性情绪时，应安排有专人陪伴，指导患者参加一些喜爱的活动，以转移患者的注意力。选择适当时机，对患者的病态体验提出合理解释。

3）病情稳定期，试着与其讨论来自幻觉的感受与困扰，鼓励患者表达内心感受，帮助患者识别病态体验，区分现实与虚幻，增进现实感。鼓励患者学会自我控制，对抗幻觉发生。

（3）兴奋状态的护理：

1）了解、掌握患者兴奋状态的行为特点、规律和发生攻击行为的可能性，评估患者冲动行为发生的原因、诱发因素、持续时间等。掌握患者出现攻击的前驱症状，提前做好防范。对于情绪波动大、冲动行为明显的患者安置于重症病室，限制患者的活动范围。

2）护士在护理患者过程中，要耐心、和蔼、不激怒、不刺激患者，对患者在妄想状态下出现的过激行为不能迁就而要及时疏导和阻止。当面对兴奋躁动的患者时，护士应稳定自身情绪，给予耐心指导。

3）症状缓解后，加强对患者的心理护理，指导患者了解自己出现的病态思维，学会控制情绪的变化。教会患者如何表达自己的需要，以非暴力行为方式处理问题，提高患者与周围人及亲属建立良好关系和遵守社会规范行为的能力。

3. 用药护理

（1）精神分裂症患者对疾病无自知力，不承认有病，不接受治疗护理。护理过程中，护士应态度和蔼，体现对患者的尊重，力求取得患者的信任。如采用的是药物治疗，须在患者服药后认真检查患者的口腔，确保药物服下。对于拒不服药且劝说无效者，可与医生协商，考虑改用其他给药方式，如肌内给药等。

（2）对患者进行药物相关知识教育，帮助其了解药物治疗对控制症状的重要性，提高患者对药物作用及不良反应认知能力，增加服药依从性。定期评估用药后效果，及时发现药物不良反应，发现异常情况及时与医生联系。

笔记栏

**4. 心理护理** 入院初期,护士应主动、热情地接待患者,帮助患者熟悉病房环境及作息制度,关心患者的饮食起居,使患者感到被关心与重视,以减轻患者入院初期的陌生感。在患者治疗期间,应恰当地应用治疗性沟通技巧,如在倾听时不要随意打断患者的谈话,在谈话期间做适当的反应,适当的时候运用共情等。当患者处于恢复期时,自知力部分或完全恢复,可能产生自卑心理,应及时给予心理疏导与支持。适时与患者进行工作或学业、婚姻及生活、经济等方面的问题探讨,为其出院后步入社会开始新的生活做必要的心理准备。不出现躁狂。常伴有焦虑、躯体不适感和睡眠障碍,患者有求治要求,但无明显的精神运动性抑制或精神病性症状,生活不受严重影响。患者抑郁常持续2年以上,期间无长时间的完全缓解,如有缓解,一般不超过2个月。此类抑郁发作与生活事件和性格都有较大关系。

## 二、心境障碍

### (一) 心境障碍的概念

心境障碍又称情感性精神障碍,是由各种原因引起的以显著而持久的心境或情感改变为主要特征的一组疾病。主要表现为情感高涨或低落,伴有相应的认知和行为改变,可有幻觉、妄想等精神病性症状。多为间歇病程,具有反复发作的倾向。间歇期精神活动基本正常,部分可有残留症状或转为慢性病程。

根据CCMD-Ⅲ诊断标准,心境障碍包括双相障碍、躁狂症和抑郁症等几个类型。双相障碍具有躁狂和抑郁交替发作的临床特征,既往称躁狂抑郁性精神病。躁狂症或抑郁症是指仅有躁狂或抑郁发作,习惯上称为单相躁狂或单相抑郁。临床上单相躁狂较少见。

各国心境障碍的年患病率为0.8%~9.6%,其中美国最高,尼日利亚最低。我国北京和上海的年患病率分别是2.5%和1.7%。

### (二) 躁狂发作临床表现

典型症状为"三高"症状,即情感高涨、思维奔逸和意志活动增强。

**1. 情感高涨** 这是躁狂发作的主要原发症状。其高涨的情感具有一定的感染力。有时患者也可出现情绪不稳,易激惹,但持续时间短,易转怒为喜。患者常常在早期表现为愉快而在后期转换为易激惹。

**2. 思维奔逸** 是思维联想速度的加快。可出现音联、意联。

**3. 意志活动增强** 即协调性精神运动性兴奋,内心体验、行为方式与外界环境相协调。表现为喜交际,好管闲事,整日忙碌,行为鲁莽,自控力差。

**4. 其他症状** 睡眠需求减少,性欲亢进等。

### (三) 抑郁发作临床表现

**1. 核心症状** 抑郁症的核心症状包括心境或情绪低落,兴趣缺乏及快感缺失。这是抑郁障碍的关键症状。

(1) 情绪低落:患者体验到情绪低沉、悲伤,情绪的基本色调是低沉、灰暗的。典型病例会出现晨重暮轻节律改变的特点。在抑郁发作的基础上,患者会出现"三无"症状,即无望、无助和无用。无望是对自己的将来感到悲观失望,认为没有出路。无助是在无望的基础上产生,对自己的现状缺乏改变的信心和决心,对治疗失去信心。无用则是认为自己一无是处,毫无价值,不会对任何人有用。

(2) 兴趣缺乏:指患者对以前喜欢的各种活动兴趣显著减退或丧失。

(3) 快感缺失:丧失了体验快乐的能力,不能从生活中体验到快乐。

**2. 抑郁症的心理症状群** 可分为心理学伴随症状和精神运动性症状。

(1) 心理伴随症状:包括焦虑、自责自罪、精神病性症状(主要是妄想和幻觉,如罪恶妄想)、认知症状(主要是记忆力和注意力的下降)、自杀观念和行为、自知力(单相抑郁患者自知力要比双相障碍抑郁发作患者的完整)。

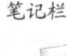

(2) 精神运动性症状：精神运动性迟滞或激越。精神运动性迟滞的患者表现为思维迟缓，同时常伴有记忆与注意力的下降，运动迟缓，严重者达到木僵状态。激越患者表现为思维内容缺乏条理，思维效率降低，烦躁不安，紧张激越，不能控制自己的动作。

(3) 躯体症状群：表现为睡眠紊乱、饮食紊乱、性功能减退、精力丧失和其他非特异性症状。

### （四）双相障碍临床特征

双相障碍的临床特点是反复（至少2次）出现心境和活动水平明显紊乱的发作，有时表现为心境高涨、精力充沛和活动增加（躁狂或轻躁狂），有时表现为心境低落、精力减退和活动减少（抑郁）。发作间期通常以完全缓解为特征。最典型的形式是躁狂和抑郁交替发作。

### （五）心境障碍的护理

**1. 躁狂状态的护理**

(1) 一般护理：

1) 提供简洁安静的环境：为患者提供一个陈设简单、空间宽大、安静、舒适的住院环境，室内空气流通、色彩淡雅，避免噪声与鲜艳的颜色。

2) 饮食护理：为患者提供高蛋白、高能量、营养丰富的饮食，取患者喜爱的、多样化的食品供其选择，充分饮水。最好单独进食，专人护理，保证其足够的营养和水分的摄入。必要时给患者喂食，拒食者给予鼻饲或静脉输液。

3) 督促或协助患者做好个人卫生：如洗脸、刷牙，保持床单位的清洁、平整；督促患者定期洗澡和更换内衣裤，经常检查患者皮肤有无擦伤、伤口感染等，预防皮肤感染。

4) 睡眠护理：由于患者精神运动性兴奋，常有入睡困难和早醒，护士应注意观察患者的睡眠情况，督促患者养成每天定时休息的习惯，夜间做好睡眠护理，必要时遵医嘱给予助眠药延长其睡眠的时间，这有利于控制兴奋症状，促使病情早日康复。

(2) 症状护理：

1) 躁狂患者精力异常充沛，且多表现急躁不安、易激惹、爱管闲事、判断力差，容易将多余精力的发泄变成破坏性，如扰乱病房管理，威胁他人及周围环境安全等。对待此类患者，可将其安置在单人病室，专人护理，根据患者的爱好特点，安排患者参加一些既消耗体力、又不具竞争性的有意义的活动，如下棋、绘画、唱歌、跑步等，引导患者将过剩的精力转移到建设性活动中去，以减少或避免患者造成破坏行为。

2) 对于患者过分自我夸大的病态行为，护士不应讥笑或责备，而应以缓和、肯定的语言陈述现实状况，从而增加患者的现实感。

(3) 用药护理：药物是矫正患者异常情绪与行为的有效手段。在用药过程中，护士应密切观察患者的合作性、药物耐受性及药物的不良反应，特别是应用锂盐患者应更加关注，注意监测锂盐浓度，指导患者每天摄入2 500～3 000 mL液体，正常饮食，以减少锂盐中毒的机会。对于恢复期患者，应明确告知维持用药对巩固疗效、减少复发的意义，停药与否应在医生的指导下进行。

(4) 出院指导：

1) 用药指导：由于锂盐的治疗量与中毒量比较接近，督促患者及家属一定要按医嘱服药，不得擅自增减。家属应协助妥善保管药品，督促患者按时、按量服药，注意观察有无用药后不良反应。告知家属及患者，定期到医院检查血锂浓度，以保证用药安全。

2) 复诊指导：躁狂状态有发作间期情感反应如常的特点，告知患者及家属不管病情如何，都应按时复诊，有异常情况及时就诊。

**2. 抑郁发作的护理措施**

(1) 生活护理：维持良好的营养、睡眠、个人卫生及排泄，加强对患者生活方面的照顾。

1) 创造良好的住院环境：为患者提供一个安全、舒适、明亮的住院环境，床位靠近护士站，病室内陈设简洁、色彩明快，无绳、刀、剪、玻璃等危险物品，以免发生意外。

2) 照料起居及个人卫生：对轻度抑郁状态患者，护士可以帮其拟定一个简单的作息时间表，内

笔记栏

容包括起居、梳理、洗漱、沐浴等,每天督促患者自行完成作息时间表所规定的内容;对重度、生活不能自理的患者,护士应协助其洗漱、口腔护理、皮肤护理、会阴护理、更衣、如厕、仪表修饰等,让患者感到清洁、舒适。

(2) 饮食护理:抑郁状态患者常有食欲缺乏、不思饮食,甚至受精神症状影响,有自责自罪妄想而拒绝进食。护士应根据患者的不同情况,制定出相应的护理对策,给予患者以富含维生素及蛋白质的饮食。对于因自责自罪拒绝进食的患者可将饭菜拌杂,使患者误认为是他人的残汤剩饭而进食,或安排一些为他人做事的劳动,如此可以协助患者接受食物。若患者坚持不吃,或体重持续减轻,则必须采取进一步的护理措施,如喂食、鼻饲、静脉输液等,保证机体的能量供应。

(3) 睡眠护理:睡眠障碍是抑郁状态最常见的症状之一,以早醒最为多见。由于抑郁状态有晨重夕轻的特点,而早醒这一段时间恰恰是患者考虑最多、无助感最强的时候,自伤、自杀等自弃行为发生的机会较多,拥有良好的睡眠对抑郁状态患者来说非常重要。

(4) 便秘的护理:便秘是抑郁状态患者比较多见的症状,应督促患者减少卧床时间,保持适当的运动,给予粗纤维食物、供给足够水分,指导其进行腹部环形按摩。如仍不能解决便秘问题,则需要给予缓泻剂、开塞露塞肛或灌肠处理,及时减轻患者的痛苦。

(5) 加强安全管理:预防自伤及他伤行为发生。

1) 密切观察病情,严格交接班:护士应对病房新入院、有自杀企图等重点患者做到心中有数,安置患者于重症监护室内,加强巡视(尤其是夜间、凌晨、午睡、节假日、交接班等工作人员偏少的时段),随时观察病情变化;对患者突然出现整理自己物品、有厌世想法、偷偷哭泣、向病友或亲属交代后事或将物品赠人等现象者,派专人看护,加强心理疏导,严格交接班。

2) 落实安全检查制度,严格服药管理:严格执行各项安全管理规定,定时对病房的危险物品进行清理和检查,加强病房设施的安全检查,尤其对新入院患者检查要仔细、彻底。教育患者家属探视时不带、不给患者危险物品。严格做好药品的保管工作,发药时加强看护,服药后仔细检查患者口腔、衣袋、指缝,严防患者藏药或蓄积后一次性吞服。

3) 安全测量体温及外出检查:使用水银体温计测温时,测量腋温,并加强看护,严防口腔测量时吞服体温表。外出检查时,安排工作人员近距离看护。

(6) 心理护理:鼓励患者抒发内心体验,阻断负向思考,建立新的应对技巧。

1) 接触抑郁症患者时,护士应保持温和、稳定、接纳的态度,理解患者的痛苦心境;在与患者的交流中,避免用简单、生硬的语言,应适当放慢语速,允许患者有足够反应和思考的时间,并耐心倾听患者的述说;引导患者回忆既往愉快的经历和体验,激发患者对美好生活向往的言语抒发。

2) 抑郁症患者对自己或外界常不自觉地持否定看法(负向思考),护士可以协助患者确认这些负向思考,采用正性的资源取向、挖掘患者的积极因素等方法打断存在的负性循环,如引导患者回顾自身的长处与优点,来增加患者的自信心,培养正向的认知方式;协助患者检视他的认知、逻辑与结论的合理性,帮助其澄清现实状况,增加现实感,以阻断患者的负向思考。

3) 指导患者学习倾诉、宣泄抑郁情绪的方法,如给予腹式深呼吸、渐进式肌肉松弛法、意象松弛法的指导;鼓励患者以言语表达自己的内心感受,与其讨论恰当的压力排解方式;引导患者积极营造、利用一切个人或团体人际交往的机会,改善患者既往消极被动的交往方式,逐步建立积极健康的人际交往方式,增加社交技巧。

4) 利用社会支持系统,帮助患者寻求家属、朋友、单位等社会系统的支持。鼓励患者多与家属、朋友沟通联系,积极参加集体活动,充分发挥社会支持系统的缓冲作用。

(7) 出院指导:

1) 用药指导:对患者及家属讲解药物治疗的重要性及常见的不良反应,告知家属应妥善保管药品,督促患者按时、按量服药,注意观察有无用药后不良反应。加强药物管理,防止患者发生服药意外。

2) 尽早识别复发先兆:如出现睡眠不佳、情绪不稳、烦躁、疲乏无力、有消极言论等,及时去医

笔记栏

院就诊。指导家属了解自杀的危险因素,管理好危险物品,时刻做好自杀危险的防范工作。

3) 指导其注意锻炼和培养健康的身心和乐观积极的态度,规律生活,积极参加社会娱乐活动,避免精神刺激,保持稳定心境。

4) 复诊指导:告知患者及家属要坚持定期门诊复诊,接受门诊心理治疗,以达到预防复发、全面康复的目的。

### 三、神经症

#### (一) 神经症的概念

神经症,旧称神经官能症,是一组主要表现为焦虑、抑郁、恐惧、强迫、疑病症状或神经衰弱症状的精神障碍。本障碍患者病前多有一定的易患素质基础和个性特征;疾病的发生与发展常受心理社会(环境)因素的影响;症状没有可以证实的器质性病变作为基础,与患者的现实处境不相称;患者对存在的症状感到痛苦和无能为力,自知力完整或基本完整,有求治要求;病程大多持续迁延。

CCMD-Ⅲ将神经症分为以下几类:① 恐惧症;② 焦虑症;③ 强迫症;④ 躯体形式障碍;⑤ 神经衰弱;⑥ 其他或待分类的神经症。

#### (二) 临床诊断

CCMD-Ⅲ关于神经症总的诊断标准如下。

1. **症状标准** 至少有下列 1 项:① 恐惧;② 强迫症状;③ 惊恐发作;④ 焦虑;⑤ 躯体形式障碍;⑥ 躯体化症状;⑦ 疑病症状;⑧ 神经衰弱症状。

2. **严重标准** 社会功能受损或无法摆脱的精神痛苦,促使其主动求医。

3. **病程标准** 符合症状标准至少 3 个月,惊恐障碍另有规定。

4. **排除标准** 排除器质性精神障碍、精神活性物质与非成瘾物质所致精神障碍、各种精神病性障碍如精神分裂症与偏执性精神障碍、心境障碍等。

#### (三) 神经症临床常见亚型的疾病相关知识

1. 焦虑症

(1) 概念:焦虑症是一种以焦虑情绪为主的神经症,以广泛和持续性焦虑或反复发作的惊恐不安为主要特征,常伴有自主神经功能紊乱、肌肉紧张与运动性不安,临床分为广泛性焦虑障碍与惊恐发作两种主要形式。

在美国,广泛性焦虑障碍是最普遍的精神障碍之一,患病率接近10%,女性患者是男性患者的2倍。根据我国1982年对全国12个地区调查资料显示,患病率为1.48‰,这种差异性可能与两个国家所用的诊断标准使用不一致有关。广泛性焦虑障碍大多起病于20~40岁,而惊恐发作多发生于青春后期或成年早期。

(2) 临床表现:

1) 惊恐发作:又称急性焦虑障碍,是急性焦虑发作的表现。在成人早期即有典型起病,女性约是男性的3倍。临床症状有以下几点。

A. 惊恐症状:患者往往是无明显诱因的情况之下发生,发作前无任何先兆。突然出现异常强烈的恐惧、害怕和紧张,常伴有濒死感。有时因害怕自己完全失去控制后精神失常,而大声呼救。发作时间一般历时 5~20 min,很少超过 1 h,但不久又可突然再发。发作时意识清晰,事后能完整回忆发作经过。

B. 自主神经症状:剧烈的心慌、胸闷、气短、呼吸困难、四肢发麻。

C. 继发性回避行为:患者由于害怕再次发作,因而不敢单独出门,回避人多的场所。

D. 预期性焦虑:由于患者不知道下一次发作会在什么时间,而一旦发作又令人十分痛苦,因此常担心会有下一次发作。

2) 广泛性焦虑:又称慢性焦虑,是最为常见的焦虑障碍类型。广泛性焦虑是一种长病程疾患,

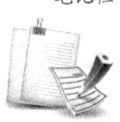

它常常在青壮年或之前发病,可持续终生。临床症状有以下几点。

A. 情绪症状:主要表现为焦虑和烦恼。患者焦虑、担心、害怕的内容多为日常琐事,整天提心吊胆,有大祸临头感,对日常生活中的事物失去兴趣,以致影响工作和学习。

B. 运动性不安:主要表现为不能静坐、反复搓手、来回走动,也可见眼睑、嘴角、面肌和手指颤抖等症状。

C. 自主神经症状:患者感到一阵阵出冷汗,全身燥热,血压波动,感头痛、心慌、胸闷、气短、胃肠不适,便秘与腹泻交替出现,尿频等。

D. 高度警觉:患者特别易受惊吓,常常伴有入睡困难、多梦、易醒和注意力不集中、易激惹等。

2. 恐惧症

(1) 概念:恐惧症也称恐怖症,是一种以过分和不合理地惧怕外界某种客观事物或情境为主要表现的神经症。患者明知这种恐惧反应是过分的或不合理的,但在相同场合下仍反复出现,难以控制。恐惧发作时常常伴有明显的焦虑和自主神经症状。患者极力回避恐惧的客观事物或情境,或是带着畏惧去忍受,因而影响其正常活动。

(2) 临床表现:恐惧症患者所恐惧的对象达数百种之多。通常将其归纳为三大类。

1) 场所恐惧症:又称广场恐惧症、旷野恐惧症等。是恐惧症中最常见的一种,约占60%。多起病于25岁左右,35岁左右是另一发病高峰年龄,女性多于男性。主要表现为对某些特定环境的恐惧,如高处、广场、密闭的环境和拥挤的公共场所等。患者害怕离家或独处,害怕进入商店、剧场、车站或乘坐公共交通工具,因为患者担心在这些场所出现恐惧感,得不到帮助,无法逃避,因而回避这些环境,甚至根本不敢出门。恐惧发作时还常伴有抑郁、强迫、人格解体等症状。

2) 社交恐惧症:多在17~30岁期间发病,女性明显多于男性,常无明显诱因突然起病。恐惧的对象主要为社交场合和人际接触。害怕会做出令人难堪或窘迫的行为。他们不敢在人们的注视下操作、书写或吃饭;害怕与人近距离相处;不敢当众演讲,不敢与重要人物谈话,严重干扰了个人的正常日常生活和社交活动。最常见的恐惧对象是异性、严厉的上司、未婚夫(妻)的父亲等。

3) 单一恐惧症:又称特定恐惧症。常起始于童年,以女性多见。是指患者对某一具体的物件、动物等有一种不合理的恐惧。最常见的为对某种动物或昆虫的恐惧,如蛇、狗、猫、鼠、鸟、蜘蛛、青蛙、毛毛虫等,有些患者害怕鲜血或尖锐锋利的物品,还有些对自然现象产生恐惧,如黑暗、风、雷电等。还包括一些特定的疾病,如性病、艾滋病等。

3. 强迫症

(1) 概念:强迫症是以强迫症状为主要临床表现的一类神经症。其特点是有意识的自我强迫和反强迫并存,两者强烈冲突使患者感到焦虑和痛苦;患者体验到观念和冲动系来源于自我,但违反自己的意愿,需极力抵抗,但无法控制;患者也意识到强迫症状的异常性,但无法摆脱。病程迁延者可表现仪式动作为主而精神痛苦减轻,但社会功能严重受损。

(2) 临床表现:多在无明显诱因下缓慢起病。其基本症状为强迫观念、强迫意向、强迫行为。可以一种为主,也可几种症状兼而有之。常见的表现形式如下。

1) 强迫观念:

A. 强迫思维:患者脑中常反复地想一些词或短句,而这些词或句子常是患者所厌恶的。如一个笃信宗教的人,脑中反复想着一些淫猥或渎神的词句。

B. 强迫性穷思竭虑:患者对一些常见的事情、概念或现象反复思考,刨根究底,自知毫无现实意义,但不能自控。如反复思考"究竟是先有鸡还是先有蛋?""人为什么要吃饭而不吃草?"

C. 强迫怀疑:患者对自己所做过的事的可靠性表示怀疑,需要反复检查、核对。如门窗是否关好,钱物是否点清等,而患者自己能意识到事情已做好,只是不放心而已。

D. 强迫联想:患者脑子里出现一个观念或看到一句话,便不由自主地联想起另一个观念或词句,而大多是对立性质的,此时叫强迫性对立思维。如想起"和平",马上就联想到战争等。

笔记栏

E. 强迫回忆：患者意识中不由自主地反复呈现出经历过的事情，无法摆脱，感到苦恼。

F. 强迫意向：患者体会到一种强烈的内在冲动要去做某种违背自己意愿的事情，但一般不会转变为行动，因患者知道这种冲动是非理性的、荒谬的，故努力克制，但内心冲动无法摆脱。如看到电插头就想去摸，看到异性就想拥抱等。

2) 强迫动作和行为：

A. 强迫检查：多为减轻强迫怀疑引起的焦虑而采取的措施。常表现为反复检查门窗、煤气是否关好，电插头是否拔掉，账目是否搞错等，严重者检查数十遍还不放心。

B. 强迫洗涤：多源于怕受污染这一强迫观念而表现反复洗手、洗衣物、消毒家具等。往往花费大量的精力和时间，自知没有必要，但控制不住。

C. 强迫性仪式动作：通常是为了对抗某种强迫观念所引起的焦虑而逐渐发展起来的。如一位学生开始出现强迫观念时便摇头对抗，果然有效，但好景不长，摇头不能抵抗强迫观念，于是就增加一项手拍桌子的动作，此法开始有效，但效力逐渐下降，于是患者又增加一项跺脚的动作以加强对抗作用。久而久之，患者即发展了一套复杂的仪式化程序：先摇几下头，接着拍几下桌子，然后跺脚……

D. 强迫询问：强迫症患者常常不相信自己，为了消除疑虑或穷思竭虑给自己带来的焦虑，常反复询问他人（尤其是家人），以获得解释与保证。

### （四）神经症的护理

1. 护理诊断

(1) 潜在的或现存的自杀、自伤行为。

(2) 舒适度的改变。

(3) 皮肤完整性改变。

(4) 潜在的或现存的营养失调。

(5) 焦虑。

(6) 恐惧。

(7) 抑郁。

(8) 自尊紊乱。

(9) 社会交往障碍。

(10) 个人应对不良。

(11) 睡眠形态紊乱。

2. 护理措施

(1) 生理护理：

1) 保证患者安全：密切观察患者情绪变化，对有抑郁情绪，自杀、自伤倾向的患者，注意防范患者自杀自伤情况发生；做好安全检查，避免环境中的危险物品及其他不安全因素。

2) 满足生理需要，提高躯体舒适度：提供基础护理，保证患者饮食、活动、睡眠、排泄等生理需要的满足；对于个人生活自理能力下降的患者，协助患者做好沐浴、更衣、头发及皮肤护理。

(2) 心理护理：

1) 建立良好的医患和护患关系，采用倾听、解释和指导等支持性心理治疗技术，使患者认识到焦虑障碍不属于器质性疾病，对个体的生命并不能构成威胁，使其增加治疗疾病的信心。

2) 行为和认知疗法是目前治疗焦虑症最有效的方法之一。临床结合神经症的不同疾病阶段及不同的临床表现施以不同的心理治疗程式。治疗初期重点集中于行为治疗方面，如对单一恐惧症、社交恐惧症和惊恐障碍患者，施以放松训练、生物反馈技术结合情景或实体暴露疗法等行为治疗的方法，使患者的焦虑、恐怖等症状得到减轻或缓解，克服回避行为；对强迫行为者施行暴露结合预防反应技术，对强迫思维者采取思维中断技术等。随着治疗的进展，逐渐增加认知疗法，了解患者如何接受和评价信息，了解患者的应对能力和应对资源，帮助患者识别认知失真，讨论质疑不合理信念，使患者忠于现实生活，转变自己的信念和态度，并付诸行动检验其效果，以达到建立健康而正确的认知系统的目的。

(3) 社会方面的护理：

1) 与患者共同探讨压力源及诱因,与患者一起制订适合患者的压力应对方式,并提供环境和机会让患者学习和训练新的应对技巧。

2) 协助患者获得家庭的理解和支持。有研究表明,短期或长期的家庭治疗对改善神经症患者的人际关系十分有效。指导患者的配偶和亲友对患者的疾病应建立积极、关心、帮助的家庭气氛。

### 四、人格障碍

#### (一) 人格障碍的概念

人格障碍又称变态人格、病态人格、偏离人格、人格异常,是指一个18岁以上成年人在认知内容、情绪释放、冲动行为控制和人际关系方面的异常。这些异常显著偏离特定的文化背景和一般的认知方式,在患者独自一人或参与社交活动等场合时均为恒定的,明显影响其社会功能与职业功能,造成对社会环境的适应不良,部分患者为此感到痛苦。患者虽然没有智能障碍,但适应不良的模式难以纠正,这种行为通常开始于童年或青少年,并长期持续发展至成年或终身,仅少数患者在成年后程度上可有改善。迄今为止,有关人格障碍患病率的资料较少。1982年和1993年我国部分地区精神疾病流行病学调查结果显示人格障碍患病率为0.1‰。国外相关的调查结果是人格障碍的患病率大部分在2%~10%。与来自西方国家的调查结果相比,我国的人格障碍患病率似乎特别低,这两者之间的差异可能要归结于东西方的文化差异及对人格障碍的理解和诊断工具的不一致。此外,男性人格障碍的发生率明显高于女性。

#### (二) 常见类型及临床表现

目前三大精神疾病诊断标准对人格障碍的分型基本类似,根据CCMD-Ⅲ,常见人格障碍的主要分类及临床表现如下。

1. 偏执型人格障碍

(1) 特点：猜疑和偏执。始于成年早期,男性多于女性。

(2) 临床表现：患者童年时可能遭遇过某种挫折,逐渐出现孤僻、敏感、社交焦虑或恐惧、言语刻薄。成年后表现为比较敏感多疑、心胸狭隘、固执自傲,自我评价高,特别是遭到拒绝和失败时,很易感到委屈,并因此而争论不休。此类患者常常无幽默感,情感反应死板僵硬。遇到挫折常怀疑别人有意陷害,经常处于紧张状态之中。大多数人表现出好斗和较强的攻击性,难与领导相处,也常与同事发生争执,别人常常对他敬而远之。在遇到生活事件后这类人格障碍可能会加重。此类人容易发生偏执型精神分裂症。

2. 分裂样人格障碍

(1) 特点：观念、行为和外貌装饰的奇特,情感淡漠、人际关系明显缺陷。

(2) 临床表现：他们在儿童、少年时表现缺少同伴,怕见人,社交焦虑,有奇特和古怪的想法,常沉湎于幻想。成年后表现孤独、退缩,对人冷漠、缺乏情感体验,对于批评和表扬及别人的看法漠不关心,与亲人和社会疏远,婚恋受阻。是一种自相矛盾的冲突的人格,可有牵连、猜疑、偏执观念,或有奇异感知体验,如一过性的错觉或幻觉等不寻常的知觉体验。

3. 反社会人格障碍

(1) 特点：行为不符合社会规范,对人冷酷无情。男性多于女性。

(2) 临床表现：亦称悖德型人格障碍。他们在儿童和少年时常表现有品德障碍,如逃学、斗殴、抽烟、说谎及过早性行为。成年后表现为违法乱纪、忽视社会道德规范和法律规范,缺乏责任感,做事我行我素,常为一些小事与他人发生口角,甚至冲动伤人,对自己的行为不负责任,对他人漠不关心。缺乏内疚感,不能吸取教训。故这类人可能因失业、离婚等负性生活事件的反复出现,而常借酒浇愁,以吸毒来"摆脱困境",其合并焦虑症、抑郁障碍、酗酒和药物依赖者比较多。

反社会型人格和违法犯罪也有较为密切的关系。罪行特别严重、作案手段残酷、犯罪情节恶劣

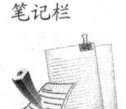
笔记栏

的犯人中有相当比例的属于反社会型人格障碍。

4. 冲动型人格障碍

(1) 特点：情感爆发，伴明显的冲动行为。男性多于女性。

(2) 临床表现：亦称"爆发性人格"或"攻击性人格"。一般开始于儿童学龄时期，他们对行为缺乏控制能力，常因很小的外界刺激而情感爆发，出现冲动行为，事后会对自己的所作所为感到后悔、烦恼，但不能防止再犯。在非情感爆发期间无异常人格表现，发作时患者的感觉与行为之间似乎突然失去了联系，有时可触犯法律。

5. 癔症型人格障碍

(1) 特点：过分的感情用事或夸张的言行来吸引他人注意。女性多于男性。

(2) 临床表现：亦称表演型或戏剧型人格障碍。此类患者好表现自己，想做中心人物，有时甚至以卖弄风情或调情来吸引异性；自我中心，对他人则不关心，但又过分轻信，易受别人暗示，依赖性强，富于幻想，表现出人格不成熟的一面。此类人容易发生癔症。

6. 强迫型人格障碍

(1) 特点：过分的谨小慎微，严格要求和完美主义，伴有内心不安全感。

(2) 临床表现：过分自制和自我束缚，要求自己十全十美，过分关注秩序和责任感过强。墨守成规、缺乏应变能力，常由于过分沉湎于细节或反复核对而忽视全局，延误时间降低工作效率，影响人际关系，使他们经常处于紧张、焦虑之中。患者常合并焦虑性障碍或A型性格。

7. 焦虑型人格障碍

(1) 特点：一贯感到紧张，提心吊胆，不安全感及自卑。男女无差异。

(2) 临床表现：亦称回避型人格障碍。患者需要被别人喜欢和接纳，对拒绝和批评过分敏感，因而习惯性夸大日常处境中的潜在危险，以达到回避某些活动或交场合的目的。此类患者常合并焦虑障碍、情感障碍和依赖型人格障碍。

8. 依赖型人格障碍

(1) 特点：缺乏自信，依附他人。女性占多数。

(2) 临床表现：患者幼年时表现对父母特别依恋，日常生活中，如果没有他人反复督促和保证，他们很难做出决定。他们缺乏自信，经常感到无助、无能，成年后也依赖父母或配偶做决定。常为获得支持和照顾而过分讨好他人，不能忍受独处，过分渴求亲近与归属。性关系不成熟，往往存在婚姻问题，缺乏亲密朋友。由于怕遗弃，故而常合并抑郁、焦虑和适应障碍。

## 五、性变态

### (一) 性变态的概念

性变态又称异常性心理、性倒错，泛指两性性行为的心理和行为明显偏离正常，并以这类性偏离作为性兴奋、性满足的主要或唯一方式为主要特征的一组精神障碍。其正常的异性恋受到全部或者某种程度的破坏、干扰或影响，而一般的精神活动并无其他明显异常。性变态大致分三种类型：① 性取向障碍：如同性恋、恋童症、恋物症、恋兽症、异装症等；② 性偏好障碍：如露阴症、窥阴症、性器摩擦症、施虐癖、受虐狂等；③ 性身份障碍：如易性症。

目前关于性心理障碍的病因和发病机理虽然提出很多学说，但仍尚不明确。

1. 生物学因素　在关于同性恋的研究中确实发现有少数患者内分泌异常或性染色体畸变。有的学者认为人体最初的胚胎发育具有双性的基础。这些原始双性结构的残余及异性性激素的残余可能是同性恋的生物学基础。大多数性心理障碍目前尚未发现其生物学异常变化。

2. 心理因素　心理因素可能在性心理障碍的病因学中占主导地位，弗洛伊德认为性变态与其性心理发展过程中遇到挫折走向歧途有关。此外，父母对子女的性教育失当与社会不良影响也具有重要意义。有些父母出于自身的喜好和期待，有意无意地引导孩子向异性发展，如将男孩打扮成女孩或将女孩打扮成男孩。自幼生长于异性的包围圈中容易导致儿童心理朝异性化方向发展。

笔记栏

3. **社会因素** 性心理障碍的产生与文化背景有一定的关系。如有的社会认为同性恋伤风败俗,有的社会对同性恋行为相对宽容。我国明清晚期,富豪阶层曾一度出现同性恋流行。同性恋合法化不符合我国现行法律、风俗习惯和文化背景,在可以预见的将来,同性恋不会为主流文化和广大民众所接受。

### (二) 性变态的表现和诊断

1. **性身份障碍** 性身份障碍也称性别认同障碍,是指由于个人不认同自己生理上的性别,即患者生理第一性征和第二性征均很明显,但在心理上总不愿接受性别事实,因而形成心理上严重困扰的异常现象。

(1) 女性患者表现:

1) 持久和强烈地因自己是女性而感到痛苦,渴望自己是男性(并非因看到任何文化或社会方面的好处,而希望成为男性)或坚持自己是男性,并至少有下列 1 项:① 固执地表明厌恶女装,并坚持穿男装;② 固执地否定女性解剖结构,至少可由下列 1 项证实:明确表示已经有,或将长出阴茎;不愿去蹲位排尿;明确表示不愿意乳房发育或月经来潮。

2) 上述障碍至少已持续 6 个月。

(2) 男性患者表现:

1) 持久和强烈地为自己是男性而痛苦,渴望自己是女性(并非因看到任何文化或社会方面的好处,而希望成为女性)或坚持自己是女性,并至少有下列 1 项:① 专注于女性常规活动,表现为偏爱女性着装或强烈渴望参加女性的游戏或娱乐活动,拒绝参加男性的常规活动;② 固执地否定男性解剖结构,至少可由下列 1 项证实:断言将长成女人(不仅是角色方面);明确表示阴茎或睾丸令人厌恶;认为阴茎或睾丸即将消失,或最好没有。

2) 上述障碍至少已持续 6 个月。

最常见的性身份障碍是易性症。易性症是指对自身性别的认定与解剖生理上的性别呈逆反心理,持续存在改变本人性别解剖特征以达到转换性别的强烈愿望,并要求变换为异性的解剖生理特征(如使用手术或异性激素),其性爱倾向为纯粹同性恋。绝大多数是男性,早年文献称为男扮女装癖。通常开始于青年期,儿童期多与女孩子为伍,穿着异性衣着,但不产生性兴奋(与异性装扮癖不同),具有女性化的言语腔调、体态、举止表现。易性症患者少见,估计其发生率为 1/10 万。其中又以男性多见,男女之比约为 3∶1。

诊断标准为:① 期望成为异性并被别人接受,常希望通过外科手术或激素治疗而使自己的躯体尽可能与自己偏爱的性别一致;② 转换性别的认同至少已持续 2 年;③ 不是其他精神障碍(如精神分裂症)的症状,或与染色体异常有关的症状。

2. **性偏好障碍** 性偏好障碍是指性活动的方式与常人不同,以古怪方式来引起性欲的满足,如恋物症、露阴症、窥阴症等。

(1) 恋物症与异装症:

1) 恋物症:系指反复出现以某种非生命性物品或异性躯体某部分作为性满足的刺激物。抚摸、闻嗅这类接触性敏感区的物品(或伴有手淫),或在性交时患者本人或性对象持此类物品即能取得性满足。此类物品称为眷恋物,它们都是带有特殊的性刺激意味的东西,一般都是男性患者,此类眷恋物如女人的乳罩、内裤、卫生带等,异性的头发、足趾、腿等可能归入其内。多数患者是异性恋者。对刺激生殖器官的性器具的爱好不属恋物症。

诊断标准为:① 在强烈的性欲望与性兴奋的驱使下,反复收集异性使用的物品。所恋之物是极重要的性刺激来源,或为达到满意的性反应所必需;② 至少已持续 6 个月。

2) 异装症:是恋物症的一种特殊形式,表现为对异性衣着特别喜爱,反复出现穿戴异性服饰的强烈欲望并付诸行动,由此可产生兴奋。其穿戴异性服饰的主要目的是获得性兴奋,当这种行为受到抑制时可引起明显的不安情绪。患者并不要求改变自身性别的解剖生理特征,绝大多数是异性恋者,性爱指向是正常的。

诊断标准为：① 穿着异性服装以体验异性角色，满足自己的性兴奋；② 不期望永久变为异性；③ 至少已持续6个月。

(2) 露阴症：反复在陌生异性面前暴露自己的生殖器，以满足引起性兴奋的强烈欲望，几乎仅见于男性。如在中老年首次出现，应排除器质性病变的可能。时间多在傍晚，并与对方保持安全距离，以便逃脱。当对方感到震惊、恐惧或耻笑辱骂时而感到性的满足。

露阴症通常由女性受害者报案而发现。女性害怕露阴行为之后遭强奸，其实强奸并不多见。大部分露阴者性功能低下或缺乏正常性功能，有的明确表示对性交不感兴趣。

诊断标准为：① 具有反复或持续地向陌生人（通常是异性）暴露自己生殖器的倾向，几乎总是伴有性唤起及自慰；② 没有与"暴露对象"性交的意愿或要求；③ 此倾向至少已存在6个月。

(3) 窥阴症：反复窥视异性下身、裸体，或他人性活动，以满足引起性兴奋的强烈欲望，可当场自慰或事后回忆窥视景象并自慰，以获得性满足。几乎仅见于男性。观看淫秽音像制品，并获得性的满足，不属于本诊断。窥阴症患者常潜伏于厕所、浴室、卧室外窗口进行偷看，一般没有进一步的性攻击行为。性冲动过后，患者常常为自己的偷看行为焦虑、内疚，有时还会伴有抑郁，但当下一次性冲动到来时患者又控制不住自己的行为。窥阴行为可解释为性心理发育停滞或退行的一种表现。

诊断标准为：① 反复窥视异性下身、裸体，或他人性活动，伴有性兴奋或手淫；② 没有暴露自己的意向；③ 没有同受窥视者发生性关系的愿望。

(4) 摩擦症：男性患者在拥挤场合或乘对方不备之际，伺机以身体某一部分（常为阴茎）摩擦和触摸女性身体的某一部分，以达到性兴奋的目的。此类患者常常在人多拥挤有机可乘之际，例如，在公共汽车上、排队买票时，用生殖器挤压异性的身体，或用手去抚摸异性的敏感部位，可伴有射精行为。

诊断标准为：① 反复地通过靠拢陌生人（通常是异性），紧密接触和摩擦自己生殖器；② 没有与所摩擦对象性交的要求；③ 没有暴露自己生殖器的愿望；④ 这种行为至少已存在6个月。

(5) 性施虐症与性受虐症：是指在性生活中，向性对象同时施加肉体上或精神上的痛苦，作为达到性满足的惯用和偏爱方式者为性施虐症；相反，在性生活的同时，要求对方施加肉体上或精神上的痛苦，作为达到性满足的惯用与偏爱方式者为性受虐症。国外报道较多。

性施虐症绝大多数见于男性，受虐狂一般多见于女性。两者可以单独存在，也可以同时并存。但在一对配偶中，很少双方同时出现，往往是应一方要求对方被迫配合。

诊断标准为：① 一种性活动偏爱，可为接受者（受虐狂），或提供者（施虐狂），或两者都有，并至少有下列1项：疼痛，污辱，捆绑；② 施虐—受虐行为是极为重要的刺激来源或为满足性欲所必需的；③ 行为至少已持续6个月。

3. 性指向障碍　性指向障碍是指源于各种性发育和性定向的障碍，从性爱本身来说不一定异常。但某些人的性发育和性定向可伴发心理障碍，如个人不希望如此或犹豫不决，为此感到焦虑、抑郁，有的试图寻求治疗加以改变。

性指向障碍有多种表现形式，常见形式为同性恋。许多动物之间也有同性活动，但以此作为唯一性活动方式仅见于人类。表现程度可有所不同，有些只是纯精神性的，主要是思想和情感上的依恋，并无肉体上的接触。

有同性性行为的两个人，可能只有一个是真正的同性恋者，另一个为异性恋者。如果双方都是真正的同性恋者，那么在性行为中，会轮流更换主动位置，而在心理上他（她）们都会认定自己处于主动地位。

多数同性恋之间有具体的性行为，在男性中有几种表现形式：① 口腔—生殖器接触；② 相互手淫，互相取乐；③ 肛门性交。女性除了口腔生殖器接触、相互手淫之外，往往采取拥抱、阴部相互摩擦、使用人工阴茎或类似于阴茎的物体。同性恋者之间的"感情"联系，女性之间比较固定，男性较不稳定。

诊断标准为：① 符合性指向障碍的定义；② 在正常生活条件下，从少年时期就开始对同性成员持续表现性爱倾向，包括思想、感情及性爱行为；③ 对异性虽可有正常的性行为，但性爱倾向明显减弱或缺乏，因此难以建立和维持与异性成员的家庭关系。

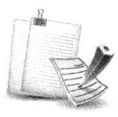

## 小 结

1. 异常心理

   (1) 病因及发病机制 { 生物学因素 / 心理因素 / 社会文化因素

   (2) 诊断分类 { ICD-10 / DSM-Ⅳ（现 DSM-Ⅴ已被应用于临床）/ CCMD

   (3) 异常心理
   - 认知障碍
     - 感知觉障碍
     - 思维障碍
     - 注意障碍
     - 记忆障碍
     - 智能障碍
     - 意识障碍
   - 情感障碍
     - 情感性质的改变
       - 情感高涨
       - 情感低落
       - 焦虑
       - 恐惧
     - 情感稳定性的改变
       - 情感麻木
       - 情感淡漠
       - 情感不稳定
       - 易激惹
       - 病理性激情
     - 情感协调性的改变
       - 情感倒错
       - 情感幼稚
       - 矛盾情感
   - 意志行为障碍
     - 意志障碍
       - 意志增强
       - 意志减弱
       - 意志缺乏
       - 矛盾意向
     - 动作和行为障碍
       - 精神运动性兴奋
         - 协调性精神运动性兴奋
         - 不协调性精神运动性兴奋
       - 精神运动性抑制
         - 木僵
         - 蜡样屈曲
         - 缄默症
         - 违拗症
         - 刻板动作
         - 模仿动作

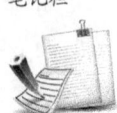
笔记栏

2. 常见的精神障碍

(1) 精神分裂症
- 单纯型
- 青春型
- 偏执型
- 紧张型
- 未分化型

(2) 心境障碍
- 躁狂发作"三主征"
  - 情感高涨
  - 思维奔逸
  - 意志活动增强
- 抑郁发作
  - 核心症状：情绪低落，兴趣缺乏及快感缺失
  - 心理症状群
    - 焦虑、自责、自杀观念和行为
    - 激越表现为思维内容缺乏条理
    - 精神运动性迟滞表现为思维迟缓

(3) 神经症
- 焦虑症
  - 惊恐发作(急性焦虑发作)
  - 广泛性焦虑(慢性焦虑)
- 恐惧症
  - 广场恐惧症
  - 社交恐惧症
  - 单一恐惧症
- 强迫症
  - 强迫观念：强迫思维、强迫联想、强迫怀疑等
  - 强迫动作和行为：强迫检查、强迫洗涤、强迫询问等
- 躯体形式障碍
- 神经衰弱
- 其他或待分类的神经症

(4) 人格障碍分型
- 偏执型人格障碍
- 分裂样人格障碍
- 反社会人格障碍
- 冲动型人格障碍
- 癔症型人格障碍
- 强迫型人格障碍
- 焦虑型人格障碍
- 依赖型人格障碍

(5) 性变态分类
- 取向障碍
- 性偏好障碍
- 性身份障碍

【思考题】

(1) 试述思维形式障碍的主要类型及临床意义。
(2) 试述妄想的定义及主要特征。
(3) 哪一种人格障碍和违法犯罪有较为密切的关系？其特点如何？
(4) 试述同性恋的临床特征。谈谈你对同性恋的看法。
(5) 试述神经症的共同特征。
(6) 试述精神分裂症常见临床亚型的临床特点及护理措施。
(7) 试述抑郁发作的临床表现及护理措施。

(陈爱民)

# 第七章

# 心理治疗与护理基本技术

## 学习要点

- **掌握**：心理治疗的概念、基本要求、心理治疗原则、适用范围、心理护理要点。
- **熟悉**：心理支持疗法、认知疗法、行为疗法、精神分析疗法的概念和使用方法。
- **了解**：① 心理治疗的发展；② 家庭疗法、婚姻疗法、催眠暗示疗法的概念和操作方法。

## 第一节 心理治疗概述

### 一、心理治疗的概念

心理治疗又称精神疗法，以心理学的各种理论体系为指导，以良好的医患关系为基础，应用各种心理学的方法，包括医护人员的言语、表情、行动或通过某些仪器及一定的训练程序，影响或改变患者的认知、情绪及行为，调整个体与环境之间的平衡，达到治疗的目的。心理治疗是心理干预的重要手段之一，其应用对象主要是那些已经发生了心理障碍的患者。心理治疗的基本要素包括以下几点。

（1）治疗者必须具备一定的心理学知识和技能。
（2）治疗要按一定的程序进行。
（3）使用各种心理学的理论和技术。
（4）治疗的对象是具有一定精神、躯体和行为问题的人。
（5）治疗的目的是通过改善个人的心理机能，最终消除或缓解其可能存在的各种心身症状。恢复健全的心理、生理和社会功能。

非专业人员通过其良好的态度进行安慰和劝告，虽然也可使患者的症状有所减轻，但这并不是心理治疗。

### 二、心理治疗的发展

心理治疗作为一门科学虽不超过一百年的时间，但心理治疗方法却源远流长，如我国传统中医临床实践中"告之以其败，语之以其善，导之以其所便，开之以其所苦"的疏导式心理治疗；"悲胜怒、恐胜喜、怒胜思、喜胜悲、思胜恐"的情志相胜治疗原则等。此外，我国古代流传下来众多的健身治病训练程式，如太极拳、气功等，也包含了丰富的心理治疗成分。

在西方，心理治疗也具有悠久的历史。远在古希腊和古埃及时代，医生就已重视心理治疗的作用，他们强调集体治疗，使用劝告、暗示、音乐、催眠等手段治疗疾病。由于在中世纪时期，西方的宗教具有绝对

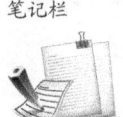
笔记栏

的权威,对精神患者普遍采取精神和肉体摧残的方法,严重阻碍了心理治疗的发展。直至18世纪末,在法国医生皮奈尔(Pinel)的积极倡导下,才开始用比较人道的方法对待精神患者,心理治疗才开始得到发展。

19世纪末至20世纪初,西方流行麦斯麦(Mesmer,FA)的催眠疗法,之后,奥地利精神病医生弗洛伊德(Freud S.)创立的精神分析疗法也得到了广泛传播。20世纪50年代末,行为疗法迅速发展。这些心理治疗理论和方法,目前已经成为心理治疗中重要的流派。

随着心理科学研究的深入,不但原有的心理治疗方法不断地分化和完善,而且许多新的治疗方法或手段也如雨后春笋般地出现,如人本主义的来访者中心疗法,日本的森田疗法,以及放松、静默、生物反馈和各种形式的集体治疗等。20世纪90年代后期,沙土游戏治疗、漂浮疗法等也开始兴起。从事心理治疗工作的也不再仅仅是精神科医生,而扩大到临床心理学家、社会工作者及牧师等。各种专业的人员,如儿科医生、儿童保健人员、幼儿园和小学教师、管理青少年罪犯的司法工作者等都要求掌握一些心理治疗的知识和技术,心理治疗已不再局限于医生和患者。特别是近二三十年来,艾森克、沃尔普(Wolpe)等人创立了行为疗法,通过学习理论的原则来改变不适宜的行为,使心理治疗的病种更为广泛,并因具有较理想的效果而成为时髦的治疗方法。社会上有许多心理较为不健康的人也要求做心理治疗来促进他们自身的健康,所以,其实施范围也已越出医院。由于各治疗家或学派的理论不同,有的是把心理治疗看作心理社会治疗或教育治疗,有的则看作是促使人格和自我发展的手段,所以,对于心理治疗至今尚没有一个能使大家都能接受的定义和分类。

20世纪中期,从事心理治疗的专业心理学家们根据心理学的不同理论体系,形成了诸多的心理治疗流派。但目前多数心理治疗者已不再固守某一流派和局限某种单一的心理治疗方法,开始采用对患者最有效的治疗方法,并出现越来越多的采取程序化干预的综合治疗计划,如针对压力问题的自我管理计划等,这种现象反映了心理治疗科学向纵深方向发展。

### 三、心理治疗的基本要求和原则

#### (一) 和谐性原则

心理治疗的成功与否,很大程度上与心理治疗者是否具备与治疗对象建立和睦关系的能力有关。良好和谐的医患关系是心理治疗的一个重要条件。治疗者只有通过对求助者尊重、同情、关心支持的态度,才能建立起被干预者对治疗者的信任感和权威感,接受治疗者的各种信息,建立治疗动机,毫无保留地吐露自己的心理问题细节,为心理治疗者的准确诊断和治疗提供可靠的资料,使被干预者接受并反馈干预者的暗示和建议,认真执行心理干预作用,增强心理康复的动机并配合干预者顺利完成心理干预。

心理治疗中人际关系的特点表现在:① 单向性:心理干预过程所关注的是被干预者的问题,确立了干预关系以后,一切工作都是围绕被干预者的利益进行的。② 系统性:心理干预有明确的对象与目的,干预者要采取一系列有计划、有针对性的措施帮助被干预者解决实际问题。③ 正式性:心理干预关系一旦建立,干预者的责任就是为被干预者提供帮助,而不能超出这个范围。④ 时限性:心理干预的目的达到以后,这种关系便告结束,如果出现新的问题,则重新开始新的干预。

#### (二) 发展性原则

在心理干预过程中,干预者要以发展的眼光对待和处理被干预的问题,不仅在问题的分析和本质的把握上,而且在问题的解决和效果的预测上都有具有发展的观念。

一方面,因为个体从出生到死亡始终处在发展变化过程中,人的心理问题也是不断发展变化的,被干预者的需要、动机、态度、情绪、思维方式、对问题的看法、对事件后果的预测依据行为表现总是随着干预进程的变化而发生变化。

另一方面,干预者不要只看当前被干预者的种种不良行为和认知,要根据其阅历、兴趣、性格等个性特点为其将来发展思考探索,引导被干预者向着更高的理想、目标奋进。

#### (三) 个性化原则

在心理干预过程中,干预者既要注意被干预者与同类问题的人的共同表现和一般规律,又不能忽视被干预者的具体情况,不能千篇一律地解决问题,即每一个心理干预方案都应具有它的特殊

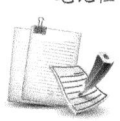
笔记栏

性。个性化原则要求干预者要根据被干预者不同的年龄、性别、人格特征、文化背景等采取不同的干预方法,因人、因时、因地、因事而异,灵活制定不同的干预方案。

### (四) 真诚性原则

疾病能否治好,是患者、家属及治疗者十分关心的问题。对于治疗者来说,应当以真诚的态度,认真地了解患者的症状、发病机制、诊断及治疗过程中的反应,并在慎重地确定治疗方案之后,还要根据具体情况不断地进行修正和完善。在此基础上就可以向患者做出科学的、实事求是的解释和保证,让患者认为治疗者的保证是有理有据、合情合理的。对于时间上的保证要稍长一些,以免到时达不到预期效果而引起患者的失望和挫折感,甚至对治疗者产生怀疑。当然,也需要向患者说明,任何保证都需要患者积极配合,发挥主动,遵守医嘱,否则会影响治疗。对治疗过程中患者取得的进展,也应及时给予肯定和赞赏。

### (五) 中立性原则

干预者对干预中涉及的各类事件保持客观、中立的立场,不把个人观点强加于被干预者,如果在干预过程中,干预者以自己的价值取向作为考虑问题的参照点,就容易妨碍对事件判断的客观性,从而影响干预效果。保持中立原则可以使干预者对被干预者的情况进行客观的分析,对其问题有正确的了解,指出公正的建议或意见。

### (六) 综合性原则

心理干预的综合性有两方面含义:一方面是因为人类疾病是生物、心理、社会诸因素作用的结果,所以在病因上要多方面、全方位的评估思考;在干预策略上也要采用心身综合的干预方法。另一方面是不同的心理干预手段各有其优点及不足,在干预实践中要灵活使用。例如:在干预初始阶段,主要任务是建立良好的干预关系,可以采用人本主义的无条件积极关注、共情等技术,在心理干预中根据被干预者的实际情况采用行为、认知、支持等不同的心理干预技术。

### (七) 保密性原则

干预者尊重被干预者的权利和隐私,对干预者的姓名、职业、病情及治疗过程进行保密是治疗者所应遵循的职业道德,也是进行心理治疗所应遵循的一个重要原则。没有获得患者的许可,治疗者绝不可泄露患者的情况,包括不和自己的亲友诉说,不和同事交流,更不可公开患者情况。保密性原则也是心理治疗所必需的,在治疗一开始时就应向患者说明,这样可取得患者的信任,促进良好的医患关系,获得有关病情的可靠信息。

## 四、心理治疗的使用范围

从广义上来说,心理治疗不仅广泛适用于精神科临床,在综合医院的其他科和预防医学中也起着重要作用,甚至还可应用于一般正常人。从医学心理学角度,包括以下几个方面:

1. 急性疾病的患者  此类患者起病较急,病情较重,往往存在严重的焦虑、抑郁等心理反应,在给予临床医疗紧急处置的同时,需要进行一定的心理治疗,例如给予精神支持疗法、松弛疗法等,以帮助患者认识疾病的性质,减轻心理应激所带来的负性情绪,增强治疗疾病的信心。

2. 慢性疾病的患者  此类患者一般病程较长,由于无法全面康复以及长期的患者角色的作用,往往存在抑郁、悲观等心理问题。而负性情绪进一步加重原有疾病,进一步影响机体康复。心理支持治疗和行为治疗等手段往往对此类患者有很大的帮助,例如慢性疼痛患者的行为纠正疗法、康复疗养患者的集体支持治疗等。

3. 心身疾病的患者  由于发病过程中有明显的心理社会因素参与,心理治疗是必不可少的,首先,针对疾病的心理因素,帮助患者消除或缓解心理应激反应,减轻疾病症状,改善疾病发展过程促进其康复。如纠正冠心病患者的 A 型行为模式等。其次,直接针对疾病的病理过程采取心理治疗纠正措施,如对高血压患者进行的松弛训练等。

4. 精神疾病患者  包括各类神经性障碍如心境障碍患者、焦虑症、抑郁症、强迫症等,以及其他精神疾病如恢复期精神分裂症的患者等。

笔记栏

5. **各类行为问题** 各类行为问题都可以通过心理治疗和训练来纠正,包括性行为障碍、人格障碍、过食与肥胖、烟瘾、遗尿、儿童行为问题等。

6. **社会适应不良** 正常人在生活中有时也会遭到难以应对的心理社会压力,从而导致适应困难,出现自卑、自责、攻击、退缩、失眠等心理或行为和躯体症状。可使用支持疗法、应对技巧训练、环境控制、松弛疗法、认知改变及危机干预等方法。

7. **其他问题** 儿童行为问题、精神障碍、精神发育不全等,可通过心理支持、认知行为纠正等干预方式给予帮助。

### 五、心理治疗注意要点

1. **认识心理治疗的地位和作用** 心理治疗的应用很广泛,但它不是万能的。对于心因性功能疾病,心理治疗起主动作用;而对于一些急性疾病和躯体疾病,心理治疗只能其辅助作用,在临床工作中,对于大多数疾病应提倡心身综合治疗。

2. **取得被干预者信任** 被干预者在信任干预者的前提下,才能提供真实、有效的信息,这对于准确掌握被干预者的心理动向、及时调整干预的步骤和方案至关重要。

3. **恰当选择心理治疗适应证** 被干预者求治动机越强,干预效果越好;心理社会因素对干预者影响越大,干预效果越好;文化水平越高,领悟能力越强,干预效果越好;而智力低下、无自制力的人,不宜实施心理干预。另外,具体的心理干预方法都有各自的适用范围、最佳适应证等,同时要注意心理干预者本人对不同心理干预技术方法的熟练程度,选择合适的干预方法。

4. **心理干预者应注意自身的素质培养** 心理干预者应注意完善自己的个性,丰富自己的知识和经验,增强自己的情绪调控能力,锻炼自己的耐性,培养敏锐的感觉和观察能力。心理干预者还需具备各种知识,包括哲学、心理学、社会学、医学及各行各业常识。心理干预者丰富的知识、良好的素质,不仅有利于与被干预者沟通交流,使心理干预得以顺利进行,而且也有利于被干预者产生遵医行为,增强干预信心。

5. **要严守职业道德** 在心理干预中要保持中立态度,避免卷入与被干预者的感情纠葛;对被干预者的病史、病情、个人隐私等应注意保密,充分尊重被干预者的人格;同时还应有共情能力,与被干预者保持良好的干预关系,使心理干预顺利进行。

6. **心理干预的环境要适宜** 心理干预的环境应适合单独会谈,要注意环境的安静、幽雅和舒适。

## 第二节 常见心理疗法

### 一、支持性心理治疗

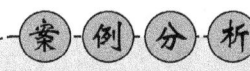

下面是《相约星期二》中主人翁莫里在生命最后阶段的日记:我感觉到了依赖别人的乐趣。现在当他们替我翻身、在我背上涂擦防治长疮的乳膏时,我感到是一种享受。当他们替我擦脸或按摩腿部时,我同样觉得很受用。我会闭上眼睛陶醉在其中,一切显得习以为常了。这就像回到了婴儿期,有人给你洗澡,有人抱你,有人替你擦洗。我们多有过当孩子的经历,它留在了你的大脑深处。对我而言,这只是在重新回忆起儿时的那份乐趣罢了。

(1)在莫里的日记中,他主要提到的是心理支持的哪种技术?

(2)根据莫里的感受,对临终患者,什么样的心理支持是最重要的?

心理支持疗法全称支持性心理治疗,是桑代尔于1950年首先提出,是指护士应用心理学的理论和技术为患者提供精神支持的心理治疗方法。主要过程和方法是帮助和指导患者分析认识当前所面临的问题,激发患者最大的潜在能力和自身的优势;使其能够正确面对各种困难和心理压力,在支持疗法的实施过程中,重要的是帮助患者发现和找到心理资源,如物质的、生理的、心理的和社会的资源。常用的技术有倾听、共情、安慰与开导、解释、建议和指导等等。

### (一) 倾听

倾听是心理干预过程的基本环节,是心理干预工作中的基本技术,是心理治疗的第一步。它有利于护士了解患者的情况,发现患者的心理问题,同时,也有助于患者对护士产生信任和亲切感,因此,倾听是每一个护士从事护理工作的基本要求。

倾听并非仅仅是用耳朵听,更重要的是要用"心"去听,要设身处地的感受患者的体验,倾听不仅要听患者通过言语、行为所表达出来的动机,还要听出患者在交谈中所省略的和没有表达出来的,甚至患者本人都没有意识到的心理问题。所以倾听技术要求干预者注意患者的言行,注意他如何表达自己的问题,如何谈论自己及自己与他人的关系以及对所遇问题如何做出反应。还要注意患者在叙述时的犹豫停顿、语调变化以及伴随言语出现的各种姿势、表情、动作等,从而对言语做出更完整的判断。

倾听时要注意思考,及时迅速判断患者的谈话是否符合常理和逻辑。比如患者说:"我觉得生活没意思,一大早我和邻居打招呼,他不理我,肯定是看不起我,不如死掉算了",由于邻居不理睬就想寻死,这种事不合常理。倾听最重要的是听出不合常理和逻辑的关键点在哪里。另外,倾听不是被动地听,还要有参与,有适当的反应。

在倾听过程中,干预者要以理解的心态对待患者并以患者为参考框架,设身处地的体会和接受患者在问题发生时的感受,接受他的痛苦的情绪,不要轻视患者的问题,认为患者是小惊大怪,无事生非,有轻视、不耐烦的态度,更不要干扰、转移患者的话题,使患者无所适从。

总之,倾听是一个主动引导、积极思考、澄清问题、建立关系、参与帮助的过程。好的心理干预者不在于讲多少,而在于听多少。

### (二) 提问

提问是心理支持最常用的方法。但提问是需要技巧的,问题提得是否妥当,对于心理干预的效果有直接影响。问题提得好,可以增进交流,促进心理干预关系;问题提得不好,会破坏交流,伤害心理干预关系。通常提问的形式有两种,一种是封闭式提问,另一种是开放式提问。所谓封闭式提问,是被干预者可以用"是""否"等一两个字简短作答的提问,它的优点是收集资料并加以条理化,获得特定的信息,澄清事实,缩小讨论范围,效率较高。但封闭式提问不宜过多使用,因为他会压制患者自我表达的愿望和积极性,让患者置于被动状态,严重时会令患者感到压抑、有被询问的感觉,直接影响和破坏干预关系。使用开放式提问时,被干预者通常不能用一两个字作答,而是引出一段解释、说明或补充材料。开放式提问通常以"什么""怎样""为什么""能不能""愿不愿意告诉我……"等形式发问。不同的提问用词可导致不同的结果。一般带"什么"的询问往往能获得一些事实、资料,如"有什么事情困扰你吗";带"如何"的询问往往牵涉到某一件事的过程、次序或情绪性的事情,如"你如何理解这件事";"为什么"的询问则用于对原因的探讨,如"你为什么做事缺乏动力"。

对被干预者的询问内容应是围绕各种心理症状展开的,首先询问存在的事实,然后问具体的情况,最后问产生的可能原因。这样,往往就能得到一份较完整、客观、全面的病史资料了。

一般来说,开放式提问较封闭式提问更易被患者接受,但开放式提问也要注意问句的方式、语气语调,要循序进行,不然也可能使患者产生一种被询问、窥视、剖析的感觉,从而产生抵抗。

### (三) 鼓励

鼓励一方面是表达对患者的接受,对其所谈的事情感兴趣,希望按此内容继续谈下去,所用的技巧不外乎点头、微笑,发出一些示意语或是说一些肯定、赞同的话,如"嗯""好,继续讲""我理解"等。另一方面干预者可以通过细致的观察,发现并具体指出患者的优点加以肯定,增强患者的自信心,引导患者学会自助。

### (四)释义

释义是指将被干预者讲述的主要内容、思想进行综合、整理,再反馈给被干预者。它的作用之一是检查干预者是否准确理解被干预者所说的话;作用之二是向被干预者传递一个信息:干预者正专心听讲;作用之三是给被干预者再次审查自己心理困扰的机会,并重新加以组织。释义技术要掌握三个要领:① 认真注意被干预者的基本信息;② 简明扼要地向被干预者复述概括的、系统化的信息;③ 观察被干预者的反应,客观的评估咨询中出现的肯定、否定或怀疑的反应。

### (五)情感反应

情感反应是指用词句来表达被干预者所谈到、所体验到的感受,即有选择的对其在会谈中的情绪内容予以注意和反应。它的作用是澄清事件背后隐藏的情绪,推动对感受及相关内容的讨论,也有稳定被干预者在谈话时的情绪的作用。干预者对被干预者的情感要做出准确的反应,关键在于要真正进入被干预者的内心世界,与其产生共鸣,这种情感反应有助于加强干预关系。

### (六)面质

面质是对患者存在的矛盾当面提出质疑。常见的矛盾有患者言行不一、理想与现实行为不一致、前后言语不一致等。面质的目的在于:① 协助患者对其感受、信念、行为及所处情境进行深入了解;② 鼓励患者消除有意或无意的防御、掩饰心理,面对自己、面对现实并进行富有建设性的活动;③ 促进患者实现言语与行为、理想自我与现实自我的统一;④ 使患者知道自己潜在的能力、优势并善加利用。

虽然面质是一种必要的干预技术,但因其具有一定的威胁性,初学者在使用时务必谨慎,应在已经和患者建立了良好的干预关系之后进行。干预者要根据具体情境,选择适当的用词、语气、态度。需要指出的是,过分小心、害怕使用面质对于干预者的成长不利。而过分使用则可能伤害被干预者的情感,影响心理干预关系,一般来说面质要与支持结合使用。

### (七)解释

解释即依据某一理论、某些方面的科学知识或个人经验对被干预者的问题、困扰、疑虑做出说明,从而使被干预者从一个新的、更全面的角度来审视自己和自己的问题并借助新的观念和思想加深对自身行为、思想和情感的了解,产生领悟,促进改变。

解释是治疗技术中比较复杂的一种,它要求干预者对不同文化水平、接受能力的被干预者做出让被干预者解释并信服的解答。要做到这一点,首先要了解被干预者的情况,准确把握;其次要明确并科学掌握自己解释的内容;再者要把握对不同的被干预者在什么时候怎样解释才好。

运用解释技术要注意:① 根据被干预者的实际情况,从理论的高度给予系统的分析和科学的解释,不能使解释过于表面化、经验化、缺乏说服力;② 要通俗易懂,根据被干预者的文化程度和认识水平,应用被干预者能理解的语言,给予恰当的解释,少用专业术语;③ 要循序渐进,在被干预者经过一定帮助,有了足够的心理准备后,再用恰当的理论给予解释;而且不能将被干预者不理解或有怀疑的解释强加给被干预者;④ 解释既要注意科学性,又要考虑对被干预者的积极影响,尽可能地消除和减少消极影响,不要让被干预者因接受解释而背上沉重的心理负担。

### (八)非言语性技巧

心理支持除了言语表达以外,还有非言语交流。非言语交流的途径包括:身体姿态、肢体运动、目光接触、面部表情、皮肤接触、言语表情等。干预者运用该技巧主要是以此影响被干预者并通过对被干预者非语言行为的观察和分析获得有用的信息。

非语言行为通常伴随着言语内容一起出现,对言语起着加强和削弱的作用。如声音所传递的信息和语言所表达的信息一致,则加强言语所传达的意思,反之则起削弱、否定的作用。

因此干预者要学会辨别被干预者的言语表情,通过其声音的轻重缓急来判断其表达的错综复杂的思想和情感;而且还有利于运用言语表情,强调自己所表达的内容及情感。做解释、指导时,应尽量保持平和的语气、中等的语速,给被干预者以稳重、自信、可靠的感觉;做情感反应和情感表达时,应用与内容相吻合的情感语气。

干预者和被干预者双方对各自的非言语行为通常是不自觉的,因此更能传递真实信息。比如

笔记栏

干预者说"你刚才谈的问题我都理解",而他的眼睛却东张西望,这很难让被干预者相信干预者在听他说话。干预者的非语言行为受其价值观、品德修养、信念等诸多因素影响,因此干预者要提高内在修养,改变平时的一些不良习惯动作,让自己的非语言行为对被干预者产生积极的影响。被干预者的非语言行为也是干预者收集信息的重要渠道,因此干预者要仔细观察被干预者的体态行为、面部表情、声音特征等,才能了解非语言行为的含义,准确把握被干预者的真实思想和感情。

## 二、认知疗法

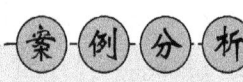

患者王某,女,33岁,已婚未育,因右侧乳腺肿瘤行右乳房切除,术后该患者情绪低落,整日唉声叹气,食欲不振、无法入睡,觉得自己以后肯定不能生孩子,而且面对自己的形体改变,觉得不是完整的女人,不知道如何面对老公,对未来生活充满了恐惧。

【问题】
(1) 在该案例中,患者存在哪些不合理认知?
(2) 护士如何帮助患者进行治疗?

认知疗法是20世纪70年代在美国发展起来的一种新兴的心理治疗方法,主要着眼点放在患者非功能性的认识问题上,试图通过患者对自己、他人或其他事的看法和态度的改变来解决自己的心理问题。

认知疗法高度重视研究患者的不良认知和思维方式,并且把自我挫败行为看成是患者不良认知的结果;认知疗法不同于行为疗法,因为它不仅重视适应不良行为的矫正,而且更重视患者的认知方式改变和认知-情感-行为三者的和谐。同样认知疗法也不同于传统的内省疗法或精神分析,因为它重视目前患者的认知对其身心的影响,即重视意识中的事件而不是潜意识的冲突。

目前认知疗法已逐步发展形成两大流派,即认知分析疗法和认知行为疗法,前者是在认知疗法的基础上借鉴和应用精神分析治疗的方法;后者是在认知疗法过程中强调应用行为治疗中的一系列行为纠正技术。

认知疗法近年来在临床心理治疗中应用日益广泛,在临床护理中,认知行为治疗有许多工作由护士协助实施。因此,学习和掌握认知疗法是实施临床心理护理的重要方法和技术。

(一) 概念

认知是指个体在某一特定时刻对某一事件或某一对象的认识和看法,即人是如何思考和感受事物的。按照信息加工的观点,认知是其他信号的传递、分解、合成、储存、获取和使用的过程,从认知疗法的角度来看,包含以下几个重要过程:① 接受和评价信息的过程;② 产生应对和解决问题方法的过程;③ 预测和估计结果的过程。

(二) 理论基础

认知是人的意志、动机和行为相互作用的心理功能与状态。认知疗法是从现象心理学发展来的,该理论认为个体对自己和对内因现象所持有的看法是个体所采取和表现行为的基本根据,认知过程也是行为和情感的中介,人的想法和情绪都与个人认知有关,认为不良情绪产生的原因在于人们对外界刺激信息的看法和评价。因为用什么方式思考就会产生什么样的感觉,体验什么样的情感和情绪,不良情绪是由曲解认知而引发的,负性情绪是与对于某一事件曲解的认知评定相互影响、相互加强的,所以打破这种恶性循环就成为认知疗法的关键。护士是通过帮助患者改变对某些事物的认识和评价,改变由于某些事件产生痛苦的情绪体验,以达到认知和情绪行为的改善。

(三) 认知的过程

1. 认知的过程主要分为两部分

(1) 第一步:使患者产生改变自己负性情绪的想法,阻断负性认知和情绪障碍间的恶性循环,促进情绪和社会行为的改善。

(2) 第二步：进一步识别和改变患者潜在的功能失调假设，从而减少情绪障碍复发的危险。

2. 基本步骤

(1) 护士鼓励患者把自己对个人和事物的看法说出来，但对患者的看法不给予评价，而是引导患者从客观的角度自己进行评价。譬如患者王某患肾病综合征终日卧床，生活不能自理，且医疗费用较高，因此认为自己是废人，给家庭和社会造成很大负担，但又认为自己没有能力活动和生活自理，需要依赖家人。其实，患者并不是没有能力活动，而是由于错误的认识，而没有活动的愿望。

(2) 护士发现问题后，把患者所患的疾病，治疗情况和进一步治疗需要配合的情况，逐项逐条讲解给患者，并告诉患者："如果你能够配合我们进行逐项的生活自理康复训练，一定能够取得好的效果，并最终达到生活能够自理的目的。"实施认知疗法时，要首先了解患者是如何感受、思考、领悟和行动的，因为当事人感受的时候，同时会有思想和行动；在行动时，他们同时又会有思想和感受。

(3) 在实施认知疗法时护士应着重帮助患者建立行动观念和新的认知，鼓励患者以批判的态度来讨论个人的基本价值理念，正视一切客观存在的问题，学会客观的分析和思考问题。

3. 护士协助患者的具体方法　护士协助患者提高认知能力不同于专业心理医生，主要是协助心理医生或辅导患者，通过以下几个阶段进行。

(1) 第一阶段：向患者说明，个人对经历事物的看法会影响自己情绪和行为，而这种看法可能是不够客观的，或者是扭曲的，如果能够客观的看待人和事物，并客观的评价自己，就可以重新建立起信心。

(2) 第二阶段：帮助患者清理自己思路，提出自己的问题。护士可以与患者一起讨论对这些问题的看法，并共同来界定这些看法和态度与一般现实是否具有差距，在认识上存在哪些偏离，使患者能够意识到这些偏离的差距，能够接受客观现实。

(3) 第三阶段：通过护士的帮助，患者改变了自己的想法，以较客观合理的认识和信念来取代不合理的信念和态度，护士要经常督促患者练习用新的理念对待事物，才能产生健康良好的心理情绪，做出适应性行为反应，只有在思想上、价值取向上有了基本的改变，患者才可能产生改变自己行为的态度和行动。

在实施认知疗法的过程中，护士指导患者的科学化和逻辑化思维与分析是很重要的，具体方法是：① 护士要首先制定一个讨论方案，根据患者的情况，将其可能提出的问题列出；② 护士将自己如何说服患者的方案和理论依据也逐条列出，在讨论时护士应平等的对待患者，不能以教训的口吻与患者谈话，除谈话分析外，还可以采用角色扮演、自表训练、操作或制约、敏感消退、幽默的方式等，使患者改变以前的态度和观念；③ 护士帮助患者制定计划，通过经常性练习，逐步改变自己的态度和行为，这种练习可以从简单到复杂，并经常提醒患者感受自己的变化，逐渐树立起自信。

护士在帮助患者认知时，一般仅就患者自己诉说的问题和患者由于心理困惑和不良情绪所导致的行为表现，不必追问和分析患者的思想根源和潜意识，在实施协助患者做到能够改变这些描述的观念、想法和树立信心就达到了目的。

### 三、行为疗法

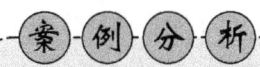

患者小敏，女，15岁，高中生，因神经性厌食入院，面容憔悴，吃什么吐什么，身高168 cm体重35 kg，为了让患者尽快恢复，管床护士小张想了一个办法，她了解到小敏喜欢看动画片，就对小敏说：如果你坚持每顿吃半碗饭，坚持1天，看2个小时动画片，如果没有坚持下来，就不能看动画片，慢慢地，在小张的引导下，小敏的饭吃得越来越多，渐渐有了食欲，并能正常进食，体重增加了10 kg。

【问题】

(1) 在该案例中，护士小张对患者采取了什么技术？

(2) 该技术应用的方法和步骤有哪些？

## (一)概述

行为纠正训练是行为治疗的一种基本方式,也是临床心理护理的一种重要方法,包括一系列的纠正训练方法,如:脱敏疗法、模仿疗法、自表疗法、操作条件学习法和松弛法。

## (二)理论基础

行为纠正疗法来源于学习理论,它的基本假设是:正如正常的行为是个体经过学习过程所获得的一样,个体不正常的行为也是通过学习形成的,行为纠正的过程就是消除不良行为和建立适应新的行为过程。因此,行为纠正的基本态度是认为患者行为不论是功能性的和非功能性的,正常的或疾病的都是可以经过学习获得的,而且也是可以经过学习而改变的、增强或消除的。学习的原则是:收到奖励或者获得令人满意结果的就容易学习,并且能够维持;而相反,如果令人不快的结果和痛苦的经历就不容易学习和维持。因此运用这些条件来增强或减弱某种行为,从而达到控制疾病行为或改变行为方向的目的。

## (三)行为纠正的基本方法

1. **强化** 是获得新的反应或增强原先存在的反应的过程。实践证明,刺激与反应连接增强和"奖励"有关,语言想象和理念也能由外部奖励的促进形成条件反射。强化又分为两类,一类叫做正强化,指个体由于某种行为获得奖酬而引起该行为出现频率增强,作为奖励的强化因素有很多种,如对患者某些不良行为的改变,护士经常给予赞扬;而另一类叫做负强化,是某些行为由于惩罚性后果而出现频率减少,避免惩罚的行为频度增加。

2. **消退** 是一种获得性反应,被反复引起而无奖励的效果,最终导致这种反应将逐渐减弱甚至消失、消退,包括两种方式,一种是与获得有关的反应和抑制;另一种为反应的竞争。

3. **示范** 是学习的一种方式,护士向患者显示在一种特殊环境中如何做的过程,通过观察学习、患者也学会了在类似环境同样行事。

4. **塑造** 是指通过强化、消退以及示范等作用使个体的行为向预期方向发展,这个过程称行为塑造。

行为纠正虽然强调通过反复训练来改变患者的行为,但护士在心理护理过程中不可忽视患者的认知因素,人们对周围世界的事物和情境的如何感知、如何评价、决定着人们的行为,在这种意义上,认知在行为纠正中具有重要作用。因此在行为纠正过程中,护士要特别重视在认知的基础上进行行为纠正,才会收到良好的效果。

护士在帮助患者进行行为训练时,要与患者一起制定训练计划、明确训练目标、认定哪些是可以强化的行为,哪些是应该减弱的行为,同时应该制定奖励和惩罚的办法,按照操作条件学习,一种行为发生次数,随该行为的后果而发生,护士应该在每次训练后,对患者的行为给予肯定或否定的评价。

## (四)护士辅导患者进行行为纠正的主要步骤

(1)第一步:问题行为的调查及确定问题。通过观察和分析探索患者的不当行为,分析患者是行为过度还是行为缺乏。

(2)第二步:评估个人发展和社会因素,找出问题行为的关键,是患者人际关系适应不良还是其他心理问题,对这些问题作出界定。

(3)第三步:分析行为变化的发展因素,设立具体的矫正目标,护士就患者现存的主要问题进行分析,与患者共同确定需要纠正的不当行为,确立纠正目标。在设计目标时,注意目标应当具有针对性,应针对患者的个别情况,要明确具体。

(4)第四步:设立评价标准,标准要符合患者的实际情况和要求,让患者感到满意,护士与患者达成一致共识,才可能共同完成目标,选择适当的应对方法,对不同的人,不同性质的问题,要用不同的方式来解决,以达到所选择的目标。

## (五)行为纠正常用的方法

1. **放松训练法** 是一个普通的练习,可应用于任何紧张的情况下,基本要求就是要求患者达到

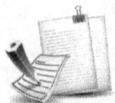

笔记栏

一种主观的安静状态,逐渐产生安详幸福的感觉,这样的状态可以用来与可能引起焦虑的情况抗衡、放松具有良好的抗应激效果,放松状态可通过神经、内分泌及自主神经系统功能的调节,影响机体的许多功能,从而影响疾病的转归、方便易掌握,有较好的治疗作用。放松后可改善患者短时和长时记忆,提高学习能力,增强动手操作能力,缩短反应时间,增加灵敏度,提高智力和稳定情绪。长期的松弛训练可改善人的性格,放松训练可使人形成新的操作系统条件反射,改变他们在紧张状态下的心理反应和病理反应,对维护健康和提高适应水平有明显效果。放松训练是护士在临床常用的方法,也是患者愿意接受的方法,应在临床上广泛应用,主要采取:

(1) 渐进性肌肉放松疗法:渐进性肌肉放松治疗是由美国心理学家 Jacobson 创建,是最常用的一种行为疗法,主要是通过肌肉紧张和放松的转变来降低肌肉的张力。患者在学会感受到肌肉紧张和放松区别的前提下,随着肌张力的下降,患者将体验到深度的放松。

(2) 呼吸放松法:实施方法为:口腔闭合,用鼻腔慢慢吸气,屏气 5～10 秒钟,然后打开口腔,用口腔慢慢呼气,呼气的同时想象自己所有的不快、烦恼、委屈、压力都随着呼出的气体被排出了。反复进行,呼吸放松法简单易行,被称为放松第一法。

(3) 想象放松法:选择安静房间,患者坐在舒适的座椅上或躺在舒适沙发床上,取舒适姿势,闭上眼睛,听着轻音乐,想象自己身处梦寐以求的美景中,如沙滩、森林、草原等,耳边微风习习,阳光和煦、风和日丽、空气中有花的香味,蝴蝶翩翩起舞,美不胜收……自己身处美景中非常放松,非常舒服、心情愉快、轻松漫步……每天可以多次练习,每次 20 min 左右。对一些长期处于紧张状态的患者起到很好的放松作用。

(4) 在护理工作中的应用:放松疗法在临床护理工作中得到了广泛应用,如高血压、糖尿病、癌症、支气管哮喘、心肌梗死、分娩、手术等领域。由于放松疗法能够使患者在控制非自主神经系统反应如心率、呼吸、血压、肾上腺的分泌等方面获得自主感,因而有助于改善患者的焦虑、抑郁等负性情绪,在临床应用中则有助于缩短产妇产程、减少手术和化疗患者的心理和生理反应、减少高血压患者的降压药用量、降低糖尿病患者的血糖水平和减少血糖波动范围,此外对于失眠症和慢性疼痛患者也均有较满意的治疗效果。

2. 生物反馈技术

(1) 生物反馈:是借助电子仪器将体内一般不能被人感知的生理活动变化信息,如肌电、皮肤电、皮肤温度、血管容积、心率、血压等加以记录,放大并转换成为能被人们所理解的听觉或视觉信号,并通过对这些信号的认识和体验,学会在一定程度上有意识控制自身生理活动的过程。生物反馈疗法就是个体运用生物反馈技术,控制和调节不正常的生理反应,以达到调整机体功能和防病治病目的的心理疗法。生物反馈疗法是一种通过内脏学习来改变自己不当生理反应的认知行为疗法。

(2) 生物反馈方法:是借助于生物反馈仪所提供的人体生理或病理信息的自身反馈,患者进行有意识的"意念"控制和心理治疗,从而达到随意调节自身躯体功能,消除病理过程,恢复心身健康。

(3) 生物反馈的种类:有脑电反馈、肌电反馈、皮肤电反馈、呼吸反馈、心率反馈、血压反馈等。脑电反馈可帮助失眠患者产生睡眠脑电波,肌电反馈既可以提高肌紧张度,使瘫痪肌肉恢复功能,也可降低肌紧张度,使人解除紧张和疲劳。呼吸反馈是通过对呼吸频率和节奏的调控以达到放松的目的。心率反馈可用于应激条件下使患者保持或者恢复心率正常。血压反馈则可以使高血压患者觉察和控制自己的血压,血压反馈也可以辅以肌电或皮温的反馈。皮肤电反馈和皮温反馈多用于治疗焦虑、偏头痛和雷诺士病等。

(4) 生物反馈放松治疗:一个疗程一般需要 4～8 周,每周 2 次,每次 20～30 min。

3. **系统脱敏疗法**

(1) 系统脱敏又称交互抑制,系统脱敏技术认为,放松技术和焦虑是两个对抗的过程,二者相互抑制,即交互抑制。对有焦虑和恐怖行为的患者可训练其学会放松,利用放松技术、深呼吸转移注意力、闭目静养高等,久而久之患者便会对引起焦虑的刺激不再敏感。

(2) 实施脱敏分两个步骤进行。首先是放松,其次是想象脱敏治疗。由护士做口头描述,并要

求患者在能清楚地想象此事时,便伸出一个指头来表示,然后,让患者保持这一想象中的场景30秒钟左右。想象治疗一般在安静环境中进行,想象要求生动逼真,像演员一样进入角色,不允许有回避停止行为产生,一般忍耐一小时左右视为有效。实在无法忍耐而出现严重恐惧时,采用放松疗法对抗,直到达到最高级的恐怖事件的情境也不出现惊恐反应或反应轻微而能忍耐为止,如果现实需要或条件允许,可以对患者进行现场脱敏。即把患者带到他所恐惧的对象面前或者暴露于他所恐惧的环境中,如果患者有产生恐惧体验和反应,则指导患者放松直到没有紧张反应了,再进行更进一步的暴露。

(3) 系统脱敏疗法在护理工作中的应用

1) 手术焦虑患者:需要手术治疗患者在住院过程中均存在不同程度的紧张、焦虑、恐惧心理,其主要原因之一是对住院的环境陌生,并且对手术存在恐惧心理。系统脱敏在运用情境导入的教育模式基础上,在住院期间配合放松治疗,使患者情景性焦虑情绪在与引起这种情绪的条件刺激分步接触中逐渐消退(脱敏),最终使此焦虑情绪得以矫正。

2) 特殊检查恐惧患者:如需要做核磁共振检查的患者,检查期间要独立在狭窄的扫描间内躺着,耳边还有巨响,如果对幽闭空间有恐惧的患者,检查时可能产生严重的躯体反应,以至于使检查被迫中止,所以对此类患者,在检查前需要对其进行系统脱敏,以顺利完成检查。

3) 社交恐惧患者:对于患有社交恐惧的患者,系统脱敏疗法是比较好的几种心理干预方法之一,首先与患者一起列出恐惧等级,然后通过想象脱敏和现场脱敏,反复练习,最终达到面对生人没有强烈恐惧反应。

## 四、精神分析疗法

### (一) 概述

精神分析疗法是以精神分析理论为基础的心理治疗方法,由弗洛伊德于19世纪末创立,曾在西方心理治疗占有重要的地位。精神分析疗法的目的不是单纯的消除患者的症状,而是注重其人格的重建、思维模式、态度的转变,以及解决其早年的心理冲突,消除潜意识心理冲突的影响,启发和扩展患者的自我意识。通过分析,使其达到认知上的领悟,促进人格的发展。精神分析治疗的技术包括自由联想、梦的分析、阻抗、移情。

### (二) 精神分析治疗方法

精神分析治疗过程少则半年,长则2~4年,心理分析医生要受过严格的精神分析专门训练。接受治疗的患者在安静的环境里躺在舒适的沙发椅上,将身体放松,自由而随意地联想、回忆,医生坐在患者头顶方向,避免患者看见面部表情而引起情绪反应,医生只认真倾听患者的自由联想谈话,仅偶然提些问题或做必要的解释,当患者无话可谈时,医生适当进行引导。以阻抗和移情的出现为特点,医生在倾听患者的自由联想时,注意跟随患者的联想走进患者的无意识世界,跟随患者的体验和感受,努力发现阻抗之所在及有意义的个人资料,观察和体验来自患者的移情反应,对患者的移情反应采取接纳、共情、节制的态度,从大量的来自自由联想和梦的分析形成精神分析的诊断。在精神分析诊断的基础上,通过分析患者的阻抗、移情及梦的内容,形成干预的思路,重点是对移情的修通和解释。处理移情、解释的技巧及把握解释的时间在此阶段具有重要的作用,最后,患者能在现实中,接受自己的过去和现在,客观、理性地重新认识自己,并将治疗中的建设性建议带到未来的生活中,使症状得以消除,人格得以成长。

### (三) 适应证

精神分析疗法适用于各种神经症患者,主要有癔症、强迫症、恐惧症、性变态和性功能障碍等以及某些身心疾病、人格障碍以及心因性躯体障碍。

## 五、家庭疗法

系统式家庭治疗主要是运用系统论、控制论、信息论、对策论等理论观点来解释家庭结构和规则的治疗技术。将家庭看成一个系统,把家庭成员看成是系统的组成部分。家庭中每一个成员都有自己认识事物的模式称为内在解释,内在解释决定一个人的行为模式,个体的内在解释与其外在行为是相互作用,彼此影响的,两者间的关系不是单行道式的因果关系,而是反馈式的循环关系。每个家庭成员的内在解释和外在行为又会在接受家庭其他成员的影响,同时也影响家庭的其他成员。系统式家庭治疗理论认为,无论正常行为或病态行为都是这种循环反馈关系层层作用的结果,治疗的重要意义在于通过引入新的观点和做法来改变与病态反馈关系相连的反馈环。系统式家庭治疗的对象不是单一的家庭成员,而是以整个家庭作为心理干预对象;不是着眼于挖潜个人的内在心理冲突,而是强调摸清家庭内部的相互格局,并通过对整个家庭的干预来改变家庭关系格局。系统式家庭治疗主要着眼于改造家庭内相互关系的模式,包括各个成员的内在解释和行为模式、家庭意识形态及家庭成员之间的相互作用模式。

### 六、婚姻疗法

婚姻疗法(maritalrherapy)又称夫妻疗法,是指一对夫妻就他们的夫妻关系及婚姻问题为主要焦点而进行的治疗方法

要施行婚姻治疗,干预者必须从心理学的角度充分了解夫妻关系的真相。干预者要能清楚了解并能辨认功能性与非功能性的夫妻关系,体会导致夫妻问题的根源,才能确立治疗和辅导的方向,帮助夫妻消除病态的关系,建立健康的婚姻生活。

**(一) 婚姻疗法的目标**

1. **增进夫妻之间的"沟通交流",改善其"人际关系"** 婚姻治疗的首项目标就是增进夫妻之间的"沟通交流"。一般说来,夫妻缺少沟通的原因,除了无时间或没习惯相互交谈之外最主要的仍是态度问题。或认为夫妻二人应该"心有灵犀一点通",无须开口说话对方也应知晓,或认为是家庭琐事,没必要向对方说得一清二楚。夫妻沟通困难的另一个原因与夫妻本身的性格有关。有一对夫妻希望获得婚姻指导。丈夫主诉说,自己的妻子不善讲话,也少讲话,因而嫌夫妻少有沟通。当请这对夫妻来参加会谈时,很快就发现,夫妻交谈都是由丈夫首先开口讲话并且一开口,就滔滔不绝讲个不停,很少有妻子开口的机会,也没有想办法请妻子参与会谈的意图。经干预者的鼓励,妻子好不容易开口讲话,丈夫却又马上接腔说,并且批评妻子所说的不对,妻子马上又恢复到沉默不语的状态。治疗目标应在于帮助夫妻建立起彼此沟通的条件,能向对方表明自己的想法和情感,同时也应学习如何适当地鼓励对方讲话,用心倾听对方的讲述,并适当地给予反应;经过一听一讲,促进两人的情感交流建立良好的夫妻关系。

2. **促进建立"夫妻认同感"与"夫妻联盟"** 所谓"夫妻认同感",是指夫妻通过婚姻结为夫妻以后,逐渐把两人视为一体,在情感与行为上表现出高度的"同一性"。这样的夫妻,一遇到共同困难,便马上会"联合"起来加以应付,这种在困难时的"联合"即称为"夫妻联盟"。因此婚姻治疗的目的之一,则是了解"夫妻认同感"的建立情况。若夫妻缺乏对对方的认同感 不能产生"夫妻联盟"作用,则须帮助矫正弥补。

3. **协助夫妻顺利面临、度过"婚姻发展"各阶段** 一对夫妻从结婚成家,开始婚姻生活以后,随着年龄的增长、子女的生育,其婚姻关系将逐步得到发展和改变,同时也会经历不同性质的婚姻关系与生活,这称之为"婚姻发展"。有些夫妻在面对不同的婚姻发展阶段时,有时会短暂地出现困难,这是婚姻治疗的目标之一。例如原来一对很恩爱的夫妻,从妻子生了孩子以后,夫妻关系发生改变,丈夫或妻子因配偶过分关心孩子,不太理会自己而感到不满,或者添了孩子,本来对养育孩子很高兴的夫妻,等到孩子长大,进入青春期前后,因孩子的独立意识增强而反抗父母,夫妻之间教育方式的不同,也会产生夫妻间的冲突。这些都是婚姻发展不同阶段所产生的问题;婚姻治疗的目标,在于协助夫妻适应因婚姻发展不同阶段而带来的夫妻角色、职责、关系的变化。

4. **鼓励夫妻相互"培养配偶感情"** 在夫妻关系中,最重要的莫过于夫妻两人间的感情。可是不少夫妻却对彼此的感情很大意,自认为只要一结婚,两人天天生活在一起,夫妻间就会有感情。

殊不知丈夫与妻子感情是要用心去栽培、发展、维护的。夫妻如何培养彼此的感情,在婚姻治疗时,最应注意的是指导夫妻养成彼此夸奖、鼓励对方的习惯,保持相互体贴的关系,以便时时培养夫妻"感情"。这一点对不太善于夸奖配偶的中国夫妻来说尤为重要。

5. 改进夫妻"适应问题"模式,解决面对的问题　进行婚姻治疗时,对这种因非功能性适应方式导致夫妻感情不和的,帮助他们去改善他们的适应问题方式,借助功能有效的方式来处理面对的困难。婚姻治疗的目标在于让夫妻彼此了解对方的体贴与理解,鼓励夫妻双方以通融、协调的方式来解决分歧和矛盾,改进彼此适应问题的方式,处理面对的问题。其要点不仅在于解决问题,也在于建立和维持有效地解决问题的习惯,以应付日常生活中可能面临的各种问题。

6. 帮助夫妻树立适当的"生活方式"　就像每个人有不同的生活方式一样,每对夫妻也有他们相异的夫妻生活方式。如何经营夫妻的婚姻生活方式,以便能适应现实的需要,能适当地工作、休息、娱乐,能满足生活的所需,能满足精神上的追求,也能符合感情生活上的需要,是婚姻生活的艺术。所以,婚姻治疗的最后一个目标,就是协助夫妻去检讨他们所持的生活方式,分析其利弊、长短,并相互研讨他们两人想共同建立的婚姻生活方式是什么,以便共同去改善、追求。

### (二) 婚姻治疗的基本原则

1. 主动积极的原则　因为干预者所面对的是两人世界,且是关系不顺畅的夫妻。因此,干预者要采取较"主动"的方式来主持治疗并以"积极"的态度处理问题,由于两人在会谈过程中会产生"群体心理效应"即会彼此相互影响,干预者要经常密切观察,避免会谈气氛冷淡,打破僵局或产生情绪激动的场面,主动积极地进行辅导治疗。而不能像个人心理治疗那样"被动"地静听倾诉,"间接地"问问题、作解释与指导,否则到情况恶化后,再来补救就太迟了。

2. 兼顾平衡的原则　治疗婚姻问题时,需要时时"平衡"地兼顾夫妻双方,使两方都参与。即要听取两方的意见,让二人各抒己见,争取彼此的认同;干预者想发表意见赞同配偶一方时,要同时兼顾另一方的立场,使另一方也有表达意见的机会并得到干预者的支持。干预者还要注意夫妻两人的好转、进步、满意也要两两平衡。不能使一方很进步、满意,变成较成熟的人;而另一方却迟迟不进步、不成熟。

3. 保持中立的原则　治疗夫妻双方时,要保持"中立"的立场 避免被卷入夫妻两者的关系里去,偏袒一方,演变成三角关系的争执与冲突。

4. 重在调适的原则　在婚姻治疗过程中,应尽量强调"调整、改善、适应"少谈"病理、问题"。在可能的情况下,干预者应尽量避免让夫妻彼此去指责批评对方的毛病、缺点和问题,以免夫妻的感情更加恶化。

5. 非包办的原则　干预者还应注意,不能替夫妻做他们共同生活中的重大决定,如是否继续保持婚姻关系,或分居,甚至以离婚来解决婚姻问题,是否牺牲婚姻求得工作上的成就或放弃事业发展机会来照顾、维持婚姻等等。这些至关人生命运的大事,应由当事人自行作决定。

## 七、催眠疗法

### (一) 概念

催眠疗法是一种古老的心理治疗方法。它采用一定的催眠技术通过催眠诱导(导入催眠状态的各种方法),使人进入催眠状态,凭借积极的暗示控制患者的心身状态和行为,以解除求助者痛苦的一种心理治疗方法。

### (二) 催眠治疗的方法

充分掌握患者的背景资料如家庭背景、学习、工作经历、社交活动、恋爱婚姻、幼年生活经历等,选择安静、舒适、昏暗的房间,进行催眠诱导,催眠诱导的方法很多如凝视法、倾听法、抚摸法等,通过催眠使人对环境及自身情况的注意和知觉发生改变。在催眠状态下,个体呈现出以下特点:注意和知觉范围缩小,被催眠者选择性地与外界发生联系,即只能与施术者保持单线联系,只能接受施术者的解说和指令,对其他的信息"视而不见";暗示性强,表现为独立的判断能力下降,易接受外界影响,对施术者的解说和指令"盲目服从";可出现感觉、知觉和运动等方面的改变,如错觉、幻觉和

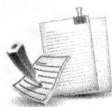
笔记栏

一些不自主运动;可出现自主神经和内脏功能的变化,如呼吸、心率、血糖等的变化;可出现时空意识的变化,如儿童和成人时期的时空混淆,成年人用儿童身份思考和处理问题,出现记忆改变,能使遗忘的信息再现,包括潜意识中的创伤经历,也能在施术者的暗示下,对催眠过程产生部分或全部遗忘。

### (三) 适应证

适应证主要为神经症、心身疾病、性功能障碍、儿童行为障碍以及酒瘾、烟瘾、疼痛等,催眠治疗也可以与其他心理治疗方法联合使用,如精神分析可在催眠条件下进行,此时阻抗作用相对较弱。有人主张行为纠正疗法可与催眠疗法相结合以促进疗效等。

## 八、暗示疗法

### (一) 概念

暗示疗法是指医生通过对患者的积极调动来消除或减轻疾病症状的一种方法。暗示是最简单化、最典型的条件反射,人都有一定的暗示性即接受暗示的能力,但人的暗示性有很大的个别差异,凡涉及陌生知识领域问题,人容易受暗示;暗示者有权威性以及被暗示者对暗示者的信任,也容易产生效应。

### (二) 方法

暗示治疗分为觉醒状态和非觉醒状态下的两类。觉醒状态下的暗示治疗又有直接和间接之分。直接暗示治疗是指医生对静坐的患者,用技巧性的言语、表情,给患者以诱导的治疗;间接性暗示治疗是指借助于某种刺激或仪器的配合,并用语言强化来实施的治疗。非觉醒状态下的暗示疗法是在患者进入催眠状态后实施的治疗。暗示疗法的方式很多:① 言语暗示:通过言语的形式,将暗示的信息传达给受暗示者,从而产生影响作用。如在临床工作中,医护人员与患者交谈"这个药是专门治疗你这种病""这名护士工作 20 多年了,打针不疼"等。② 操作暗示:通过某些对受暗示者操作,如躯体检查、仪器探查或虚拟的简单手术而引起心理、行为改变的过程。此时再结合言语暗示,效果则更好。③ 药物暗示:给患者使用某些药物,利用药物的作用而进行暗示,如用静脉注射 10% 葡萄糖酸钙的方法,在患者感到身体发热的同时,结合语言暗示治疗癔症性失语或瘫痪等。④ 其他方法:在应用暗示治疗方法时还可以采用"环境暗示"、"自我暗示"、"笔谈暗示"等方法,均可取得一定的疗效。

## 九、森田疗法

森田疗法是 1920 年由日本慈惠医科大学的森田正马教授倡导,而后由其弟子高良武久教授继承并发展起来的一种治疗神经症的方法。

### (一) 治疗原则

森田疗法的治疗原则是"顺其自然",就是患者对自己的症状及情绪变化老实的、完全的接受,不要拒绝。患者要真正认识到对它进行抵制、反抗或回避都是徒劳的。要以正常生活为目的去行动,一方面接受症状不予抵抗,一方面带着症状从事正常的工作和学习活动,不把躯体的和心理症状当做自己内心的异物加以排斥和压抑,采取"有,就让它有去"的态度,凭借自己的力量,像健康人那样去生活,以达到治疗的目的。

### (二) 治疗方法

森田疗法在临床上主要有住院治疗和门诊治疗两种形式。

1. **住院治疗** 这是森田疗法最初创立的治疗形式,是治疗神经症的最佳方法,主要适用于较重的神经症患者。住院治疗的目的是切断患者精神交互作用,使患者养成外向型的生活态度,最终使患者获得对生活体验的自信。住院治疗分为以下几个阶段:

(1) 绝对卧床阶段:一般 4~7 天,在此期间禁止患者外出与外界接触,不与他人会面、交谈、不读书和吸烟等,不进行任何安慰,除进食、排便外绝对卧床。在此期间,患者会自然出现各种想法,进而更加痛苦和烦恼,甚至对治疗效果产生怀疑,提出终止治疗。对此,患者必须忍受,不能采取任

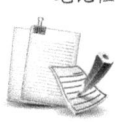

何措施,患者可以尽可能地去想自己的一切,当所有烦恼的事想过以后,没有什么可想的了,就会出现无聊的感觉,这时,患者要求下床做事,就进入第二阶段。

(2) 工作治疗阶段:① 轻工作期,一般 3~7 天,仍然禁止读书和交际,晚间卧床休息 7~8 小时,白天到户外做轻微工作。第三天开始,除从事轻微劳动外,开始让患者写日记,要求不许写有关病的问题,只写一天做了什么,有什么体会,治疗师要引导患者避开对病的注意,关心外界活动。② 重工作期,一般 7 天左右,让患者从事稍重的工作,期间允许患者读书,但继续禁止会客和交际。治疗师不过问患者不愉快的情绪,只鼓励患者努力工作,以体验完成工作后的喜悦,培养耐力。这时患者会出现外向型态度,继续坚持写日记。③ 生活训练阶段,一般 1~2 周,期间患者可外出参加实际生活和工作,晚上回医院居住,要求患者继续写日记,并可谈论病情变化和治疗体会。同时,治疗师应进行指导,消除患者以前对疾病的臆断和误解,使患者放弃对疾病的错误抗拒。森田疗法的整个疗程一般需要 40~50 天。

### (三) 门诊治疗

门诊治疗主要适用于避免中断学习或工作而不能住院的学生及在职人员。主要以言语指导及对患者的日记指导为主。治疗的核心是逐步改变患者的理想化的生活行为方式,让其在从事现实的学习、工作中逐步重视现实的生活行为方式。具体实施时,要求患者原封不动的接受自己自然浮现的思想和情感,充分体验其感受,将一切思想、情感都看作是自然心态,全面接受并肯定其存在,不赋予任何价值。不论出现什么感受和症状,都不介意。当患者悟出道理后,逐步投入现实生活,从小事做起,学会处理身边事物。同时要求患者坚持写日记,记述自己的病情变化和体会。治疗师要定期批阅日记。门诊森田疗法,一般操作 30~60 min,以后每次 15~30 min,每周 2 次,病程比住院治疗长,一般为 2~6 个月。

### (四) 适应证

森田疗法以住院治疗为主,门诊治疗只适用于轻症。森田治疗适用于神经衰弱、强迫观念如强迫思维、疑病症及各种恐怖、发作性神经症和焦虑发作、呼吸困难发作及某些心身疾病、森田疗法不适用于癔症。

## 十、集体心理疗法

集体心理疗法始于美国医生普拉特在 1905 年对结核患者实施的团体教育,他采用介绍医疗常识、激发患者信心、开展团体讨论等方法。集体心理治疗是指为了解决某些共同的心理问题,将多名患者集中起来加以干预的一种心理治疗方法,相对于个别心理治疗而言,团体心理治疗既省时又省力。在团体患者间相互影响。可以起到积极的治疗作用,这一点是其他治疗手段无法比拟的。

### (一) 集体心理治疗作用

1. **获得集体的情感支持** 包括被他人接受和容纳,从而产生归属感;有机会向他人倾诉和发泄,从中获得关心和安慰;通过对团体成员共同性的发现而获得解脱;最终产生摆脱困境或解决问题的信心,对未来产生新的希望。

2. **从集体中相互学习** 在集体心理治疗中,集体成员不仅可以交换认知的经验,还可以直接观察和模仿别人的行为举止。集体心理治疗的可贵之处在于成员间可直接表达自己的思想给其他人听,或体验别人的经验与技巧并与自己对比,这对于生活经验不多的人极为重要。

3. **感受集体的正性体验** 对于没有体验过完整家庭温暖或亲密的亲友关系,对人际交往持负性态度的人,很需要尝试正性的群体体验。集体心理治疗能帮助个人体会为他人着想,肯帮助别人,以利人利己、获得和谐的共同生活方式。

4. **学习集体的性质和系统** 通过集体心理干预,集体成员能够体会集体的"系统"性质,即集体是由各个患者组成的整体,患者之间相互影响,而有一个良性的整体,需要患者协作以获得平衡。

5. **重复与纠正与"原本家庭经验"** 集体心理治疗还有一些特殊的治疗机制,就是重复与纠正与"原本家庭经验"。所谓"原本家庭经验"是指个人小时候的家庭关系的体验。

6. 支持体验与"情感纠正经验" 集体心理治疗中的另一个特殊机制就是让所有成员有"情感纠正经验"的体会。情感纠正经验认为单靠认知上的领悟不能改善问题,还必须加以情感上的纠正。

### (二)集体心理治疗方法

这一疗法分为两大类,一类是着重于个体作用的集体心理治疗,另一类是着重于集体作用的集体心理治疗。

### (三)集体心理治疗在临床护理中的应用

集体心理治疗在临床护理中应用广泛,在提高患者对疾病的认识,建立康复的信心、治愈后躯体和社会功能恢复等方面效果明显。目前,针对住院和门诊精神病患者、儿童及家长、青少年、老年人、烟瘾和酗酒者、躯体疾病患者等具有某类共同问题的特殊群体可以开展不同种类的集体心理治疗。另外部分躯体疾病患者也可以接受团体心理治疗,如支气管哮喘儿童及其家长、溃疡病、糖尿病、心血管病患者及其配偶、癌症患者、脑卒中后合并抑郁、身体残缺患者、妇产科患者或孕产妇等。

## 小 结

1. 心理治疗
   - 心理治疗原则:和谐性原则、发展性原则、个性化原则、真诚性原则、中立性原则、综合性原则、保密性原则
   - 心理治疗的注意事项:认识心理治疗的地位和作用、取得被干预者信任、恰当选择心理干预的适应症、注重自身素质培养、严守职业道德、环境适宜
   - 心理治疗范围:急性疾病患者、慢性疾病患者、心身疾病患者、精神疾病患者、各类行为问题、社会适应不良、其他问题(儿童行为问题、精神障碍、精神发育不全等)

2. 常见心理疗法
   - 支持性心理疗法:倾听、提问、鼓励、释义、面质、情感反应、解释、非语言性技巧等
   - 认知疗法
   - 行为疗法:脱敏疗法、模仿疗法、自表疗法、操作条件学习法和松弛法、生物反馈法
   - 精神分析疗法:
   - 家庭疗法
   - 婚姻疗法
   - 催眠疗法
   - 暗示疗法:语言暗示、操作暗示、药物暗示、其他(环境暗示、自我暗示等)
   - 森田疗法
   - 集体心理疗法

【思考题】
(1) 试述催眠、暗示疗法的使用方法和适应证。
(2) 试述心理治疗的概念、心理治疗原则和适用范围。
(3) 试述心理治疗注意要点。
(4) 试述支持性心理治疗的概念、使用技术以及在临床工作中的实际应用。
(5) 试述认知疗法的概念、认知过程以及护士在实际临床工作的方法。
(6) 试述行为疗法的概念、行为纠正的基本方法、在临床中的应用。
(7) 试述精神分析疗法、婚姻疗法、家庭疗法的概念及适用范围。

(何兴萍)

# 第八章

# 患者心理与护患关系

## 学习要点

- **掌握**：患者心理特点、护患沟通原则。
- **熟悉**：患者角色变化、护患沟通方式与技巧。
- **了解**：患者心理反应、护患沟通技巧训练。

## 第一节 患者的基本心理特点

### 一、患者的角色变化

患者角色具有社会特殊性，可能给患者本人及他人带来影响，在一定的社会文化背景中，并不是每个人都能成为角色扮演者，有的患者在从一般社会角色进入患者角色，或从患者角色返回到一般社会角色的过程中，存在角色适应和角色偏差。分析和认识这种现象，有利于护士认识患者的心理。

1. **角色行为强化** 是患者患病后出现心理反应过度的角色行为表现，突出特点是保持患者的现状，与疾病转归成痊愈过程不相符，表现为患者的依赖性增强，对自己的能力表示怀疑，过度要求别人照顾，或感觉病情严重程度超过实际情况，"安于"患者角色现状，由于患病而"因祸得福"，期望继续享有患者角色所获得的利益，则小病大养。还有因家庭不和、人际关系不良等社会因素，不愿摆脱患者角色重返社会常态角色。

2. **角色行为缺如** 是指本人意识不到疾病的程度，或有意否定其严重性，未能进入角色，特点是对疾病持否认态度，拒绝就医，常勉强承担正常的社会角色，使劳动、生活及学习效率低，导致贻误治疗，病情加重甚至出现危险。

3. **角色行为消退** 是指已经进入患者角色的患者，由于某些环境、家庭、工作以及社会角色、责任、义务等因素的吸引而走出患者角色，过早地转入社会常态角色，去承担其他角色的责任和义务的行为表现。多发生在疾病的中期，这对疾病的治疗和康复不利。

4. **角色行为冲突** 患者在角色转换中，不愿或不能放弃原有的角色行为，与患者角色行为相互冲突。多因工作繁忙不能安心治疗，或不能放弃家庭责任而影响治疗等。另外，还因长期担当某种社会角色形成行为习惯，干扰患者进入患者角色，患者行为角色冲突多见于承担较多社会和家庭责任而且责任心和事业心较强的人。

5. **假冒患者角色** 即诈病者。这类人本身并无病，但为了从患病过程中得到某种利益或逃避

笔记栏

某种社会责任和义务而装病。

6. 角色认同差异　患者在转入患者角色后较多地强调自己的权利而忽略应尽的义务。医护人员通常从理性的角度看待患者,强调患者的行为应符合患者角色和身份,履行其义务。这种情况很容易导致医患纠纷的发生。

## 二、患者的心理需要

患者的一般心理,指个体患病后围绕"患者"的特定概念而产生一系列心理现象,人一旦生病,他的工作和生活规律常被打乱,甚至受到完全破坏,这种变化可成为强烈的信号,冲击患者的内心世界,加上病痛的体验,改变患者的心理和行为。影响患者心理活动的因素,涉及疾病本身以及社会、心理、文化等多个方面。

（一）主要内容

1. 康复需要　患者的最大愿望莫过于尽快康复,健康成了患者的第一需要。他们十分关注病情的微小变化,稍有不适或病情反复就会出现寝食难安、情绪不稳定、心理压力增大等。患者希望医护人员采取最好的手段、最正确的方法,以最短的时间全力救治他。康复愿望的迫切有时会事与愿违,如有些胃肠手术后患者为重视术后的营养补充而违反了饮食治疗的原则,影响了康复进程。

2. 安全需要　患者在疾病治疗过程中往往会面临些影响自身安全的因素,如交叉感染、药物副作用、检查、手术意外等,所以患者会格外重视生命安全和医疗过程的安全。

3. 尊重需要　患者由于患病使原有的社会角色丧失或减弱,进入新的角色。患者进入新的人际群体后迫切地希望被认识、被重视、被尊重,希望获得医护人员的特别关注,得到较好的治疗待遇。如社会地位较高的人会有意无意地显示自己的身份,以求得特别优待;有的人则通过与医护工作人员主动接触进行感情交流,以获得重视和良好的对待;也有的人可能希望得到一视同仁的关照等。

4. 归属需要　由于患者角色的特殊性,一时间丧失和减弱了各种社会角色,离开了熟悉的家庭和工作环境,进入了陌生的医疗环境,再加上疾病的折磨,患者往往比任何时候都更需要家庭、社会、医院及医护工作人员的支持,会产生非常强烈的归属动机,需要得到新环境人际群体的接纳、认可、欢迎,需要有人与之"同病相怜""患难与共"。

5. 安抚需要　患者因疾病的折磨更容易比常人表现出情感脆弱,即使平常意志坚强的人在疾病状态下也会软弱。患者有特别渴望他人同情、安慰的心理需要,往往出现情绪状态不稳定,易激惹、爱哭、任性、过分地担忧病情、行为幼稚、心理承受力降低,希望所有的人都能对自己体贴入微、关怀备至。

6. 刺激需要　寻求刺激是人的一种基本特征,患者也不例外。良性刺激对机体健康尤其对康复期患者的积极作用是显而易见的。病情严重时,追求新异探索活动等兴趣会减退,但并不消失,只是暂时被压抑,一旦从重病中解脱,即表现出需要刺激感和新鲜感。医院环境相对于社会大环境显得狭小、单调,患者活动空间受限,生活和消遣都不同程度地被限制或干扰。患者对此初期会感到茫然,随之会被厌烦所替代,觉得无事可干,度日如年。

7. 信息需要　患者在适应新环境、新角色中需要大量信息,主要是掌握有关疾病的信息,如诊断结果、治疗方案、自身疾病的进展和预后,医院的各种规章制度,医疗水平、医护人员个体的工作能力,甚至医德医风等。如不能及时得到相关信息,会使患者产生茫然感和焦虑。

（二）需要的特点

1. 需要内容的错综复杂性　疾病的状态下,患者身受病痛的折磨,面对陌生的环境、担心疾病的预后等可使患者迸发多种高强度的心理需要,如安全感、归属感、急迫获取病情信息等,呈现出心理需要的错综复杂性。

2. 主导需要的不稳定性　患者的主导心理需要常随病情变化而发生改变。当病情严重时,安

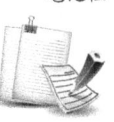

笔记栏

全的需要变得突出,自我实现的需要暂时被压抑;病情明显好转,爱与归属的需要迅速上升;处于恢复期的患者,信息需要可由病情信息转为家庭、工作单位和国家大事等信息的需要。

3. **心理需要的特异性** 每个患者都是活生生的个体,其切身体验和主观认知,与医护人员的推测存在较大差异。此外,处于患者的特殊角色背景下,其生理需要有时呈现心理意义。例如,通常健康人意识不到吃饭、呼吸、喝水、排泄、睡眠等对生存的重要性,而有些疾病可导致患者的生理需要特别强烈,如哮喘的患者对空气的需要,尿潴留患者的排泄需要、禁食患者的进食需要。如果不能满足,会给患者心理造成极度的痛苦,导致强烈的不安全感。

### 三、患者的心理反应

在患病的情况下,不仅机体的生理功能发生改变,而且认知、情绪、意志等心理活动也会发生一系列变化,乃至对人格特征产生严重影响。心理行为变化发展到一定程度可能形成明显的心理问题,影响疾病的诊治、护理和患者康复。

#### (一)常见的心理反应

1. **认知活动变化** 有些患者患病后认知功能发生明显改变。

(1) 主观感知觉异常:患者的躯体感受性提高,不仅对外界正常的声、光、温度等刺激十分敏感,甚至可觉察自己的心跳、胃肠蠕动或出现一些奇特的不适,对各种症状的敏感度增强,如主观感知常显得过重,与病理改变不平行,一些患者对身体位置与姿势也异常敏感,一会儿觉得被子沉,一会儿埋怨床单不平整,不时翻身难以入眠。有些患者的感受性降低,如对饮食的色、香、味感觉迟钝,吃饭如同嚼蜡;正常人认为美丽的颜色,却可引起患者的反感。此外,患者可出现时空知觉的异常,如住院患者总感到时间过得慢,特别是病情迁延、治疗效果不佳、疼痛的患者,常有度日如年的感觉;久病卧床的患者会感觉床铺摇晃,甚至天旋地转等,有些患者还可出现错觉或幻觉,如截肢的患者可能出现幻肢痛。

(2) 猜疑与怀疑:患者对周围事物特别敏感,胡思乱想,惶恐不安,不信任他人,总觉得医护人员和家属对自己隐瞒重要病情。患者身体稍有异常感觉,便疑虑重重,胡乱猜测:担心误诊或吃错药、打错针,担心医疗事故或意外出现在自己身上;听到别人低声细语就以为是议论自己的病情严重,对别人的好言相劝半信半疑。患者缺乏根据地猜测整个医疗护理过程如病情进展、治疗、用药、检验等,影响对事物的判断。有的患者凭一知半解的医学知识,自我诊断和推断药物及预后,若与医生的诊断发生冲突,便怀疑诊断的正确性,不按医嘱治疗,不服用医生开的药。

2. **情绪活动变化** 患病后最常见、最突出的情绪反应是焦虑、恐惧、抑郁、愤怒。

(1) 焦虑:是临床患者最常见的情绪反应,是个体面临一种模糊的非特异性威胁和不知所措的不愉快体验,表现为对未来的莫名担忧,唯恐受挫。焦虑普遍存在于人们日常生活中,是一种保护性反应,适度焦虑有益于个体适应变化,但过度焦虑则对身心健康造成不良影响。

(2) 恐惧:是个体由于某种明确、具有危险的刺激源所引起的负性情绪。与焦虑不同,恐惧有非常明确的对象,往往是现实中一种无力摆脱的危险事物,引起患者恐惧的常见原因有:医院特殊的氛围,有一定危险性的特殊检查、手术,预后不良或威胁生命的疾病等。临床上以儿童和手术患者出现恐惧最为常见。

恐惧可导致患者心率加快、血压升高、呼吸急促、尿频尿急、肢体颤抖、烦躁、失眠、易激动、坐立不安、健忘等,并有恐怖、惧怕和不安的感受,伴发逃避行为。

(3) 抑郁:是以情绪低落为特点的消极情绪状态,常与现实或预期的丧失有关,如丧失健康、家庭、工作、前途、经济收入等。抑郁多见于身患重病、长期受疼痛折磨或久病不愈的患者,主要表现为轻重不等的消极压抑、郁郁寡欢、心境低沉、悲观失望、自我评价减低、孤僻少语,严重时悲观绝望,常有轻生意向和自杀行为,生理方面可能伴有食欲和性欲减低、睡眠减少、自主神经功能紊乱抑郁者总是想到事物的消极面,常为一些小事而自责自罪,感到孤立无助。

(4) 愤怒：指个体因追求目标愿望受阻出现的一种负性情绪反应，多见于患者患病的初始阶段、疾病迁延不愈、治疗和康复受阻时。患者认为自己得病不公平，加上病痛折磨，生活不能自理，易焦躁烦恼，敌意仇恨，自制力下降，容易激惹，行为失控。尤其一些争强好胜的患者，看到事业及前途受到影响，更是容易出现不满。医患、护患冲突也易引起患者的愤怒。愤怒可导致患者的攻击行为，攻击的对象可以是使其受挫的人或事也可以是自身，甚至迁移到无关的人和事。患者常为一些小事发火，毫无理智地向亲友医生、护士等周围的人发泄。

3. **意志活动变化** 治疗过程也是患者为达到康复目的而进行的意志活动。在这个过程中，患者会产生意志行为的变化，如有的患者变得盲从、被动，缺乏主见，甚至接受些迷信的说法；有的患者稍遇困难便动摇、妥协，失去治疗的信心；还有些患者缺乏自制力，情感脆弱，易激惹等。临床患者意志活动的最显著变化是其主动性降低，顺从依赖。

4. **人格行为变化** 疾病可改变人原有的反应和行为模式，甚至出现一些本不鲜明的人格特征；且个体患病前的人格特征也可影响其病后的行为。特别是患慢性迁延性疾病、难治之症、毁容、截肢等，甚至导致个体的基本观念发生变化，引起人格行为的改变。

5. **自我概念变化与紊乱** 自我概念包括自我认识（自我评价）、自我体验（自信与自尊）和自我监控，对个人的心理和行为起着重要的调控作用。由于患病，个体常会发生自我概念变化，对自我以及自我能力的评价处于紊乱状态，出现情境性自我贬低。主要表现为自尊心和自信心下降，自我价值感丧失。患者常有自我否定的诉说，认为自己没有能力处理问题；有些患者对存在的或感知到的躯体结构或功能上的改变表现出羞辱感、窘迫感和厌恶。如截肢患者对损伤的躯体部分不看也不摸，故意遮盖或过于暴露；严重时可出现自伤行为，如自残、有自杀企图、过食或绝食等。

6. **其他心理变化** 临床上患者的心理上还会出现一些其他的变化，如心理防御机制的表现、情感反应等。

### 四、患者心理的主要影响因素

影响患者心理的因素很复杂，可从生物、心理和社会这三方面来计讨论。

1. **生物因素** 患者的心理反应受躯体疾病的影响很大，它与发病经过、严重程度、进展阶段及治疗措施密切相关。例如，急性患者和慢性患者、疾病早期和晚期、接受不同治疗手段等会各有其规律和特点。

2. **心理因素** 患者认知及人格方面的某些特征也会对其心理产生一定影响。

(1) 认识与态度：一般来说，对疾病和手术有较正确的认识、文化程度较高的患者，或者术前痛苦较大并有手术愿望者，病后或术后心理反应通常较轻。对于手术患者来说病程短、自觉症状轻微或影响外貌的手术，尽管从医疗角度看手术是成功的，但仍会引起明显的心理变化。

(2) 性格特征：性格特征对患者的心理反应也有很大影响。例如，性格开朗、坚强者，对疾病痛苦的耐受性较强，对医院生活适应也较快，并能较好地与医护人员一起配合治疗，性格懦弱者则相反。

3. **社会因素** 社会生活造成的各种因素，特别是人际关系，同样会影响患者的心理反应。

(1) 亲友与患者间的交往：患者，特别是得了同类疾病的患者的病情好转，可使患者得到心理上的宽慰。相反，若发生同类病友的病情恶化或死亡，则将加重患者的恐惧和焦虑气氛。

(2) 医护人员的言行：医护人员的威信和言行，对患者的心理有着明显的影响，如果患者与医护人员的关系不好，患者就可能失去安全感，丧失住院治疗的信心，以致发生不合乎医疗护理目标的行为。

(3) 其他社会条件：首先是经济状况，尤其是家庭经济较困难的患者，常为高额的费用而担忧和焦急；职业差别及文化水平影响患者的自我评价和对病情、治疗的认识，从而影响与医务人员的关系和对疾病的态度，同样能直接作用于患者的情绪状态和行为。

此外,民族传统、风俗习惯、道德观念和受过的教育方式,都不同程度地与患者的心理反应有一定联系。

## 第二节 护患关系

### 一、护患关系模式

1. **主动与被动型模式** 在这种护患关系中,主动的一方是护士,被动的一方是患者,此时,护士对疾病的治疗护理具有决定权,患者只有完全服从而不会提出任何异议,这种情况临床中发生在患者已经失去了表达自己意见的任何可能性的情况下,如患者已昏迷,或休克处于抢救状态,或处于全麻手术过程中等。有时在催眠过程中,患者在催眠状态下,听从催眠师的暗示,也会出现这种状态。总之,在这种模式里,患者不能起主动作用,就如婴儿一切服从父母一样。

2. **指号与合作模式** 这种医患关系中,主动的一方仍是护士,护士可对治疗护理措施作出决定,患者也尊重治疗护理方案,所不同的是患者除了尊重护士的决定外,还可以向护士提出自己的问题,要求护士作出解释,寻求护士的帮助,也就是说患者还有部分主动权。在临床上,患者的病情比较严重,但神志清醒,有感觉,有意识,特别是疾病治疗护理困难时,非常希望得到护士的指导,努力执行护士的劝告。并与医生护士合作,共同治疗自己的病。护士这时告诉患者"应该做什么",才对疾病的治疗有利。这种情况犹如少年儿童听从父母的指导一样。

3. **共同参与型模式** 在这种医患关系中,护士与患者都具有主动性,也就是护士与患者都有治好疾病的愿望,以平等关系为基础,具有相近似的权利,相互需要,共同参与,决定治疗护理方案并实行之。在临床上,这种关系多见于慢性患者。由于病程较长,治疗反复,患者对自己的疾病与治疗的方法、疗效都有所了解,并有切身的体验,甚至比有些经验不足的医生护士知道得还多,自认为"久病使自己成为半个医生"。因此对自己疾病的治疗护理有强烈的参与感。加之,慢性病的治疗多在家中,由患者自己进行,且患者的性格、生活方式与习惯、周围的环境,人际关系等都对疾病的治疗护理有着客观的影响,需要患者按病情与治疗的需要进行调整,如冠心病患者的生活习惯,环境的安静舒适,糖尿病患者的饮食控制等等。因此,护士也希望与患者共同商量对疾病采取的治疗与护理措施,从而帮助患者对疾病进行合理的治疗与护理。患者把自己作为战胜疾病的主体,增强了战胜疾病恢复健康的信心,而护士作为患者的参谋,教给患者疾病康复的方法,并鼓励患者去战胜疾病,调动了患者的积极因素。

一般来说,在特定的情况下,这三种护患模式都是正确的、行之有效的。但是三种关系也是难以截然分开的。需要哪种关系模式要根据患者的病情、环境、医疗设备、技术力量等条件决定,但是只要患者能表达自己的意见,护士就应该发挥患者的主观能动性,尊重患者的权利,共同参与疾病的治疗护理。

### 二、护患关系分期

护患关系根据发展过程可分为三期。

#### (一)初期

从护士与患者初次见面开始,护患关系就建立了。此期护患关系发展的主要任务是与患者之间建立信任关系。护患之间的信任是建立良好护患关系的决定性因素之一,是以后进行护理活动的基础。患者通过语言和非语言行为检验护士的可信任和依赖程度。护士通过收集资料发现患者的健康问题,制订护理计划。

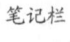

笔记栏

## (二)工作期

护患双方在信任的基础上开始合作。此期的主要任务是采取具体措施为患者解决健康问题。护士在提供护理时,应注意调动患者的主动性,鼓励其参与治疗护理活动,从而提高患者的自理能力及健康保健知识水平医学教育网搜集整理。

## (三)结束期

护患密切协作,达到预期目标,患者出院或转院,或因护士休假、外出等原因,护患关系即进入结束阶段。此期护士应对整个护患关系进行评价,了解患者对其健康状况和护患关系的满意程度,并为患者日后的健康保健制定计划。

### 三、护患关系发展趋势

无论国内还是国外,由于受到机械论和生物医学模式的影响,护患关系一直处于一种不乐观的状态。美国劳工统计局公布的医疗卫生行业中,护士在非死亡性攻击受害者中占第一位。在国内,随着医疗体制和卫生事业的发展,护士和患者之间的接触更加密切,患者对护理人员的要求逐渐提高,服务范畴逐渐扩展,而护理队伍却逐渐趋于年轻化。在这种形势下,护患之间的摩擦纠纷也日益增多,护患关系已成为摆在护理工作者及医院管理者面前的重要挑战。目前医院通过"优质护理服务"、"护患伙伴关系"的建立。让广大护士看到了护患关系未来趋势的希望,使护患关系发展充满期望。

# 第三节 护患沟通

## 一、人际沟通基本知识

沟通是人们在互动的过程中通过某种途径或方式将一定的信息从发送者传递给接受者,并获得理解的过程。人际沟通是指人与人之间的信息和情感相互传递的过程。它是群体沟通、组织沟通乃至管理沟通的基础。人际沟通传递的不仅仅是信息,在所传递的信息中还含有传递者的情感、观点、态度和价值观。

1. 人际沟通的动机
(1) 归属动机。
(2) 实用动机。
(3) 探索动机。

2. 人际沟通的类型
(1) 功利型人际沟通。
(2) 情感型人际沟通。

3. 人际沟通的特点
(1) 沟通双方要有共同的沟通动机。
(2) 沟通双方是积极的参与者。
(3) 沟通过程会使沟通双方产生相互影响。
(4) 沟通双方要有相通的沟通能力。
(5) 信息传播者与信息接受者都是确定的个人。

4. 人际沟通的层次
(1) 信息层次。
(2) 情感层次。

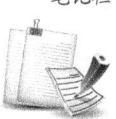
笔记栏

(3) 行为层次。

## 二、护患沟通原则

1. **让人主动表达** 在整个会谈中,护理人员应尽量鼓励患者自行选择话题来谈,倾听且引导患者诉说,借此提升患者的自尊,增强其自我价值感。

2. **少用说理的方式** 在整个交谈中,护理人员最容易出的偏差是试图用说理来说服患者,或想就此纠正他的想法,反而阻止了患者的吐露。应尽量鼓励其说出自己的感觉与想法,护理人员可由此获得更多的资料。

3. **采用开放式的交流** 护理人员在询问患者时,少用封闭式问句,如:"是"或"不是"的问法,而应使用开放式问句,如"你认为呢?"以收集更翔实、广泛的资料。互动中,给予立即反馈,以鼓励患者更多的表白。

4. **把握语言环境** 语言环境的构成,一是主观因素,它包括使用语言者的身份、思想、职业修养、性格情、处境;二是受语言的时间、地点、场合、对象等客观因素的制约。掌握这些主、客观因素,是成功沟通的基本要素。

5. **了解沟通对象** 护患沟通效果受患者身份、文化、职业、思想、性格、心情、处境等因素的影响。护士应根据患者知识水平、理解能力、性格特征、心情处境,以及不同时间、场合的具体情况,选择患者易于接受的语言形式和内容进行交流沟通。

6. **综合运用语言和非语言交流** 俗话说"良言一句三冬暖,恶语伤人六月寒",充分说明了语言艺术的魅力和作用,应以的言谈、诚挚温馨的笑容、亲切谦逊的态度、庄重稳健的举止并举,构成护理语言、非语言交流系统。

7. **信任和尊重患者** 信任是护患关系的重要内容,也是患者授权护士进行护理工作的先决条件,更是护患沟通的前提。充实的专业知识是获得信任的关键。尊重患者和家属的人格,为患者提供优质服务,护士守时、说话通情达理、随叫随到、认真负责等给患者以一贯的感觉,加深其对护士信任印象。

由于年龄特征、性别差异、经济条件、文化背景、地区风俗、社会环境等因素影响,患者可能会有不同的角色行为,护士与他们沟通时应该做到一视同仁,尊重患者的人格。

## 三、护患沟通方式与技巧

医护人员语言美,不只是医德问题,而且直接关系到患者的生命与健康。因此,医护人员一定要重视语言在临床工作中的意义,不但要善于使用美好语言,避免伤害性语言,还要讲究与患者的沟通技巧。

### (一) 避免使用伤害性语言

伤害性语言可以代替种种劣性信息给人以伤害刺激,从而通过皮层与内脏相关的机制扰乱内脏与躯体的生理平衡。如果这种刺激过强或持续时间过久,还会引起或加重病情。例如,医务人员一句漫不经心的话可以导致严重的医源性疾病,一声恶语可以使冠心病发作甚至猝死。临床上引起严重后果的伤害性语言有如下几种:

1. **直接伤害性语言** 包括对患者训斥、指责、威胁、讥讽和患者最害怕听到的语言。例如,一肝脏患者因大便弄到了手上,被护士训斥一顿,几分钟后患者出现了肝昏迷;一肺心病患者,因自己调整氧气阀受到了护士的严厉指责,因而加重了心力衰竭,经抢救无效而死亡;还有的医护人员当面告诉患者疾病治疗无望,也能加速患者的死亡。

2. **消极暗示性语言** 医护人员有意无意的言语给患者造成严重的消极情绪。比如有个患者害怕手术,提心吊胆地问护士:"我这肺叶切除手术有危险吗?"护士冷冰冰地说:"那谁敢保险!反正有下不来手术台的!"结果这个患者拒绝手术,拖延了手术期。

3. **窃窃私语** 由于渴望知道自己的病情,患者会留意医务人员的言谈,并往往与自己联系。护

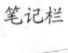
笔记栏

士间或医生护士间在患者面前窃窃私语,患者听得片言只语后乱加猜疑,或根本没听清而纯属错觉,这都容易给患者带来痛苦或严重后果。

### (二) 善于使用美好语言

美好的语言,不仅使人听了心情愉快,感到亲切温暖,而且还有治疗疾病的作用。护士每天与患者接触,频繁交往,如果能注意发挥语言的积极作用,必将有益于患者的身心健康,大大提高护理水平。在临床护实践中,护士应当熟练运用的语言主要有如下几种:

1. 安慰性语言  医务人员对患者在病痛之中的安慰,其温暖是沁人肺腑的,所以护士应当学会讲安慰性语言。例如,对刚进院的患者,护士主动对他说:"我是您护理组的负责护士,名叫×××,有事情找我,不必客气。"在早晨见到刚起床的患者就说:"您昨晚睡得很好吧,看您今天气色很好。"话虽简短,但患者听后感到亲切愉快,这可能会使他这一天的心境一直很好。

对不同的患者,要寻找不同的安慰语言。对牵挂丈夫、孩子的女患者,可安慰她:"要安心养病,他们会照料好自己的。有不少孩子,当大人不在的时候更懂事。"对事业心很强的中年人或青年人,可对他们说:"留得青山在,不怕没柴烧。"对于病程较长的患者,可对他们说:"既来之,则安之,吃好、睡好、心宽,病会慢慢好起来的。"对于较长时间无人来看望的患者,一方面通知家属亲友来看望,一方面对患者说:"你住进医院,亲人们放心了。他们工作很忙,过两天会来看您的。"

2. 鼓励性语言  医务人员对患者的鼓励,实际上是对患者的心理支持。它对调动患者的积极性与疾病作斗争是非常重要的。所以,护士应当学会对不同的患者说不同的鼓励性的话。比如,对新入院的患者说:"我们这里经常治你这种病,比您重得多的都治好了,您这病一定能很快治好!"对病程中期的患者则说:"治病总得有个过程,贵在坚持!"对即将出院的可说:"出院后要稍加休息,您肯定能做好原来的工作!"曾有一名23岁的男青年,因公负伤,从昏迷中苏醒过来时,发现自己半身活动困难,疑为偏瘫,极为悲痛,屡次想要自杀。护士为此不仅加强监护,而且一再耐心劝慰,对他说:"你身强力壮,新陈代谢旺盛,只要积极配合治疗,将来再加强功能锻炼,是绝对不会残废的。"热情的鼓励,使这名青年增强了生活的勇气,结果恢复良好。后来他经常来看望那位护士,说护士的几句话救了他一条命。

3. 劝说性语言  患者应当做到而一时不愿做的事,往往经医务人员的劝说后而顺从。例如,有位52岁男性早期胃癌患者,因害怕手术,宁肯速死也不肯作手术。家人再三劝说无效,而护士的一席话却使他愉快地接受了手术,结果预后颇佳。

4. 积极的暗示性语言  积极的暗示性语言可以使患者有意无意地在心理活动中受到良好的刺激。比如,看到患者精神比较好,就暗示说:"看来你气色越来越好,这说明治疗很有疗效。"对挑选医生治病的患者说:"别看某某医生年轻,可他治你这种病还真有经验。"给患者送药时说:"大家都说这种药效果很好,您吃了也肯定会见效。"

5. 指令性语言  有时对有的患者必须严格遵照执行的动作和规定,护士指令性的语言也是必需的。比如,做精细的处置时指令患者"不许动";患者必须空腹抽血或检查时,指令患者不得进食;静脉点滴时指令患者"不得随便调快速度";对肾脏和心脏病患者告诉他们:"一定要低盐饮食",类此等等。护士在表达这种言语时,要显示出相当的权威性来。

说话不但要注意上述几种方式,还要因人因病采用不同的谈话技巧。急性人喜欢说话开门见山,慢性人喜欢慢条斯理,思维型的人喜欢言语合乎逻辑,艺术型的人喜欢言语富有风趣,老年人喜欢言语唠叨重复,青年人喜欢言语活泼一些,儿童则喜欢言语滑稽一些。护士的言语要与之相适应。对急性或很痛苦的患者,言语要少,要深沉,给予深切的同情;对长期卧床的患者,言语要带鼓舞性;对抑郁型或躁狂型患者,言语则以顺从为宜。

### (三) 与患者沟通的技巧

沟通是指人与人之间的信息传递和交流,目的是为了互相了解,协调一致,心理兼容。为什么有的护士能与患者关系和谐,打成一片?为什么有的护士与患者的关系却很冷淡?这除了护士心

理品质的因素之外,还有个与患者信息沟通的技巧问题。

在医院里,护士对患者的沟通,护士是主动一方,患者是被动一方。一般说来,患者大都乐意与护士沟通信息,只要护士有这个愿望,双方的沟通就有了基础。但是,只有愿望还不够,还需善于沟通,即要讲究沟通的技巧和艺术。作为一名护士,如果乐于又善于与患者沟通,对提高护理水平大有帮助。

医患沟通可分为言语沟通和非言语沟通两大方面。言语沟通是指使用言语并诱发言语的艺术和技术;非言语沟通则指举止、行为和表情动作等。

1. 言语沟通技巧

(1) 善于引导患者谈话:临床调查证明,护士对患者是否有同情心,是患者是否愿意和护士谈话的关键。对于患者来说,他认为自己的病痛很突出;而对于护士来说,患者有病痛是正常的事。如果护士的情感没有"移入"患者,就会缺乏对患者的同情心。

如果患者感到护士缺乏同情心,他就不能主动和护士交谈。即使谈也是仅限于病患护理的技术性内容,而不流露任何情感和提出对护理工作的看法,而这些看法往往包括医疗护理的意见、对自己病情的理解、担心和自我心理状态的描述等等。这样就失去了进行心理护理的基础资料。所以,护士只有取得患者的好感,才能引导患者说话;患者说了话,就有了心理护理的依据,才可以对症进行心理护理。

此外,对谈话内容感兴趣,也是使谈话成为可能的前提。特别是在引导那些沉默寡言的患者说话时,一方面要着意找出患者感兴趣的事件,另一方面在谈话开始时,对任何话题都要表示出相当的兴趣。但也要注意,和患者闲聊,对患者热情过度,也会收到相反的效果。

(2) 开放式谈话:如果有一患者告诉护士说:"我头痛。"护士回答:"吃片'去痛片'吧。"这样,就头痛问题的谈话,则无法继续了。这种谈话就是"封闭式"的谈话。如果护士这样说:"哦,怎么痛法,什么时候开始的?"或问:"痛得很严重吗?"这种谈话患者不能有"是"或"否"的答案结束提问,护士可以从患者的中继续提问,这种谈话就是"开放式"的谈话。如有一位第二天将接受胃切除手术的患者对护士说:"我有点害怕。"护士答:"你不用害怕。"谈话就这样中止了。这位护士可能很想安慰患者,但缺乏语言沟通技巧,采用了"封闭式"的谈话,结果患者心理未能进一步表露,护士未做心理护理,使患者陷入痛苦的深渊。

(3) 重视反馈信息:此外所谓反馈是指说话者所发出的信息到达听者,听者通过某种方式又把信息传回给说话者,使说话者的本意得以澄清、扩展或改变。患者和护士谈话时,护士对所理解的内容及时反馈给患者,例如,适时地答:"嗯""对",表示护士在仔细听,也听懂了,已理解了患者的情感。同样,护士向患者说话时,可采用目光接触、简单发问等方式探测患者是否有兴趣听,听懂没有等,以决定是否继续谈下去和如何谈下去。这样能使谈话双方始终融洽,不致陷入僵局。

(4) 认真与患者交谈:如果听者心不在焉地似听非听,或者随便中断患者的谈话或随意插话都是不礼貌的。听话时,应集中注意力,倾听对方所谈内容,甚至要听出谈话的弦外之音。谈话时,要让对方看到自己。特别是老年患者,他们视野窄,和他们面对面地谈,效果最好。有一名护士,在向患者家属介绍病情时,斜着身子,两手插在口袋中,显得高傲不凡,家属当即表示不信任,去找领导,非要亲自陪护不可。

另外,谈话时要用相互能理解的词语。如,告诉有的患者"此药对××敏感"。由于患者对"敏感"二字概念不清,这一信息反使患者增加疑虑。在临床上,经常发生护士埋怨患者不认真听以致记不住护士的话,明明已经交代清的事还反复问。这是因为对患者来说,他可能是处于焦虑、恐惧等不平静心理状态下,对所给予的信息很容易遗忘;而对护士来说,则可能由于她说话速度快,所给信息复杂或比较含糊而使患者记不住。

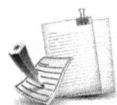
笔记栏

谈话双方由于知识结构不同,有时也会给沟通带来困难。但是只有从认真谈话中逐渐了解对方,沟通才会顺利进行。

(5) 处理好谈话中的沉默：患者谈话中出现沉默有四种可能。第一是故意的，是患者在寻求护士的反馈信息。这时护士有必要给予一般性插话，以鼓励其进一步讲述。第二是思维突然中断，或是出于激动，或是突然有新的观念闪现。这时护士最好采用"反响提问法"来引出原来讲话的内容。例如，一个刚入院的患者说："今晚我吃了一两饭。"这时出现突然的停顿。护士应当说："您吃了一两饭？"这样会引导患者按照原来的思路说下去。如若不然，护士问："是食堂饭菜不好吗？"这样问就会妨碍患者说出原来要说的内容。第三是有难言之隐。为对患者负责，应通过各种方式启发患者道出隐私，以便医治其心头之痛。第四是思路进入自然延续的意境。有时谈话看起来暂时停顿了，实际上是谈话内容正在富有情感色彩的引申。沉默本身也是一种信息交流，所谓"此处无声胜有声"。护士对患者谈话时，也可运用沉默的手段交流信息。但长时间的沉默又会使双方情感分离，应予避免。打破沉默的最简单方法是适时发问。

2. 非言语沟通技巧

(1) 用超语词性提示沟通：言语直接沟通信息，而超语词性提示可以辅以生动而又深刻的含义。超语词性提示就是我们说话时所用的语调、所强调的词、声音的强度、说话的速度、流畅以及抑扬顿挫等，它会起到帮助表达语意的效果。如："我给你提点意见"这句话，如果说的声音低一些，语气很亲切，就被人理解为恳切的帮助；如果声响很高，语气又急又粗，就会被人理解为情绪发泄；如果加重"你"这个词，就突出对你一个人的不满意，等等。

(2) 用目光接触沟通：目光接触是非言语沟通的主要信息通道。我们常说眼睛是心灵的窗口。它既可以表达和传递情感，也可以从目光显示个性的某些特征，并能影响他人的行为。目光接触可以帮助谈话双方的话语同步，思路保持一致。但目光相互接触时间长，则成凝视。凝视往往包含多种含义，有时带有敌意，有时也表示困苦。患者对护士的凝视多是求助。在临床上，护士和患者交谈时，要用短促的目光接触检验信息是否被患者所接受，从对方的回避视线，瞬间的目光接触等来判断对方的心理状态。

(3) 通过面部表情沟通：面部表情是人的情绪和情感的生理性表露，一般是不随意的，但又可以受自我意识调节控制的。这就是说，无论是护士对患者抑或患者对护士的面部表情都主要是思想情感的流露。在某种情况下，即使可以做出掩盖真实情感的表情，那也只能是暂时的、有限的。所以，护士对患者的表情是以职业道德情感为基础的，当然也与习惯过程和表达能力有关。至于患者的表情，有经验的护士很容易总结出规律来，只要留意，就能"透过现象、抓住本质"。弗洛伊德说过："没有一个人守得住秘密，即使他缄默不语，他的手指尖都会说话，他身体的每个汗孔都泄露他的秘密。"因此，护士应当善于表达与患者沟通的面部表情，更要细心体察患者的面部表情。有的护士话语并不多，但微微一笑，往往比说多少话都起作用。"微笑是最美好的语言"，这句话颇有道理。

(4) 运用身段表达沟通：这是指以扬眉毛扩大鼻孔、噘嘴、挥手、耸肩、点头、摇头等外表姿态进行沟通的方式。这些方式相当于无声的语言，也是很重要的方面。例如，诚恳友善地向他点头，激动、温暖和安全感就会油然而生。

(5) 人际距离：人际距离是交往双方之间的距离。有人将人际距离分为四种：亲密的，约 0.5 m 以内，可感到对方的气味、呼吸，甚至体温；朋友的，为 0.5~1.2 m；社交的，即相互认识的人之间，为 1.2~3.5 m；公众的，即群众集会场合，为 3.5~7 m。护士要有意识地控制和患者的距离，尤其是对孤独自怜的患者、儿童和老年患者，缩短交往距离，更有利于情感沟通。但对有的患者交往距离过短，也会引起反感。

(6) 接触：接触是指身体的接触。据国外心理学家研究，接触的动作有时会产生良好的效果。按中国的文化背景和风俗，除了握手之外，在医院这样的公共场合，只限和儿童接触较为随便。对患儿的搂抱、抚摸的效果已在前面叙述过。对成年患者，护士的某些做法如若得当，也可收到良好的效果，例如，为呕吐患者轻轻拍背，为动作不便者轻轻翻身变换体位，搀扶患者下床活动，对手术前夜因惧怕而难以入睡以及术后疼痛患者进行背部按摩，以示安慰并分散注意力，以及双手久握出

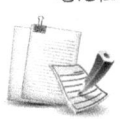

院人的手,以示祝贺。这些都是有意的接触沟通,对神经症患者的接触,更有鼓励支持作用,可使患者愿意说话,愿意解剖自己,改善态度,增强病愈信心。

### 四、护患沟通影响因素

#### (一) 护理人员的因素

① 护理人员对护患沟通的重要性认识不足缺乏积极的主动的沟通;② 护理人员的心理不健康,认为护士是侍候和照顾患者的低下的工作,难以忍受一些患者刻薄难听的语言,不愿意沟通或勉强沟通;③ 护理人员缺乏语言和非语言交流的方法和技巧,对患者态度冷漠生硬,表情动作不协调患者难以接受;④ 护理人员缺乏熟练的专业技术知识和临床实践能力,患者对护理人员产生怀疑甚至不信任,致使护患沟通难以进行,还可能引起患者不必要的痛苦。

#### (二) 患者方面的因素

① 患者缺乏良好的社会道德,思想素质较低,言语粗鲁,行为不雅甚至辱骂护理人员,不尊重护理人员的劳动成果和尊严;② 患者对医疗护理的期望值过高,希望自己的疾病尽快痊愈,认为自己拿钱住院医院必须处处合乎患者的心愿,否则,与医护人员过不去;③ 医疗费用涨幅过大、过快,患者经济压力大,心理不平衡;④ 医疗纠纷增加、护患关系紧张、无理取闹的现象时有发生。

### 五、护患沟通技巧训练

#### (一) 倾听技巧

(1) 姿态积极合适距离、适时注视。
(2) 耐心倾听不随意打断患者。
(3) 注意观察语音语调、身体姿势、手势、面部表情。
(4) 适时反应微微点头、微笑、做简单应答。
(5) 及时反馈及时观察患处、目光接触、简单发问。
(6) 主动核实重复叙述、改用不同说法。

#### (二) 言语技巧

(1) 选择恰当的词语。
(2) 选择恰当的语速。
(3) 选择合适的语调和声调。
(4) 适时使用幽默。
(5) 保证语言的清晰和简洁。
(6) 时间的选择和话题的相关性。

#### (三) 与特殊患者的沟通技巧

1. **与发怒患者的沟通技巧** 倾听患者的感受,了解愤怒的原因,及时满足患者的需要,减轻患者的愤怒情绪,使患者的身心恢复平衡。

2. **与哭泣患者的沟通技巧** 让患者哭泣而不要阻止他,最好能与他在僻静的地方待会儿可以轻轻地安抚他,片刻后给毛巾和一杯温饮料。在哭泣停止后,用倾听的技巧鼓励患者说出流泪的原因。

3. **与抑郁患者的沟通技巧** 抑郁患者一般表现为反应慢,注意力难以集中,交谈时应注意亲切、和蔼的态度提出一些简单的问题,对其反应给予多一些的关注,使其感受到关爱与重视。

4. **与危重患者的沟通技巧** 交谈时语言应尽量简短,不要超过 10~15 min,可运用触摸等沟通技巧。避免一些不必要的交谈,尽可能保持安静的环境;对无意识的患者,可持续用同一句话,同样的语调反复地与他说,这样也有可能听见。同时对患者进行触摸,可以是一种有效的沟通途径,但在触摸前应该告诉他,你要假设患者是能够听到的。

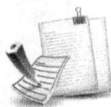
笔记栏

## 小 结

1. 患者的基本心理特点
   - 患者角色变化
     - 患者角色变化
     - 角色行为缺如
     - 角色行为消退
     - 角色行为冲突
     - 假冒患者角色
     - 角色认同差异
   - 患者心理需要
     - 内容
       - 康复需要
       - 安全需要
       - 尊重需要
       - 归属需要
       - 安抚需要
       - 刺激需要
       - 信息需要
     - 特点
       - 需要内容的错综复杂性
       - 主导需要的不稳定性
       - 心理需要的特异性
   - 患者心理反应
     - 认知活动变化
     - 情绪活动变化
     - 意志活动变化
     - 人格行为变化
     - 自我概念变化与紊乱
     - 其他心理变化
   - 患者心理主要影响因素
     - 生物因素
     - 心理因素
     - 社会因素

2. 护患关系
   - 模式
     - 主动与被动型模式
     - 指导与合作模式
     - 共同参与型模式
   - 分期
     - 初期
     - 工作期
     - 结束期

```
                    ┌ 动机 ┌ 归属动机
                    │      │ 实用动机
                    │      └ 探索动机
                    │
                    │ 类型 ┌ 功利型人际沟通
                    │      └ 情感型人际沟通
                    │
         ┌ 人际沟通 ┤      ┌ 沟通双方要有共同的沟通动机
         │          │      │ 沟通双方是积极的参与者
         │          │ 特点 ┤ 沟通过程会使沟通双方产生相互影响
         │          │      │ 沟通双方要有相通的沟通能力
         │          │      └ 信息传播者与信息接受者都是确定的个人
         │          │
         │          │      ┌ 信息层次
         │          └ 层次 ┤ 情感层次
         │                 └ 行为层次
         │
         │          ┌ 让人主动表达
         │          │ 少用说理的方式
         │          │ 采用开放式的交流
         │ 原则     ┤ 把握语言环境
         │          │ 了解沟通对象
         │          │ 综合运用语言和非语言交流
         │          └ 信任和尊重患者
         │
         │                                    ┌ 善于引导患者谈话
3. 护患沟通 ┤                                  │ 开放式谈话
         │                      ┌ 言语沟通技巧 ┤ 重视反馈信息
         │                      │              │ 认真与患者交谈
         │                      │              └ 处理好谈话中的沉默
         │          ┌ 避免使用伤害性语言
         │ 方式与技巧┤ 善于使用美好语言
         │          └ 与患者沟通的技巧          ┌ 用超语词性提示沟通
         │                                      │ 用目光接触沟通
         │                      │              │ 通过面部表情沟通
         │                      └ 非言语沟通技巧┤ 运用身段表达沟通
         │                                      │ 人际距离
         │                                      └ 接触
         │
         │                      ┌ 护理人员对护患沟通的重要性认识不足
         │                      │ 护理人员的心理不健康
         │          ┌ 护理人员  ┤ 护理人员缺乏语言和非语言交流的方法和技巧护理
         │          │           └ 人员缺乏熟练的专业技术知识和临床实践能力
         └ 护患沟通影响因素
                    │           ┌ 缺乏良好的社会道德
                    │           │ 患者对医疗护理的期望值过高
                    └ 患者      ┤ 患者经济压力大,心理不平衡
                                └ 护患关系紧张
```

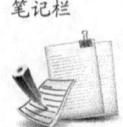

(转下页)

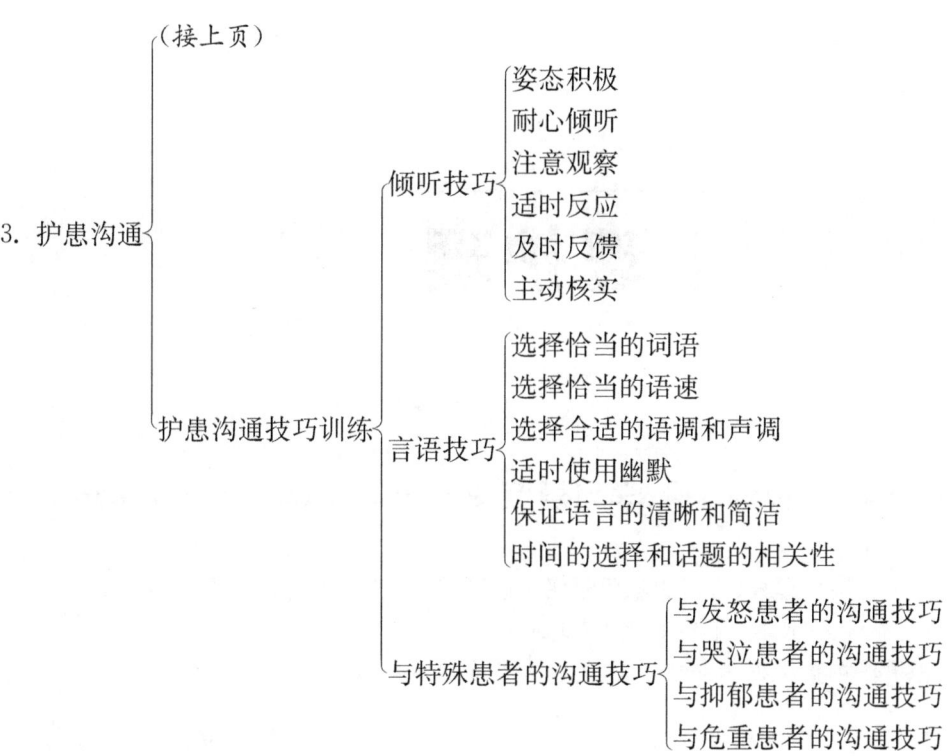

## 【思考题】

(1) 试述患者的角色变化。
(2) 试述患者的心理需要及特点。
(3) 试述患者的心理反应。
(4) 试述患者心理的主要影响因素。
(5) 试述护患关系模式、分期。
(6) 试述沟通的概念,人际沟通的动机、特点、层次、类型。
(7) 试述护患沟通原则。
(8) 试述护患沟通方式与技巧。
(9) 试述护患沟通的影响因素。

(韩 荟)

# 第九章 心理护理

## 学习要点

掌握：心理护理实施形式、心理护理程序实施的环节、心理护理的常用方法。

熟悉：内科、外科、妇产科、儿科患者的心理护理内容。

了解：心理护理在整体护理中的意义、精神分裂症患者的心理护理。

## 第一节 心理护理概述

### 一、心理护理的概念

心理护理是指在护理实践中，护士以心理学知识和理论为指导，以良好的人际关系为基础，按一定的程序，运用各种心理学方法和技术消除或缓解患者不良心理状态和行为，从而促进疾病转归和康复的方法和手段。

心理护理的概念有广义和狭义之分，前者是指护士不拘泥具体形式，可积极影响患者心理活动的一切言行举止；后者指护士主动运用心理学的理论和技能，按照程序、运用技巧，帮助患者达成最适宜身心状态的过程。

此概念中"帮助患者获得最适宜身心状态"涉及所有患者，区别与既往同类概念中无法覆盖临终患者"促进患者身心康复"的提法。因为"患者的身心状态"主要取决于其主观体验，而未必与其疾病的严重程度成正比。比如有人偶染微恙便终日愁眉不展，有人身患绝症却始终笑对病魔，临终患者也可因其自身体验而呈现身心状态的显著差异，当其充分感受到家人和医护人员的关爱，能平静地面对死亡时，即达到了最适宜身心状态；反之，当其未能与家人或医护人员较充分沟通而充满遗憾，死不瞑目时，他就未能达到较适宜身心状态。虽然患者能否获得身心健康，并不仅仅取决于护理方式，但护士却可以通过运用各种护理手段，控制或降低不利于患者身心的消极影响，帮助其获得最适宜身心状态。

### 二、心理护理在整体护理的意义

（1）心理护理作为一种护理方法，是伴随着整体护理模式的建立而被广泛应用于临床护理实践中，且随着在护理实践中显现出重要的作用而体现其独特地位，它是整体护理丰富内涵的表现。

（2）整体护理促进了心理护理的纵深发展：整体护理确立了以人为中心的护理模式，明确护理目的是使患者达到最佳的健康状态，在这种宗旨的指导下，心理护理有着极其重要的地位，护士心理护理意识、水平和效果得到了显著的提高。因此，整体护理模式的推行加强了心理护理的纵深发展。

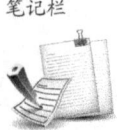
笔记栏

(3) 整体护理明确了心理护理的基本任务：整体护理强调护理是"发现患者现存或潜在的生理、心理、社会、文化等方面的健康问题，并解决这些问题"。根据这个目标，心理护理的任务就是护士通过各种方式和途径，包括应用心理学的理论和技术，发现患者的身心问题，控制不利于患者疾病治疗的一切因素，调节患者的心理，使其保持最佳的身心状态，达到疾病康复的目的。

(4) 整体护理规范了心理护理的实施程序：整体护理是以护理程序为工作方法，通过评估、诊断、计划、实施和评价五个步骤对患者的生理、心理、社会、文化等方面进行全方位的护理。护理程序的应用使临床心理护理的实施从过去的随意化、简单化及经验化逐步走向规范化、标准化和科学化。

(5) 整体护理提高了心理护理的质量标准：整体护理要求"以患者为中心"，强调患者的满意度是评价护理质量的标准。作为整体护理的一个重要组成部分，心理护理治疗效果的评价也发生了很大的变化，由传统的、比较主观、模糊的经验性描述发展为比较确定、客观的、能被人检验的科学化数据，提高心理护理的质量。

(6) 心理护理是整体护理的核心，必须贯穿于整体护理的始终：整体护理的目标是根据人的心理、生理、社会、文化等多方面的需要，提供适合患者的最佳护理。因此它是一种系统化的科学的工作方法。随着社会的进步，人们的心理压力增大，患者的心理问题必须与生理问题同等对待，因此心理护理的重要性与日俱增，为此确立了心理护理在整体护理中的核心地位。心理护理必须与其他护理方法共同贯穿于整体护理的始终，才能充分发挥其促进患者整体康复的独特功能；心理护理可独自操作，也可与其他护理方法同步开展，但却不能脱离其他护理方法而独立存在；心理护理只有与其他护理方法有机结合，贯穿于整体护理的全过程才能发挥其优势。

(7) 心理护理与整体护理中的其他护理方法不同：整体护理中，如果没有心理护理消除或减轻患者的负性心理，很难取得满意的效果，因此护士只有娴熟的护理技能和专业知识是不够的，必须理解心理护理在整体护理中不可替代的作用，发挥心理护理的功能，同时实施心理护理能够提升护士自身素质，促进整体护理开展。

### 三、心理护理的实施形式

1. **个性化和共性化心理护理** 根据患者心理问题的特征可将心理护理分为个性化和共性化心理护理。个性化心理护理目标明确，针对患者具体情况，解决其心理问题，这就要求护士准确了解患者在疾病过程中不良的心理状态，采取因人而异的有效对策；共性化心理护理用来解决患者的共性心理问题，如手术患者的心理护理、住院患者的心理护理、化疗患者的心理护理等。这就要求护士善于归纳和掌握同类患者的心理问题的规律，对潜在的心理问题作预防性干预，防止严重心理失常。患者心理问题的个性化和共性化具有相对性，共性化问题含有个性化特征，个性化问题又具有共性化规律，而心理护理既要把握患者心理的一般规律，又要根据不同人群、不同文化背景、不同的社会境况及不同个性素质，因人而异提供不同层次的个性化的心理护理。

2. **有意识和无意心理护理** 根据护士实施心理护理的意识差异，可将心理护理分为有意识心理护理和无意识心理护理。有意识心理护理是指护士自觉运用心理学理论和技术，通过设计的语言和行为，如有益的暗示、合理的解释、积极的鼓励等实现对患者的心理支持、心理调控和心理健康教育目标。这就要求护士必须具备心理护理的主动意识和接受过专业化培训；无意识心理护理是指客观存在于护理程序的每一个环节中，随时可能影响患者的一切操作和言谈举止，无论护士本身是否意识到，都可能对患者的心理状态产生消极或积极的影响。正如患者感叹"护士的微笑，胜过一剂良药"，因此要求护士的一切操作和言谈举止都力求成为患者身心康复的"强心剂"。无意识心理护理是临床心理护理基础，是更好地开展有意识心理护理的保证，是获得良好心理护理效果的关键。

### 四、心理护理的基本要素

#### (一) 心理护理的基本要素

心理护理的基本要素，指影响心理护理的科学性、有效性的关键因素，主要包括护士、患者、心

理学理论及技术、患者的心理问题四个成分。四个基本要素相互依存,彼此联系,构成环状运转系统,其中任何环节的空缺,都可导致整个系统运转失灵。

尽管患者亲属、医生及其他工作人员、患者彼此间也可影响临床心理护理实施效果,但其仅对心理护理运转具有推动或干扰作用,并不直接决定其运转系统启动,故均不属于基本要素范畴。心理护理的基本要素,指启动心理护理运转系统的四个前提条件。

(二) 心理护理基本要素及作用

1. 以心理学理论、技术为指导　临床心理护理实施是否具科学性,很大程度上取决于实施者能否较好地掌握并指导实践的心理学理论和技能,即建立清晰概念的临床心理护理的新理论、新技术。

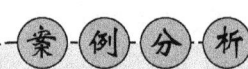

某大学教授,男,45岁,博士生导师,国家重点学科带头人,国家重大科研攻关项目首席科学家,平素身体健康,婚姻美满,家庭和睦,孩子年幼,他在一次例行健康体检中,被确诊为晚期肝癌。一向事业顺风、家庭和美的他无法接受残酷的现实,陷入了极度绝望。

此时,面对着这位患者,通常护士有下几种较典型的做法:

护士甲:十分同情,关注该患者的处境,想用满腔热情帮助患者减轻意外打击造成的巨大心理压力,她侧重为患者采用了"树立共产主义人生观"的宣教。

护士乙:凭借丰富的临床经验,引用心理治疗的基本技术,用"解释、安慰、保证"等方法,苦口婆心地劝慰患者,用"早期可以治愈"的话语给患者增添生存的希望等。

护士丙:了解此类患者面对突然打击时的强烈情绪反应大多比较短暂,她边守候在患者身边,边观察患者的情绪反应;她及时与患者沟通,较充分理解患者的内心冲突,同时运用各种方法收集患者的许多信息,基本判定该患者具有知书达理、热爱家庭、热爱生活等特点;打算选择适当时机,进一步通过临床观察和必要的心理测验,对其人格特征做更深入了解(内向或外向、乐观或悲观),选择适用于该患者的心理危机干预对策。

比较上述3种做法,3位护士对心理护理理解和掌握有显著差异,其根本源于其对心理护理新知识、新技能的掌握程度,分析如下:

讨论一:护士甲具有良好的职业心态,心理护理自觉意识和帮助患者排忧解难的满腔热情,但因其缺乏实施心理护理所必需的心理学知识和技能,误把心理护理等同于政治思想工作。其效果:患者难以接受或有所反感,心理护理科学性受质疑。

讨论二:护士乙有普及心理学知识,心理护理的主动意识,虽能暂时缓解患者的极端情绪,但随时间推移,患者病情恶化,"保证"等方式便会逐渐失去效力。其效果:可暂时、部分缓解患者的心理反应,但往往"只治标、难治本"。此外,还可能使患者丧失对护士的基本信任。

讨论三:护士丙具有心理护理自觉意识和良好的职业心态,较系统掌握了心理护理新知识和技能,基本了解癌症患者的心理反应的特点、规律,首选分析该患者心理失衡的个体原因,可熟练操作评定患者心理状态性质及程度的测量工具,善于因人而异的选择心理护理对策等。其效果:可获较满意、持续的效果,较充分体现心理护理的科学性和有效性。

大量实践表明,只有较系统地掌握心理护理的理论知识和应用技术的护士,才能较准确地把握患者心理反应的一般规律;才能较深入分析患者心理失衡的个体原因;才能准确评估患者心理问题的主要性质、反应强度及其危害程度;才能正确地选择心理护理对策等。

2. 评估患者心理问题、选择护理对策　提及"患者的心理问题",广大临床护士便迅速反应出"焦虑、抑虑、恐惧、愤怒"等负性情绪反应的词汇,其实负性情绪反应只是"患者心理问题"的表征,而不是"患者心理问题"的全部。就如同"发热"是疾病的表象,只能反映疾病的一个侧面。

评估患者的心理问题,应主要把握3个环节:① 确定患者主要心理反应的性质,如以焦虑为主、恐惧为主还是抑郁为主等;② 确定患者主要心理反应的程度,如患者的焦虑程度如何、是否焦虑

过度;③ 确定导致患者负性心理反应的主要原因,如对疾病认知程度、社会支持系统保障程度、人格特征还是环境影响等。

护士清晰、准确地描述患者心理问题,有助于其对患者的不良情绪状态实施调控。如分析结果表明某患者产生不良情绪状态的主要原因,是自身素质缺陷或对外来刺激的高敏反应,此时心理护理的主要对策,就是控制对患者构成心理压力的外界影响因素。如另一评估报告某患者因疾病认知不当导致消极情绪状态,但患者自身承受心理压力潜在素质较好,此时的心理护理对策,便可采用调动患者内在潜力,改善其疾病认知等方法。

3. **建立良好的护患关系**　护士具备了心理学知识和技能,能较准确掌握患者的心理问题的一般规律,能提出有的放矢的心理护理对策,只能看作为实施临床心理护理作了必需的准备。心理护理的实施能否获得明显疗效,很大程度上取决于患者能否给予主动积极的配合。患者与护士有了初步的接触后,患者会感受到哪位护士比较善解人意,是可以信赖或托付的人,一旦建立了信任,患者对心理护理的合作性就会加强,实施效果也较好。

能否取得患者的密切合作,主要取决于实施心理护理的护士,护士除需要用职业角色的影响力赢得患者的信任,还应注重了解患者的个性特征,尽可能采用其较易接受的实施方式。

(1) 维护患者的个人尊严和隐私:护士应对一切涉及患者个人隐私的话题严格保密,这是随着临床心理护理的不断拓展,临床护士面对的新问题。获得患者高度信任的护士,若在倾听患者的隐私后,未能遵循保密原则,则会极大地伤害患者的自尊,失去患者的信任。

(2) 采用征询口吻或婉转态度:护士在与患者沟通的初始阶段,对患者不愿谈及但有关身心康复的问题,尽量采用婉转迂回的方式引导,不可操之过急强加于患者。

(3) 尊重患者的主观意愿和个人习惯:为患者实施心理护理时,考虑患者原有的社会角色、选择适当场合,采用较适宜方式(少用命令式、说教式多用协商式、建议式),就会增进护患之间的理解、信任和合作。

(4) 对不太适应在大庭广众接受护士调查或指导的患者,护士应尽可能尊重其习惯方式,选择适宜的场合、方式实施个别干预。

4. **积极的职业心态**　护士积极的职业心态,指护士在职业角色扮演中,能始终如一的保持较稳定、健康的身心状态、能较主动、富于同情的关心患者病痛,能注重凡事多替患者着想,能经常自省,自身的举手投足都体现对患者身心状态的积极影响,擅长把心理护理效应渗透到护理过程的每个环节。积极的职业心态可具体地体现为:护士的职业微笑、护士对患者病痛的真诚关切,甚至为了患者护士能够忍辱负重等。

护士积极的职业心态为"最本质、最基础的心理护理",还因其对形成良好护患氛围具有决定性的影响,直接影响患者身心康复的最重要社会环境因素。只有具备积极职业心态的护士,才会自觉的要求自身言行举止有益于患者的身心状态,形成良好的人际魅力,赢得患者的尊重和信赖。积极的职业心态,还促使护士努力掌握心理学知识,深入研究患者的心理问题,主动探索心理护理对策,持之以恒的为患者提供心理支持。

## 第二节　心理护理程序

### 一、心理护理程序的概念

心理护理程序是以增进和恢复患者心理健康、确认和解决患者心理问题为目标所进行的一系列连贯的、有目的、有计划、有评价的系统活动,是一个综合的、连续的、动态的、具有决策和反馈功能的过程。它以护理程序为指导,包括五个基本步骤:进行心理护理评估、确立心理护理诊断、制定

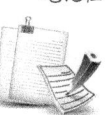
笔记栏

心理护理计划、实施心理护理计划、评价心理护理效果。在护理实践中,只有严格执行护理程序,才能有效达到心理护理目标。

## 二、心理护理程序的环节

心理护理的实施程序,也可称之为心理护理的基本步骤,它是一个连续、动态的过程,可因人而异,灵活应用,主要包括8个环节。

### (一) 建立良好的护患关系

把"建立良好的护患关系"置于心理护理基本程序的首位,是要求护士在实施心理护理过程中,始终把建立良好的护患关系放在头等重要位置,并始终贯穿于心理护理的全部过程。此环节注意两个方面:

1. **遵循伦理学三原则** 护士奉行心理护理伦理学三原则即,切实做到临床心理护理评估与干预过程中"无损于患者身心健康,不违背患者主观意愿,不泄露患者个人隐私"等;才能赢得患者的信任,换取患者的友好合作。

2. **有效的沟通技巧** 指护士运用词语沟通和非词语沟通等人际交往技巧,主动与患者建立融洽的关系。语言沟通方面,护士应注意语言修养,如文明性用语、安慰性用语、治疗性用语、规范性用语;非语言沟通方面,护士应善用面部表情、目光接触、健美姿态、恰当手势、人际距离、触摸等技巧,促进患者的适宜身心状态。

### (二) 全方位采集心理信息

通常注意采用临床观察法、访谈法。如通过观察患者的各种表情动作,倾听患者、获取亲属的叙述等,收集反映患者心理状态的大量信息。患者的心理信息应与其他临床资料同时收集、分析患者基本心理状态,再根据需要将其从诸多资料中抽出。条件许可时,还可使用个案分析法、心理测量法、现场实验法、问卷调查法等收集患者的心理信息,根据患者心理问题的特点,选用人格量表、情绪量表、需要问卷、疾病认知问卷等心理测评工具了解患者心理活动的深层信息。

### (三) 客观量化的心理评定

指护士借助心理评定量表,对患者进行客观量化的心理评定,如同裁缝量体裁衣,依据不同个体的身材特征(高、矮、胖、瘦),量出较准确的制衣尺寸,才能确保制出合体成衣且不浪费衣料。同理,对千差万别的患者心理状态实施准确评估,也需酌情选用不同的评定方法和测评工具,客观地分析出患者心理问题的性质、程度及主要原因。对患者实施客观量化的心理评定结果,应能反映某些疾病患者心理活动的共性规律,也较好地甄别患者心理个性特征。如某些特殊患者(癌症、严重意外所致伤残等)、不同年龄、性别、职业、文化程度等因素所致患者心理的共性规律,患者人格的个性化特征(如内倾和外倾、乐观与悲伤、敏感和迟钝等),都可通过量化评定获得相应结果。

### (四) 确定患者基本心态

确定患者的基本心理状态,一是确定患者基本心理状态的性质,总体判断其"好、中、差",重点确定患者占主导地位、具本质特征的消极心态,判定其是否存在"焦虑、抑郁、恐惧、愤怒"等负性情绪。二是确定患者消极心态的基本强度,以"轻度、中度、重度"区分。确定患者的基本心态时,既不可忽略,也不宜夸大,以便为优选心理护理对策提供有价值的参照体系。

### (五) 分析出主要原因和影响因素

分析出患者不良心态的主要影响因素,可增强心理干预对策的针对性。通常个体遭遇疾病、意外等挫折所产生的心理反应强度及其应对方式,主要取决于其人格类型。如有些患者病情并不严重,可能产生很强的情绪反应;有些患者病情严重,却能保持良好心境。临床上常见同类患者,可因其外向或内向、乐观或悲观等人格差异,导致其心理的负重程度不同,并由此对其疾病发展、转归的影响不同。性格外向的患者往往通过言行宣泄负性情绪而如释重负;性格内向的患者则终日闷闷不乐、积忧成疾。人格特征决定个体对疾病的态度,"天性"乐观者,即使身患"癌症",也不会终日以

笔记栏

泪洗面,大多在经历短暂的痛苦体验后,会很快找到新的人生支点,而不会轻率结束生命。如聚集"癌症俱乐部"的癌症患者,多为性情开朗、乐观、有较强心理承受能力的个体。

### (六) 选择适宜对策

患者心理状态是个性与共性的对立统一,既可因其个体差异而千差万别,又有许多共性规律可循。对患者实施心理护理,首先考虑患者心理活动的共性规律、心理护理的总体对策和实施原则;再结合患者的个性特征,在具体操作中举一反三、灵活应用,便可使各类患者的心理问题迎刃而解。

1. 针对各阶段患者的心理特点选择对策　如老年人、中年人、青年人、儿童等各年龄阶段的患者,在心理应激的表现形式上各有其鲜明特点,但却反映其解除病痛的共同心态,对同一种疾病导致的病痛,老年患者常有风烛残年的悲哀;中年患者可因家庭、事业的重负而长吁短叹;青年患者因不堪打击而自暴自弃;儿童可因身体不适而哭闹不止等,但无论哪种情绪反映形式,都源自其最本质的需求——"解除病痛,促进康复"。护士可把满足患者的本质需求作为实施心理护理的主导策略,再结合患者的年龄等特点,归纳出针对不同年龄患者、行之有效的操作模式,较及时缓解各类患者的心理冲突,如对哭闹不止、无家属陪护的儿童,护士适时搂抱,可满足其"皮肤饥渴",使孩子犹如依偎在母亲的怀抱,产生安全感、舒适感、终止哭闹。

2. 根据患者的人格特点选择对策　如以上述患者焦虑的原因特征不同为例,护士实施心理护理时,对"状态焦虑"高而"特质焦虑"不高的患者,心理护理的重点是调动患者的内在潜力,通过改变其疾病认知等,提高患者抗衡疾病的心理承受能力,也可帮助其掌握有效的心理应对方式,以利其在漫长的疾病过程中能维持相对的心理平衡,对"状态焦虑"和"特质焦虑"均高的患者,心理护理的重点则应较多的控制围绕患者的各种外来干扰,充分顾及此类患者对刺激敏感、反应强烈且难以排遣等人格特质倾向,尽可能减少不良外来刺激对其造成的较大心理压力。此外,还应结合患者个体的其他特点,因人而异地制定实施对策。

3. 探索适用的规范化临床应用模式　如对入住急诊观察室、重症监护室等特殊场所的患者做各种解释时,使用统一、规范的指导语,临床实例表明,人际沟通经验不足的年轻护士,有时会在患者面前因拘谨而词不达意,或因随意性讲解而加重患者的心理负担。如某年轻护士向接受2次心脏换瓣手术的患者介绍注意事项时,因过于拘谨竟脱口而出:"术后要插许多乱七八糟的管子。"对此,护士若能制定一些针对特定场合、比较规范、经过认真策划的专用解释性术语,便可最大程度地避免护士个体因素对患者身心的不利影响。诸如患者术后放置着多个管道的规范化指导语句可表述为"术后您身上将放置几根管子,但每根管子都维系着您的健康和生命,放置管子可能会使您感到不适,到时您只要做个手势我们就会立刻到您身边尽可能的帮助您。相信通过我们的密切合作,您一定会顺利渡过难关,康复如初",此类指导语,既可避免年轻护士因人际经验不足而临场发挥不知所云,杜绝护士个人因素给患者造成医源性心理负担;又可让患者感受到护士的善解人意、融融温情,由此产生对护士的信任和合作,对患者身心康复十分有益。

### (七) 观察评估效果

心理护理的效果评价和阶段小结,也可借鉴基础护理的成熟模式,随着患者的病情好转,可将其护理等级从1级转向2级、3级;随着患者心理危机的化解,也可将其从重点干预对象转为一般对象。

### (八) 确定新的方案

指护士经心理护理效果的评定,小结前阶段的心理护理实施。并能根据不同结果,确定新的方案。如对心理护理后获得最适宜身心状态的患者,可暂时中止其个性化心理护理,对消极情绪状态得以部分改善的患者,应巩固或加强心理护理的效果;对消极心理状态未得到控制的患者,则需再做较深入的原因分析,调整其心理护理的对策。

需要指出的是,对患者实施心理护理的过程,是动态过程。因此,心理护理的程序具相对性,心理护理的步骤具灵活性,心理护理的过程循环往复,心理护理的理论在临床实践中不断发展和

完善。

### 三、心理护理的常用方法

任何护理活动都包含有心理活动的内容,许多情况下心理护理和躯体护理是无法截然分开的,因此,心理护理是以护理程序为框架展开和进行的。整个护理程序包括心理护理评估-诊断-计划与实施-效果评价四个阶段,现简述如下。

#### (一) 心理护理评估

是根据心理学理论和方法对患者心理状态进行全面、系统和深入的客观描述。这是心理护理程序第一步,需要通过观察法、访谈法、调查法或心理测试对患者做综合的信息收集,分析资料,发现患者现存或潜在的心理问题,形成心理护理诊断过程。具体工作包括三方面:① 建立和谐的护患关系;② 收集资料;③ 整理、分析资料。

#### (二) 心理护理诊断

是在心理评估的基础上对所收集的心理健康资料进行分析,从而确定患者的心理健康问题及引起心理健康问题的原因,是心理护理程序第二步;心理护理诊断的形成包括三个步骤:① 整理、分析资料;② 确认心理健康问题、危险因素和患者的需求;③ 形成心理护理诊断。

#### (三) 拟定心理护理计划

护理人员在以上对个体现存或潜在的心理行为问题及其相关因素进行评估和判断的基础上,进一步确定护理目标,并选择适用于个体的具体心理技术。是心理护理程序的第三步,包括四个方面内容:① 排列护理诊断顺序;② 确定预期目标;③ 制定护理措施;④ 护理计划成文。

#### (四) 实施心理护理计划

为实现心理护理目标,将心理护理计划付诸行动,解决患者的心理问题的过程,是心理护理程序的关键步骤,在实施过程中注意:尊重患者的人格,保守秘密,在建立良好的护患关系的基础上争取家属、亲友的支持与配合,充分发挥患者的主观能动性,增加健康。护士在实施之前一定要明确做什么,怎么做,何时做,谁去做。工作内容包括:① 继续收集资料;② 实施心理护理措施;③ 做好心理护理记录;④ 继续书写心理护理计划。

#### (五) 心理护理评价

护士在实施心理护理计划的过程中和实施计划结束后,对患者认知和行为的改变以及健康状态的恢复情况进行连续、系统的鉴定和判断,是心理护理程序的最后步骤。包括:① 建立评价标准;② 收集资料;③ 评价目标是否实现;④ 分析问题原因;⑤ 重申护理计划。

## 第三节 常见临床疾病患者的心理护理

### 一、精神分裂症及其他精神病性障碍

#### (一) 精神分裂症

1. **心理评估** 评估患者的健康史、病前个性特点如何,是内向还是外向型;兴趣爱好有哪些,学习、工作、生活能力如何。患者在近期(6个月内)有无重大生活事件发生,如亲人去世、失业、离婚等。患者是如何应对挫折和压力的,应对方式是什么,效果如何。患者对护理、治疗的合作程度,是否配合治疗和检查,对医护人员的态度怎样。患者的社会支持系统如何,精神状况如何等。

2. **心理健康教育** 告诉患者及家属,精神分裂症只要积极配合治疗,有治愈的可能性;教会患者和家属有关精神分裂症的疾病知识,使其认识到疾病复发的危害性,认识到心理治疗对疾病复发

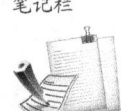

和防止疾病恶化的重要性;告诉患者和家属如何服用药物,指导患者按时服用药物并定期复查,保持良好的生活习惯,避免精神刺激,与亲朋好友交往,引导患者扩大接触面,克服自卑心理,逐步提高生活和工作技能,尽早回归社会。

3. 心理护理措施

(1) 与患者建立良好的护患关系:精神分裂症患者意识清醒、智能良好、无自知力,不安心住院,对医护人员有抵触情绪,护理人员只有与患者建立良好的护患关系,取得患者信任,对偏执型患者不要与其就幻觉和妄想的内容发生争执,增强患者与现实接触的机会以减轻其幻觉;只有深入了解患者,顺利完成观察和护理工作。护士主动关心、照顾、尊敬和接纳患者,帮助患者树立战胜疾病的信心。

(2) 正确运用沟通技巧:护士应耐心倾听患者的诉说,鼓励其用语音表达内心感觉而非冲动行为,与患者交谈时,态度和蔼、亲切,语言具体简单,给患者足够时间回答问题,不训斥、责备、讽刺患者;对思维贫乏的患者,护士则不要提出过多要求,同时护士注意自己的言行举止,避免引起患者的误解和刺激。

(3) 增加精神分裂症患者的社会支持:做好患者家属的工作,动员家属关心、支持和鼓励患者,在疾病恢复期经常看望患者,与患者交谈,鼓励患者宣泄,与患者谈论一些让他高兴的话题,让患者感受到家庭的温暖,从而树立战胜疾病的信心。

(二) 心境障碍

1. 心理评估 评估患者的健康史、病前个性特如何,是内向还是外向型;兴趣安好有哪些,学习、工作、生活能力如何。患者在近期(6个月内)有无重大生活事件发生,如亲人去世、失业、离婚等。患者是如何应对挫折和压力的,应对方式是什么,效果如何。患者对护理、治疗的合作程度,是否配合治疗和检查,对医护人员的态度怎样。患者的社会支持系统如何,精神状况如何等。

2. 心理健康教育 帮助患者及家属认识疾病的性质、症状,正确对待疾病;告知患者积极配合治疗,会有康复的可能。帮助患者正确评估过去、现在和未来,保持乐观的心情。

3. 心理护理措施

(1) 建立良好的护患关系:护士应给患者以真诚的关心和同情,与患者建立良好的人际关系,不用刺激性语言,对躁狂患者的过激言论不辩论、也不轻易迁就,对其打抱不平的行为婉言劝阻,帮助患者正确认识自我,正确评价自己的能力。

(2) 建立新的应对技巧:病区内定期举行娱乐活动,鼓励患者参加适宜的体力活动,如打扫卫生、修理花圃等,为患者积极创造学习和训练社交技巧的条件和机会,帮助患者改善以往消极被动的交往方式,增强交往技巧,建立正常的人际关系,学会关心其他患者,助人为乐。

(3) 增加正性的思考:抑郁症患者常不自觉地对自己或事物保持负性思考,认为"自己不如别人","生活没有希望"等,护理人员可同患者共同回顾他的优点和成就,取代其负性思考,根据患者的兴趣爱好,鼓励其参加有益的活动,使其从负性情绪中解脱出来,认识到自身存在的价值;对患者的进步及时给予表扬和鼓励;由于抑郁症患者具有一定的"感染力",阻止抑郁症患者之间的交往,护理人员应以饱满的精神去感染患者。

(三) 神经症

1. 心理评估 评估患者病前性格如患者以前的思维方式、情感表现及认知方式如何,评估患者的精神状态如有无焦虑、恐惧、抑郁、易激惹等有无强迫观念和行为,有无自主神经功能紊乱的表现,有无慢性疼痛、睡眠障碍、有无精神兴奋和脑力易疲劳等,患者对疾病的自知力和社会支持系统等。

2. 心理健康教育 告知患者及家属如果积极配合治疗,本病可以治愈;帮助患者及家属了解疾病的相关知识,如病因、临床表现、病程、药物反应等,指导患者学会自我控制和放松训练,用合理的行为模式代替原有不良的行为模式。指导患者家属识别患者的心理状态,鼓励和支持患者调整和训练。

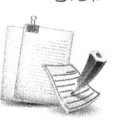

3. 心理护理措施

(1) 建立良好的护患关系：护士应给患者以真诚的关心和同情，与患者建立良好的人际关系，关心、理解尊重患者，满足其合理要求，减少其焦虑情绪和无助感，增强战胜疾病的信心。

(2) 引导认知疾病的性质：为患者讲解相关疾病的知识，使其知晓此病可通过改变认知态度、思维方式和处事方式好转或痊愈；坚持治疗疾病，纠正错误认知，学会与疾病共存，积极寻找解决问题的办法。

(3) 指导防病及自我调节：指导患者合理安排生活，注意劳逸结合，以积极态度面对生活、工作；恰当处理人际关系；运用支持性心理治疗、认知疗法、放松训练、音乐疗法、气功、瑜伽等方法，进行自我心理调节。

## 二、常见内科患者的心理护理

内科疾病以慢性病居多，一般需要长期治疗及护理，有的疾病需终身用药治疗，有的疾病需要特殊康复训练，主要包括糖尿病、高血压、冠心病、脑卒中、慢性支气管炎、肺气肿、恶性肿瘤、遗传性疾病等。它具有起病缓、病程长、反复发作、疗效不显著等特点，对患者的生活、工作、心理产生一定的不良影响，明确内科患者的心理特点及其影响因素，实施有针对性的心理干预，对患者有效应对疾病、增强长期适应疾病的能力具有十分重要的意义。

### (一) 心理评估

可依据心理应激的思路，评估疾病发生、发展及转归的危险因素。

1. 心理应激评估　与疾病发生、发展相关的风险因素不仅涉及患者经历的重大生活变故及生活事件，同时还与个体对事件威胁程度的解读、感受到社会和家庭的支持资源及其采取何种方式应对等有关。因此，对患者经历的生活事件、个体的社会支持系统以及个体所采用的应对方式等进行全面系统的评估。目前针对心理应激相关的测评工具主要包括：生活事件量表、应对方式问卷、社会支持评定量表、职业倦怠量表等。

2. 心理特质评估　大多数内科疾病的发生发展与个体心理特质相关性较高，心理特质评估主要围绕个体的人格特征、气质类型和行为特点等展开。目前常用的量表有卡特尔16种人格因素问卷、艾森克人格问卷、A型行为类型问卷等。

3. 心理状态评估　即个体暂时性的心理行为特点，主要包括情绪、躯体化指征、身心交互症状、生活满意程度和总体幸福感等。对内科患者的心理状态进行评估，不仅可了解患者近期的心理健康水平，还能在一定程度上预测疾病的发展。国内外针对心理状态常用的测评工具有Beck抑郁自评问卷、抑郁自评量表、焦虑自评量表、状态-特质焦虑问卷、症状自评量表、生活满意度评定量表和总体幸福感量表等。

4. 认知能力评估　认知能力评估可为患者制定心理干预措施提供参考依据，目前针对认知能力的评估包括常规问卷和计算机辅助测评方法，比较成熟的心理测评工具有Halstead-Reitan神经心理成套测验、Wisconsin卡片分类测验、认知能力筛查量表等。

### (二) 心理健康教育

心理健康教育的实施，使患者体验到来自医护人员及家庭成员的真正关心，提高患者住院适应能力和自我保健、自我护理能力，为缩短住院日、减少医疗纠纷、减低治疗费用发挥积极作用。由于内科疾病病种复杂多样，许多疾病预后也不佳，所以，心理健康教育因人而异，因病而异，根据不同的特点采取针对性的心理健康教育措施。

1. 收集患者基本状况信息　包括患者的年龄、性别、职业、文化程度、婚姻状况、家庭成员组成及其健康状况、疾病的性质、病程及严重程度、患者的心理状态、人格特征、认知能力等。一方面，便于随访；另一方面，为实施针对性、个性化的心理健康教育提供依据。

2. 制定心理健康教育计划　针对患者的基本情况，依据患者的学习兴趣及需求，制定其从入院到出院不同阶段的心理健康教育计划。

3. 明确心理健康教育内容　在轻松愉快的氛围中,护士由浅入深地讲解疾病的发生、发展及预后等知识;教会患者自我护理的知识和技术,使患者不断提高自我保健意识和能力。如对脑卒中患者的教育可针对疾病的病因、发病机制、临床症状、饮食、用药、康复锻炼等一系列内容进行教育。

4. 采用灵活的教育形式　① 集体心理健康教育:采取视频、健康讲座、提问式、咨询、示范等多样的集体教学方法,让患者获得疾病相关知识,提高对疾病的认知水平。一般可以每周举行一次。② 个别辅导:针对患者的文化程度、掌握疾病知识和信息的能力不同,对患者进行一对一地讲解,准确回答并解释患者提出的问题,特别是对文盲、年老体弱、听力障碍、理解能力差的患者,应给予耐心细致的讲解和指导。③ 随机教育:在日常护理工作中随机对患者进行心理健康教育。

5. 效果评价　全面评价心理健康教育活动计划及实施情况,便于对计划进行调整和完善,真正做到患者心理健康教育制度化、程序化和标准化。

(三) 心理护理措施

1. 情绪疏导　内科患者尤其是慢性病患者对自己的病情比较悲观,对一切失去兴趣,有时会产生轻生的念头;护士帮助患者克服不良的心理,帮助患者回忆一些美好的往事,获得心理上的愉悦感和满足感,有助于情绪的稳定,积极加强情绪疏导,保持积极稳定的情绪。

2. 鼓励倾诉　负性情绪长期得不到宣泄,既不利于疾病的康复,又有可能导致疾病的复发,因此,护士应鼓励患者向亲友、医护人员或专业咨询人员倾诉,或以写日记的方式,说出自己的烦恼、矛盾和压力。

3. 技术指导　告诉患者虽然目前的医疗技术水平尚不能根治疾病,但是经过医患共同努力,病情完全可以控制,患者完全可以向正常人一样生活、工作和学习,教会患者运用积极暗示、转移注意力、自我控制等技术,如常提醒自己"遇到事情冷静",告诫自己"不能生气",暗示自己"我这种病许多人都有,没什么可怕";多参加运动、听音乐、和朋友多沟通等转移注意力的方法,缓解负性情绪。

4. 帮助认识疾病　护士要向患者讲解疾病发病的病因、诱发因素、临床表现、治疗及护理、并发症等相关知识,让患者了解并接受慢性病不能完全治愈的事实,做好与疾病共存的心理准备,教会患者及家属采用积极的应对技巧来处理遇到的困难和问题,如客观评估自身的实际情况,选择合适的职业,积极调整工作、学习、饮食、生活方式等,提高患者对治疗方案的依从性,增强适应疾病的能力,降低疾病再次复发的危险,避免过度逃避疾病或患者角色强化,降低适应不良对身心健康的损害。在长期的与疾病斗争的过程中,患者也可能获得一些人生的启发,重新思考自己的人生态度和自我价值,作出一些认知改变,而这些改变可以帮助患者适应疾病,并有可能超越以前的心理功能认知水平。

5. 身心自我护理指导　指导患者适度运动,如打太极拳、散步、书画、摄影等这些活动可降低血液黏稠度,减少血小板聚集,增加高密度脂蛋白,指导患者合理饮食、起居、劳逸结合,纠正不良嗜好如抽烟、嗜酒等,平时保持心态平衡,避免精神紧张等。

6. 团体心理干预　可采用集体心理干预,集中与患者进行交流沟通,每周1~2次,向患者讲解有关防治疾病的知识,了解其心理变化,帮助纠正错误认知,不良行为模式和应对方式,提供健康宣传材料,宣传疾病防治的基本知识;每周举办座谈会,鼓励患者之间进行经验交流,了解患者的疑虑,及时给予解答。

### 三、常见外科患者的心理护理

(一) 外科患者概述

外科患者一般都需要手术进行治疗,而手术作为创伤性的治疗手段,对患者产生一种严重的心理应激,发生一定的心理反应,严重而消极的心理反应可直接影响手术效果及术后康复。因此护

笔记栏

人员应根据患者的心理特点,提供有针对性的心理护理,帮助其渡过手术期,取得最佳康复效果。

**(二) 外科患者的心理护理**

1. **心理评估** 护士可通过访谈、观察、问卷测试等方法评估患者在术前、术中及术后的心理状态,了解患者的人格、感知能力、情绪状态、社会支持状况、应对方式、既往心理健康状况;评估手术对患者今后的生活、工作、学习及生存质量有何影响;了解患者有无失眠、紧张、恐惧、焦虑、抑郁等心理问题,为制定有针对性的心理护理措施提供科学依据。

2. **心理健康教育** 向患者介绍住院及手术治疗对其生理功能、心理状态、社会角色等方面主要影响,了解可能出现的心理反应有哪些,指出严重的负性情绪反应对手术配合与康复的不利影响。指导患者识别紧张、焦虑、恐惧、抑郁等负性情绪反应,帮助患者应对失眠、疼痛等问题,指导患者利用社会支持系统,提高社会支持的利用度,帮助应对手术治疗所带来的压力。

3. **心理护理措施**

(1) 手术前患者的心理护理:

1) 提供手术相关信息,做好术前心理准备:患者入院后,护士应热情接待,详细介绍病房的环境及生活作息制度,以消除陌生感;介绍医护人员的业务水平和以往手术成功的经验;介绍选择手术治疗的必要性、所需费用、术前检查的目的、麻醉方式、手术大致过程、术中配合方法及术后注意事项,做到知情同意,帮助患者获得足够的信息,消除疑虑,从而积极配合手术治疗。

2) 采用支持性心理治疗技术及行为治疗技术,减轻负性情绪:针对术前患者紧张、恐惧、焦虑的心理,采用倾听、解释、保证、指导及鼓励等支持性心理治疗技术,建立良好的护患关系,给予患者强有力的心理支持。对于术前焦虑较为严重的患者可采用以下行为控制技术:① 放松训练,采用渐进性肌肉松弛训练法、腹式深呼吸法,帮助患者减轻焦虑和恐惧心理;② 示范法,让患者学习手术效果良好的患者克服术前焦虑及恐惧的方法,从而树立信心,以积极的心态应对术前焦虑等不良情绪;③ 催眠暗示法,医护人员通过采用正性暗示语,增加患者的安全感,减轻心理应激的程度;④ 认知行为疗法,患者术前焦虑反应的程度和方式取决于患者对手术的感受和认知,通过帮助其改变认知偏差,来减轻焦虑反应。

3) 强化社会支持:患者手术后十分需要医护人员,家人及朋友的关心和支持,良好的社会支持可帮助其减轻或消除负性心理,树立战胜疾病信心。护士可通过行为评估、与患者家属沟通等方式,了解患者社会支持状况,如家人及朋友的关系、经济状况等。积极向家人及朋友提供疾病及手术的信息,鼓励并指导他们在精神、情感、经济等方面给予大力支持,使患者获得温暖、信心和力量,减轻术前焦虑。研究表明,恰当的社会支持系统与术后的适应呈正相关。

4) 保证术前患者充足的睡眠,必要时按医嘱给予抗焦虑、镇静催眠药物。

(2) 手术中患者的心理护理:患者进入手术室后,护士应热情接待,亲切问候。主动介绍手术室环境、先进的医疗仪器设备、经验丰富的主刀医生和麻醉师、术中配合方法、增强患者对手术的信心。手术室应保持安静、整洁、床单无血迹、手术器械需掩蔽。医护人员谈话应轻柔和谐,遇到意外需冷静,勿惊慌失措,忌大声喊叫,以免对患者产生消极暗示,使其紧张。当患者在清醒状态下手术时,医护人员不说令患者恐惧、担心的话,如"大出血"、"止血困难"、"已经转移"等;不谈论与手术无关的话题,不闲谈嬉笑,不窃窃私语,以免患者误解。对于需要做病理切片检查,等待检查结果以决定是否进一步实施手术的患者,医护人员应给予安慰,巡回护士应始终陪伴在患者旁边,密切观察其病情变化及心理反应;对于精神紧张者,可指导其进行深呼吸,以分散注意力。

(3) 手术后患者的心理反应:

1) 及时反馈手术信息:当患者麻醉苏醒后,医护人员应告知手术顺利完成并达到了预期目标,使其放心。要向患者传达有利的信息,给予安慰及鼓励。如病情许可,可将切除的病灶给患者看,使其认识到病根已切除。对于手术过程不顺利,或病灶未能切除者,应注意告知的方式与时机。

2) 术后疼痛的护理:患者术后疼痛的强度既与手术部位、切口方式和镇静剂应用情况有关,又

笔记栏

与个体的疼痛阈值、耐受能力及对疼痛的经验有关,一般而言,意志薄弱、烦躁、强光、噪声等可加剧疼痛。护士应告知患者术后疼痛的规律,即术后24小时疼痛最明显,2~3天后可逐渐缓解,使患者有充分的心理准备。护士可从患者的表情、姿势等非语言表达方式中观察疼痛的情况,鼓励用语言表达疼痛。指导患者用非药物措施,如听音乐、数数字、放松技术等方法分散注意力,减轻疼痛。必要时使用止痛剂。

3) 负性情绪的心理护理:密切观察患者的心理反应,术后会出现情绪烦躁、抑郁、焦虑、失眠等问题,应积极处理;患者出现抑郁、焦虑的原因之一,是患者评价疗效方法不当所致,多数患者往往将自己的病情与做过相同手术的患者比较,或者是与自己手术前对术后疗效的期望较高,自认为手术不成功,应告诉患者评价疗效的正确方法;即根据自己的病情特点、手术情况、手术后检查情况来评价,使其认识到自己正处于康复之中,还需强化患者的社会心理支持系统,鼓励其亲朋好友经常探视,帮助患者克服消极情绪。

4) 出院心理准备:大多数患者伤口拆线后即可出院,然而,因其生理功能尚未完全恢复,护士应向患者进行出院后饮食、自我锻炼、心理调适、定期复查等方面进行健康教育,帮助患者做好出院的心理准备。注重对手术导致生理功能受损、形象改变、残疾等患者的心理支持,如截肢、卵巢、子宫切除等患者可导致其心理上的重大创伤,护士应给予同情和安慰,使他们树立信心、勇敢、乐观的面对现实,配合后续治疗,尽快恢复生活自理和工作能力。

外科患者的生活质量受到多因素的影响,尤其是手术患者,如患者和家属为手术所做的准备是否充分、术前恐惧与焦虑的发现和处理,手术期间对外科医护人员的信任程度、对疼痛有效控制以及术后谵妄等问题的发现和处理,术后康复知识的宣教是否完整等。因此,外科患者的心理护理尤其重视手术过程中对上述问题的识别和处理。

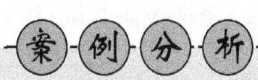

患者张女士,29岁,已婚,未育,企业会计,因"子宫肌瘤"入院治疗,计划3d后手术。患者入院后经常紧锁眉头,坐卧不安,食欲不振,夜间失眠,反复向医护人员询问关于手术的情况,患者结婚4年,非常喜欢小孩,但是至今未能怀孕,既期望手术切除子宫肌瘤后能顺利怀上一个健康的宝宝,又担心手术会对子宫造成伤害导致不孕。患者自述非常紧张、害怕,一想到手术就出冷汗、脉搏、呼吸增快。

【问题】
(1) 该患者存在的主要心理问题有哪些?
(2) 如何应用护理程序对该患者进行心理护理?

1. **心理护理评估** 通过观察患者的行为,和患者及及其家属访谈,以及使用心理测验测评,全面了解患者的基本情况、不适症状、对疾病的态度、家属关系及经济状况、观察患者的个性特点,综合分析评估患者目前存在的心理问题。

2. **心理护理诊断**
(1) 恐惧:与担心手术预后有关。
(2) 诊断依据:生理方面表现为夜间失眠,坐卧不安,脉搏、呼吸增快,出冷汗等;情绪体验为紧张、害怕等。

3. **心理护理计划**
(1) 心理护理目标:
1) 患者在入院2天内能说出引起恐惧的原因。
2) 患者在住院2天内能了解恐惧对健康的影响。
3) 患者在住院5天内能正确认识疾病表现,采用恰当的方式减轻恐惧。

4) 患者在出院时能掌握有效的心理防御机制及应对技巧,增强处理压力和冲突的能力。

(2) 心理护理措施:

1) 热情接待患者,建立良好的护患关系:患者入院时主动做好医院环境、规章制度、管床医生和护士,并运用语言性和非语言性沟通技巧耐心询问患者,多与患者交谈,取得患者信任,建立良好的护患关系。

2) 提供信息:用通俗易懂的语言向患者讲解疾病发病机制、治疗原则、预后及预防相关并发症的知识,使患者心中有数,增强患者的控制感,从而缓解因知识缺乏所致的焦虑。

3) 营造良好的休养环境:为患者营造安静、整洁、舒适的治疗环境,由于患者睡眠困难,应避免夜间病区噪声太大,并避免病房内光线过于强烈。

4) 教会患者积极应对:教会患者一些应对恐惧的方法,如深呼吸、放松训练、改变认知等,从而改善恐惧状态。

5) 健康教育:向患者讲解不良情绪对本病的手术及术后恢复不利,让患者学会控制自己的情绪,培养自己开朗豁达的性格特征,指导患者术后合理安排工作和休息,遵医嘱定期复查,积极配合后续治疗。

4. 心理护理措施实施　将心理护理计划制定的心理护理措施付诸实践,以达成心理护理目标。

5. 心理护理评价　患者经过住院治疗,1周后顺利完成手术,两周后患者康复出院、心情舒适、恐惧情绪明显减轻。

### 四、常见妇产科患者的心理护理

#### (一) 孕产妇的心理评估

评估孕产妇的年龄、对生育的认知状况、情绪反应、行为表现;文化程度;躯体健康状况;社会支持水平等。

#### (二) 孕产妇的心理健康教育

孕产妇出现心理问题很大的原因是相关知识缺乏,"知道得越少心里就越恐惧"。护士根据孕产妇的社会文化背景、孕产时期对信息的需求等,向孕产妇及家属普及孕产知识,纠正孕妇错误认知,与之一起制定孕期检查计划,指导孕妇学会自我保健与自我监测。对于高危妊娠的孕妇、不适宜妊娠者,建议终止妊娠;能继续妊娠者,加强全程孕期随访、保健管理,增加孕妇安全感。对于敏感性孕产妇,护士在健康宣教时,注意自己的言行举止,避免让孕妇听到胎儿畸形、早产、死胎及死亡等敏感字眼,以免给孕妇心理造成不良刺激。教给产妇育儿知识和技能,提高产妇的自信心和自尊感,促使其全面胜任母亲角色。加强产褥期卫生指导,避免因产褥感染带来的负性情绪。

#### (三) 孕产妇的心理护理措施

1. **营造温馨的环境氛围**　医院环境会影响产妇的情绪状态。病区走廊张贴赏心悦目的展板如孕前须知、母乳喂养方法、产后健身操等,病房内空气新鲜、温湿度适宜,光线适宜,放置绿色植物和张贴宝宝照片等,都可以从一定程度上缓解孕产妇焦虑、恐惧心理。

2. **提倡导乐陪伴分娩**　导乐陪伴分娩是指由一个有过生育经验并经培训考试合格的助产士,在产前、产时、产后给产妇以生理、心理和情感上支持,陪伴产妇整个分娩过程。通过导乐人员耐心、热心和富有同情心的陪伴与讲解,能增加产妇的信任和安全感,消除其恐惧和焦虑心理,对促进自然分娩起到积极的推动作用,也可根据实际情况开展无痛分娩、家庭化分娩、丈夫陪伴分娩等。

3. **耐心倾听**　护士应鼓励孕妇表达内心的感受、想法和情绪,一方面,孕妇通过倾诉释放压力,减轻心理负担;另一方面,护士通过倾听可以了解孕产妇的心理需要、情绪变化,从而针对性地安慰、关心和鼓励,提供心理支持,提高孕产妇的应对能力。

4. **增加孕产妇的社会支持**　丈夫是产妇情绪的最重要的支持者,应理解支持和体贴照顾妻子,帮助她顺利度过感情脆弱期;家庭其他成员也要齐心协力,使孕产妇处于一个温馨的家庭中,体会到每个成员的支持和鼓励,减少其孤独感,树立战胜困难的信心。除了在生活上给予照顾

笔记栏

外,家庭成员还要倾听她的诉求,及时调整其不良心态,消除心里烦恼,不能对生男生女有任何的抱怨,让孕产妇觉得自己和孩子在家人心目中有同等地位,增加幸福感。来自医护人员的鼓励和安慰对安抚产妇的情绪也很有帮助,尽量避免负性事件的刺激,护士应尊重孕妇的意愿,履行保密义务。

5. **教会孕产妇简单的减压方法** ① 分散注意力:了解其兴趣爱好,引导其关注周围的事情如养花、听音乐、散步、做一些力所能及的工作等,一方面终止不良刺激源的作用,防止不良情绪的泛化;另一方面通过参与新的活动增加积极情绪体验。② 积极心理暗示:引导孕产妇积极的心理暗示,如在心里默念"我生宝宝没问题","我肯定能做一个合格的妈妈"等,护士对孕产妇的努力和进步行为给予肯定和鼓励,帮助了产妇树立信心,体现自我价值。③ 放松技术:指导孕妇呼吸训练、放松想象、多听轻松、舒缓的音乐等减低交感神经的兴奋,使心理状态得到放松。④ 适当宣泄:对过于紧张、敏感的孕妇,建议其适当宣泄如写日记、倾诉等。

### 五、常见儿童患者的心理护理

#### (一) 儿童患者的心理评估

评估儿童及家长:对疾病的认知程度、患儿的气质类型、儿童及家属的行为反应和情绪反应、患儿及家属亲子关系情况和父母的教养方式等。

#### (二) 儿童患者的心理健康教育

患儿的教育考虑到他们的发育水平和认知能力。通过直观的实物、图片、玩具等进行启发式教育,并予以适当的督促、检查和指导。采取多样化的方法进行如游戏法、示范法、讲故事法等,尽量形象直观,提高儿童的接受程度。为患儿家属提供支持,告知疾病相关知识,鼓励家长倾诉其感受,设身处地的理解、关怀和体贴。

#### (三) 儿童患者的心理护理措施

1. **环境布置要符合儿童的心理特点** 病区布置尽量温馨,符合儿童的审美观,将墙壁粉刷成粉红、天蓝、草绿等颜色,窗帘和床上用品选用卡通图案,在房间中摆放合适的玩具,让儿童在医院也有快乐、轻松的内心体验,减少焦虑和恐惧。

2. **建立良好的护患关系** 对于年龄较大的儿童,护士应用容易理解的语言,通过讲故事、做游戏等方式与患儿进行交流沟通;对年龄小的儿童可采取抚摸、搂抱、目光等非语言沟通。建立良好的护患关系,使患儿获得安全感,缓解紧张,焦虑、恐惧情绪,积极配合治疗与护理。

3. **帮助患儿宣泄不良情绪** 当患儿出现吵闹、哭泣、发脾气、拒绝家长离开、不配合医护人员治疗等行为时,护士要理解这是患儿对生活事件的应对和防御,尽量体贴、关心患儿,不要轻易训斥和责怪。

4. **对不同年龄患儿的心理护理** 不同年龄阶段的儿童,其心理反应的强度和形式不同,因此,护士对不同年龄儿童的心理特点采取不同的心理护理方法。

(1) 新生儿期:新生儿通常通过哭来表达自己的情绪反应,护士要善于观察患儿,体会哭声所表达的需求,找出原因。在与患儿进行交流时通过亲切的目光,温柔的语言、轻轻的抚触使患儿安静、满足获得愉快的情绪体验,近年来开展的新生儿抚触有助于稳定患儿情绪,提高患儿的适应能力和反应能力,融洽亲子关系。

(2) 婴儿期:保证患儿充足的营养和睡眠,帮助建立安全型的依恋关系,母爱是促进心理发展的重要因素之一。儿童天性需要搂抱和触摸,在家里由父母完成,所以尽可能留母亲在医院陪护,以减轻患儿的情绪压力,如因病情或其他原因,母亲不能陪护时,护士要尽可能地多轻拍、抚摸、搂抱、亲近患儿,使其产生在母亲怀抱的安全感,有助于大脑的兴奋和抑制变得自然协调,另外可挑选患儿喜欢的玩具或物品陪伴,尽量保留患儿在家中的一些习惯,并允许带一些相片、相册等,减轻他们与父母分离的焦虑情绪。

(3) 学龄前期:通过做游戏、讲故事、看图片等方式与患儿建立友谊,关注患儿的心理变化,及

时给予相应的心理支持,使他们尽快适应医院生活。在护理操作前,向患儿做好解释,讲明道理,取得患儿主动配合,患儿既要承受疾病痛苦,又要承受心理应激,有时出现退化行为、攻击行为和被动依赖等,医务人员允许他们宣泄自己的情感,尊重患儿,保护他们的自尊心,鼓励康复期患儿参与到照顾自己的日常生活。

(4)学龄期:护士要深入浅出向患儿讲解疾病相关知识,满足他们对自己疾病的好奇和迷惑,帮助他们与其他小病友建立新的伙伴关系,互相鼓励,互为榜样,允许康复期小朋友适当补习功课,以减轻焦虑心情,给患儿一定的自主选择权,保护患儿的自尊心和隐私。对慢性病患儿要给予特别的理解和关怀,使患儿正视自己疾病,树立战胜疾病的信心。

5. 对患儿家长心理支持　目前患儿大多数是独生子女,家属分外紧张,但家长又缺乏与疾病相关的知识,不知道如何有效、科学的照护患儿,因此,护士除了对患儿尽职照护外,对家属做好心理支持,向家属进行宣教讲解相关疾病的知识,让他们可以正确对待疾病,调动其积极性,使其在患儿康复过程中发挥重要作用。

## 小　结

1. 心理护理概述
   - 心理护理概念
     - 广义:护士积极影响患者心理活动的一切言行举止。
     - 狭义:应用心理学的理论和技能,按照护理程序的方法,帮助患者达到最适宜身心状态的过程
   - 心理护理在整体护理中的意义
     - 是整体护理丰富内涵的体现
     - 是整体护理的核心,贯穿于整体护理的始终
     - 促进心理护理的发展
     - 明确心理护理的基本任务
     - 规范心理护理的实施程序
     - 提高心理护理质量标准
   - 心理护理的实施形式
     - 个性化和共性化
     - 有意识和无意识
   - 心理护理基本要素
     - 护士
     - 患者
     - 心理理论和技术
     - 患者心理问题

2. 心理护理程序
   - 概念:增进和恢复患者心理健康,解决患者心理问题为目标所进行的连贯、有计划、有目的、有评价的系统活动,包括心理护理评估、诊断、计划、实验和评价五个步骤
   - 实施环节
     - 建立良好的护患关系
     - 全方位采集心理信息
     - 客观量化心理评定
     - 确定患者基本心态
     - 找出主要影响因素
     - 选择适宜的干预对策
     - 评估实施效果
     - 确定新的方案

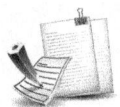

3. 常见内科患者心理护理
- 心理评估
  - 心理应激评估
  - 心理特质评估
  - 心理状态评估
  - 认知能力评估
- 心理健康教育措施
  - 收集资料
  - 制定心理健康教育计划
  - 明确心理健康教育内容
  - 采用灵活的教育形式
  - 评价教育效果
- 心理护理措施
  - 情绪疏导
  - 鼓励倾诉
  - 技术指导
  - 帮助认识疾病
  - 身心自我护理指导
  - 团体心理干预

4. 常见外科患者心理护理
- 心理评估
- 心理健康教育
- 心理护理措施
  - 术前：提供手术相关信息、采用心理支持治疗技术及行为治疗技术、强化社会支持、保证术前睡眠充足
  - 术中：护士态度和蔼、手术室环境介绍、避免语言刺激、做好心理支持治疗
  - 术后：反馈手术信息、处理术后不适、克服负性情绪、做好出院准备

【思考题】

(1) 试述精神分裂症、心境障碍、神经症患者的心理护理措施。
(2) 试述心理护理的概念、心理护理在整体护理中的意义。
(3) 试述心理护理的实施形式和基本要素。
(4) 试述心理护理程序的概念、心理护理程序实施的环节、心理护理常用方法。
(5) 试述常见内科、外科患者的心理评估、心理健康教育内容。
(6) 试述如何对常见内科、外科患者实施心理护理。
(7) 试述常见妇产科、儿科患者的心理护理措施。

(何兴萍)

# 第十章

# 心身疾病的心理护理

## 学习要点

- **掌握**：心身疾病的概念及特点。
- **熟悉**：常见心身疾病的临床特点和人格特征。
- **了解**：心身疾病的致病因素与发病机制。

## 第一节 概 述

### 一、心身疾病的概念

随着社会的发展，医学的进步，医疗模式正在向"生物-心理-社会"模式转变，心理和社会因素对健康和疾病的影响也得到了越来越多的重视。近年来，疾病谱及死亡谱发生了巨大变化，由心-身相关机制导致的心身疾病逐渐取代了传染性疾病。即使某些单纯的生物因素引起的疾病，也存在着一些心身障碍。对心身疾病的研究已成为21世纪的重要研究方向。

心身疾病是指那些心理-社会因素在疾病的发生和发展过程总起主导作用的躯体疾病，由于具有生理上的障碍，因此心身疾病又被称为心理生理疾病或心理生理障碍。心身疾病的流行病学目前尚缺乏大样本的流调资料。国内资料显示，在综合性医院的初诊患者中，有近1/3的患者所患的是与心理因素密切相关的躯体疾病。

### 二、心身疾病的特点

（1）患者具有一定的遗传素质、性格特点或心理缺陷。换句话说，就是这类患者因为自身的特点，造成心理状态不稳定，容易受到外界刺激的影响。

（2）存在心理社会紧张刺激的因素。这一点对于心身疾病的诊断尤为重要。在心身疾病的发生发展过程中，一定要有心理社会因素的刺激，这种刺激要么在时间上比较长久，要么在强度上比较剧烈，或者两者兼备，它们长期作用，导致患者的心境长期不稳定，最终导致心身疾病。

（3）心理社会紧张刺激与疾病的发生有密切的时间关系。一般来说，应该是先有不良刺激，然后才有心身疾病的发生，不良刺激和发病不可能颠倒过来，那样的话，这个疾病也就不是由心理刺激引起的了，当然就不是心身疾病。

（4）心身疾病的演变过程与心理社会刺激因素呈现出一种正比例关系。刺激因素越强烈，持续的时间越久，那么心身疾病的表现就会越重。

笔记栏

(5) 如果单纯进行生物医学的治疗措施而不从心理上进行调适,治疗效果较差。

### 三、心身疾病的范围

典型的心身疾病包括原发性高血压、消化性溃疡、消化性结肠炎、支气管哮喘、偏头痛、类风湿性关节炎等。心身疾病包括临床各科、躯体各系统的多种疾病组成的疾病群。按系统分别叙述如下:

1. 消化系统心身疾病　胃、十二指肠溃疡,溃疡性结肠炎,胃肠神经症,神经性呕吐,胆道功能障碍,过敏性结肠炎等。
2. 循环系统心身疾病　原发性高血压,冠心病,神经性心绞痛,心脏神经症,功能性早搏和其他心律失常。
3. 呼吸系统心身疾病　支气管哮喘,过度换气综合征。
4. 内分泌系统心身疾病　糖尿病,甲状腺功能亢进症,肥胖症,神经性厌食症,更年期综合征。
5. 泌尿系统心身疾病　遗尿症。
6. 骨骼和肌肉系统心身疾病　外伤性神经症,事故多发症,书写痉挛症。
7. 神经系统心身疾病　头痛,痉挛性斜颈,心因性运动障碍,脑血管障碍等。
8. 皮肤科心身疾病　斑秃,湿疹,慢性荨麻疹,瘙痒性皮肤病。
9. 耳鼻喉科心身疾病　咽喉异感症,美尼尔氏病等。
10. 眼科心身疾病　原发性青光眼,眼睑下垂等。
11. 妇科心身疾病　月经困难症,心因性不孕症,外阴瘙痒等。
12. 小儿科心身疾病　口吃,遗尿症等。
13. 口腔科心身疾病　黏膜溃疡,口臭症,异味症等。
14. 其他　癌症,术后肠粘连等。

### 四、心身疾病的致病因素与发病机制

心身疾病属于一种多果多因的疾病形式,其发病原因非常复杂。它是生理、心理、社会诸多因素在不同程度和时间上相互作用的结果。

#### (一) 心身疾病的致病因素

1. 生活事件　有学者研究了亲人分离和忧郁与各种疾病的关系,发现在住院的大部分患者中都有失落感的诉述(真实的或想象的),并在疾病的症状出现以前,就已感到失去希望和失去帮助。与此相似的报告,有配偶死亡后,存活一方的死亡率和冠心病患病率都有增高。国内研究显示一组95例老年高血压患者中生活事件发生的频率和强度要明显高于对照组。由此说明应激生活事件对心身疾病的影响。

2. 精神应激和情绪反应　精神应激可以导致或加重高血压、冠心病、消化性溃疡、皮肤病等心身疾病。应激事件之所以能致病,实际上是以情绪反应作为中介来实现的。情绪分为正性情绪(即愉快、积极的情绪)和负性情绪(即不愉快、消极的情绪)。正性情绪有益身心。负性情绪一方面是个体适应环境的一种必然反应,对机体有保护作用;另一方面如果强度过大或持续时间过久,则可能导致机体功能失调而致病。Cannon研究认为胃是最能表现情绪的器官之一;并发现焦虑、抑郁、愤怒等情绪都可使消化活动受到抑制,同时情绪对心血管、肌肉、呼吸、内分泌等功能也存在类似的影响;而情绪的改善则有利于胃溃疡等心身疾病的康复。因此情绪反映是心身疾病的重要中介过程。

3. 个体易感性　在相同的心理应激背景下,并非每个人都会患心身疾病,造成这种差异的原因,一般认为与个体的素质和生理特点,即个体易感性有关。对加拿大伞兵进行了一项前瞻性的溃疡病发病研究,发现紧张训练课增加溃疡病的发病率;同时也发现高蛋白酶原是消化性溃疡的易感因素之一。

4. 行为模式  人类的性格特点与躯体疾病的关系,在医学发展史上已经有很多研究。A 型行为模式特征是:以最少的时间获得更多的成就,一方面雄心勃勃、不知疲倦、好胜;另一方面表现暴躁、易激怒、缺乏耐心,充满敌意,患冠心病以及激发心肌梗死的可能性较大;B 型行为模式的特征是:没有很高的抱负,容易满足、随遇而安,此类性格的人则无 A 型行为模式的人的特点。对其他疾病的临床心理学研究,发现消化性溃疡病的患者大多比较被动、好依赖、顺从、缺乏创造性等;类风湿性关节炎患者则表现为宁静、敏感、情感不轻易外露,并有洁癖;癔症患者则往往具有克制自己的情绪,不善于任意发泄,并长期处于孤独、矛盾、忧郁和失望中。

(二) 心身疾病的发病机制

心身疾病是由多种因素引起的,在各种因素之间又互有联系和影响。目前对其发病的理论主要有两派:心理动力学理论和心理生理学理论。

1. 心理动力学理论  这一理论始终重视潜意识心理冲突在各种心身疾病发生中的作用。代表者 Alexander 认为未解决的潜意识的冲突是导致心身疾病的主要原因。目前认为,潜意识心理冲突是通过自主神经系统功能活动的变化,作用在相应的特殊器官和具有易患素质的患者而致病的。例如,哮喘的喘息发作和咳嗽症状被认为是"被压抑的哭喊",目的在于得到他人的帮助;生活环境中对爱情的强烈而矛盾的渴望,可伴随胃的过度活动,具易患素质者就可能引起胃溃疡。因而他们主张对心身疾病的治疗,只是查明并解决所谓致病的情绪因素和心理矛盾。心理动力学理论发病机制的不足是片面夸大了潜意识的作用,把躯体疾病的许多症状都解释为潜意识中情绪反应的象征,影响了对其他病因的研究和全面治疗。

2. 心理生物学理论  这一理论以 Cannon 的情绪生理学和巴甫洛夫高级神经活动类型学说为基础。采用量化研究方法来研究有意识的心理因素,如情绪,与可测量到的生理、生化变化之间的关系。他们认为,情绪对一些躯体疾病的影响很大,对自主神经系统支配的某一器官和某一系统影响更为明显。此外,他们还探索了心理社会刺激引起的情绪是通过什么途径引起生理生化变化而致病的。在研究过程中,他们不仅重视对心理生理障碍的发生发展机制的研究,而且把心理因素扩大为心理社会因素对人体健康和疾病的影响,强调了人们对环境刺激的心理生理反应,即强调了心理社会的紧张刺激对人体的影响以及机体对疾病的易感性、适应性和对抗性等概念在疾病过程中的作用。

## 第二节 常见的心身疾病

### 一、冠心病

冠状动脉粥样硬化性心脏病是指由于冠状动脉粥样硬化,管腔狭窄,导致心肌缺血、缺氧的心脏病,占冠状动脉性心脏病(coronary heart disease,CHD)即冠心病的绝大部分,所以习惯上把冠状动脉粥样硬化性心脏病简称冠心病。它是威胁人类健康最严重和确认最早的一种心身疾病。发病率呈逐年上升趋势,多见于中、老年人。

冠心病确切病因不十分清楚,近年来研究发现,心理社会因素与冠心病的关系密切。尤其是 A 型行为类型,在冠心病的发生中是独立于传统危险因素之外的主要危险因素。

(一) 冠心病的心理致病因素

1. 紧张焦虑  国内外调查发现,冠心病的发生于受教育程度成正比,且与职业应急有关系,即长期从事脑力劳动的知识分子中间冠心病的发生率比较高,而且急性梗死性发生机会与长期紧张的脑力劳动有关。大多数心肌梗死患者年龄在 40~60 岁的原因是其在家庭和社会中责任感强烈,容易陷入一种长期焦虑和心情沉重状态。这些均影响其机体中枢神经系统和内分泌反应,致使交

笔记栏

感-肾上腺神经系统亢进,血脂与血胆固醇水平增加,血液黏稠度增加,容易发生心肌梗死。

2. **消极情绪** 消极情绪与心脏病的形成有很大关系。人的心跳速率能够根据外界的变化呈有规律的搏动,那些带有消极的人会使心脏的这种有规律的变化减少,从而对心脏系统产生压力,使得心脏过于负重。另外,消极情绪会引起心血管系统炎症,在那些带有消极情绪的人身上,可发现较高的炎症蛋白含量,这种连续的、涉及整个心脏系统的炎症状况对引发冠心病有重要作用。从非生物的角度来看,那些长期有消极情绪的人常常不愿意积极去面对一些可能发生的疾病,他们不听医生或别人的劝告,结果忽视了必要的预防。

3. **A型性格** A型性格者一般表现为急躁、好争辩、敌意性强、情绪不稳、难以驾驭等,这种性格容易罹患冠心病,而且发生心肌梗死的机会较非A型性格者增高。这是因为,A型性格者常常处于高度警觉反应状态,稍有刺激便可激活交感-肾上腺系统,使心肌耗氧量增加,血小板聚集力和血黏稠度增强,继而导致冠状动脉内膜损伤、血栓形成或冠状动脉痉挛,最终发生心肌梗死。

### (二) 临床心理特征

1. **恐惧不安心理** 心绞痛,尤其是急性心肌梗死常突发胸痛、胸闷。有濒死感,而产生恐惧心理。另外,住院后吸氧、输液、监护等易产生恐惧不安。

2. **焦虑心理** 冠心病本身对患者就是一个很强的心理刺激,经常担心是否会突然死亡,还可因病情反复、患友病情恶化而产生忧郁和焦虑心理。

3. **悲观心理** 住院后对自己的工作、家庭经济犯愁,加上疾病本身带来的痛苦,容易情绪低落、顾虑重重。特别是急性心肌梗死患者要求绝对卧床休息,谢绝探视,更容易孤独产生悲观心理。

## 二、原发性高血压

原发性高血压(primary hypertension)是指病因不明,以体循环动脉血压持续升高为主要临床表现,以全身细小动脉硬化为病变基础的全身性疾病,常累及心、脑、肾等重要脏器,是我国最常见的血管疾病,也是最早确认的心身疾病之一。多发于中老年人,两性发病率无明显差别。

原发性高血压的病因尚未完全清楚,现代医学认为,与心理、社会、生物等多因素有关。

### (一) 心理致病因素

1. **情绪因素** 人们为应对生活中的事件产生的情绪反应,对人的血压有明显的影响。焦虑、紧张、抑郁、愤怒、恐惧等都能导致血压升高。其中与高血压关系最密切的是焦虑、愤怒、敌意等情绪状态。焦虑、恐惧主要影响心排血量增加而引起舒张压升高较多。愤怒和敌意导致动脉阻力增加明显,也以舒张压升高为主。惊恐不仅是诱发高血压的原因,同时也是高血压病血压发作性升高,以及忽高忽低,血压波动过大而不稳定的重要原因之一。

2. **个性特征** 个性特征是遗传因素导致的,并且和出生后的家庭环境有很大关系。高血压患者性格具有好胜心强和过分拘谨这样的共同行为特征,大多为A型性格的患者。表现为易于激动,尚有冲动性,强迫性性格倾向。具有压抑,敌意,攻击性或依赖性的矛盾性格,观察发现,高血压患者典型地露出敌意,但又必须压抑这种情绪而不能表现自己的攻击性。但是这种个性特征不是高血压特有的,可以发生在各种个性特征的人身上。而焦虑和易于发生心理冲突的人容易发生高血压病。

3. **社会环境因素** 研究表明在社会经济的发展历史过程中,经济越发达的地区和国家而高血压的发病率相对越高。社会变革较为剧烈的社会转型期,快速的工业化,信息化,以及城市化都在直接影响着人们的生活方式。高速的交通工具,工厂的流水生产线,精细的高难度的技术操作都要求人们注意力高度集中,而经受持续的精神紧张状态。人群高度集中的城市中的噪声,城市里拥挤的交通和居住环境的拥挤以及摩天建筑的压抑,竞争激烈而紧张的人际关系,以及大众传统信仰的缺失而导致的社会道德理念的混乱和社会秩序的胡乱等等,所有这些社会环境因素都对精神心理产生不良的影响,导致心理失衡,是高血压病的致病因素。

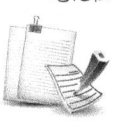

## (二) 临床心理特点

高血压病发生后,患者常会出现心情烦躁、易怒、记忆力差、精神不集中,伴有头痛、头晕、耳鸣、眼花、心悸、倦怠,少数患者可有兴奋、躁动、抑郁、被害妄想、幻觉等较严重的心理症状,而这些心理症状又常与血压成平行关系,心理症状最明显的,血压也就最高。

1. **焦虑、紧张** 患者常为原发性高血压,病程漫长、变化复杂,缺少根治药物、血压波动不稳定或居高不下而焦虑,担心自己的病治不好,会引起脑出血,半身不遂等并发症,而出现焦虑、紧张情绪。

2. **猜疑** 患者因久治不愈或反复发作为自己所患疾病的不良预后担心,因为内心缺乏安全感、顾虑重重、敏感多疑。患者特别注意周围人的言行,总担心医生、护士或家属对其隐瞒真实病情。

3. **恐惧** 近年来,越来越多的高血压患者对高血压并发症及后遗症有一定了解,常担心自己高血压会引起各种并发症,产证紧张和恐惧感。

4. **偏执** 高血压患者个性中多数有固执、暴躁情绪,他们虽然对高血压知识缺乏深入了解,但却固执己见对现行治疗方案不信任。

### 三、糖尿病

糖尿病(diabetes mellitus)是一种典型的内分泌系统心身疾病。其主要标志是高血糖、糖尿。基本病理特点是胰岛素分泌相对或绝对不足以及靶细胞对胰岛素的敏感性降低或胰岛素本身结构存在缺陷,而引起以糖代谢紊乱为主,继发脂肪、蛋白质、水、电解质等代谢障碍,严重者可并酮症酸中毒、肢体坏疽、失明、肾功能衰竭、多发性神经炎等,临床表现为多饮、多尿、多食和体重减轻,即"三多一少"。

糖尿病的病因和发病机制十分复杂,目前尚未完全清楚,认为本病是多因素综合作用并通过一定的中介机制而引起的结果。

## (一) 心理致病因素

不良心理因素是糖尿病发生、发展和转归的重要因素。糖尿病患者可以在心理应激作用下发病和恶化,并且心理因素与躯体因素作用交织形成恶性循环。

1. **心理因素** 心理压抑,心理负荷过重,焦虑,抑郁等不良心理因素是重要的发病因素,并在肥胖体型,高脂血症,饮食不当,性格缺陷等易患素质基础上而促发糖尿病。

2. **患者性格缺陷** 如多思多虑,胆小敏感,自我暗示,自我注意等。

## (二) 临床心理特点

由于糖尿病是一种难以治愈的终身性疾病,随着病程进展还会出现多种并发症,所以一旦个体被确诊患有糖尿病,往往出现焦虑,恐惧,悲观及失望等不良情绪,主要表现为情绪低落,失去生活信心或害怕死亡,精神高度紧张,甚至感觉过敏,有些患者不愿意改变原有的饮食习惯和生活方式,拒绝胰岛素治疗和血糖检查,甚至放弃精心安排的饮食治疗,有的患者因早期症状较轻或无症状,以为只是血糖高对身体并无大碍,也会拒绝治疗。随着病程的迁延,机体多个系统收到累及,可引发较严重并发症,若此时仍治疗效果不佳,患者很可能抗拒治疗,自暴自弃,甚至不信任医护人员,主要表现为表情冷漠,对所有事情无动于衷。

### 四、消化性溃疡

溃疡病(ulcer disease),也称消化性溃疡(peptic ulcer),是指胃肠黏膜被胃液消化而形成溃疡。好发于胃及十二指肠,是常见病、多发病,多见于青壮年。临床呈慢性经过,易反复发作,发作时患者有周期性上腹部疼痛、返酸、嗳气等典型的临床特征。是一种常见心身疾病。

溃疡病的病因与发病机制目前尚未完全阐明,观点颇多。近年来的研究表明,溃疡病的发生,除了生物理化因素外,心理社会因素作用是非常重要的。

笔记栏

### (一) 心理致病因素

1. **行为** 与本病的发生有一定关系,它既是病因又影响病情的转归。

2. **生活事件** 与消化性溃疡的发生有密切关系,尤其是十二指肠溃疡。主要的生活时间因素有:严重的精神创伤,特别是在毫无思想准备的情况下遇到重大生活事件和社会重大改变,如失业、丧偶、失子、离异、自然灾害和战争等;长期的家庭不和、人际关系紧张、事业不如意等导致持久的不良情绪反应;长期的紧张刺激,如不良工作环境、缺乏休息等。

3. **情绪** 持续强烈的精神刺激通过焦虑、紧张、愤怒、怨恨、忧伤、自责等负性情绪,引起自主神经和内分泌的改变,使胃血管收缩,分泌增加,由于胃液和胃蛋白酶的持续增多,通过"自身消化"作用,使胃十二指肠黏膜糜烂,发生溃疡,实验证明,情绪改变可诱发溃疡病的发生。1941年 H. G. Wolff 报告对一胃瘘患者的观察情况,发现该患者情绪激动、焦虑、发怒或呈攻击性情感(如怨恨、敌意)时,胃黏膜充血,胃蠕动增强,血管充盈,胃酸分泌持续升高,可使充血的黏膜发生糜烂;当他情绪低落、悲伤忧虑、抑郁失望、自责沮丧时,胃黏膜就变得苍白,蠕动减少,胃酸分泌不足;在情绪愉快时,血管充盈增加,胃液分泌正常,胃壁运动也会有所增强。

### (二) 临床心理特点

消化性溃疡患者的心理特点多为以下内容。

1. **争强好胜,不能松弛** 多数患者个人工作良好,有的还取得一定成就,但精神生活过于紧张,即使休息仍不能松弛,生活之弦总是绷得紧紧的。

2. **独立和依赖之间的冲突** Alexander 认为患者具有典型的矛盾状态,患者因求依赖和求助地愿望和心情受到意外的挫折,不得不表现为爱挑衅、自信、坚持独立和负责的态度。

3. **情绪易波动但又惯于克制** 患者情绪不稳定,遇到刺激常产生强烈的情绪反应。受挫折时特别易产生愤怒和抑郁,而他们的自制力较强,喜怒不形于色,所谓"怒而不发"。这类情绪虽然被压抑了,但却导致了强烈的自主神经系统反应,引起疾病的发生。

4. **过分关注自己,不好交往** 表面看他们的人际关系尚好,但这是自我控制的结果,从本身性格而言,并非外向、热情、喜好社交者,只是由于加强了自我控制,故能维持良好的人际关系。

## 五、支气管哮喘

支气管哮喘(bronchial asthma)是一种常见病、多发病,主要症状是发作性的喘息,气急,胸闷,咳嗽。支气管哮喘是由多种细胞(嗜酸性粒细胞、肥大细胞、T淋巴细胞、中性粒细胞、气道上皮细胞等)和细胞组分参与的气道慢性炎症性疾病,这种慢性炎症与气道高反应性相关,通常出现广泛而多变的可逆性气流受限,导致反复发作的喘息、气促、胸闷和(或)咳嗽等症状,多在夜间和(或)清晨发作、加剧,多数患者可自行缓解或经治疗缓解。

哮喘发病的危险因素包括宿主因素(遗传因素)和环境因素两个方面。遗传因素在很多患者身上都可以体现出来,比如绝大多数患者的亲人(有血缘关系、近三代人)当中,都可以追溯到有哮喘(反复咳嗽、喘息)或其他过敏性疾病(过敏性鼻炎、特应性皮炎)病史。大多数哮喘患者属于过敏体质,本身可能伴有过敏性鼻炎和特异性皮炎,或者对常见的经空气传播的变应原(螨虫、花粉、宠物、霉菌等)、某些食物(坚果、牛奶、花生、海鲜类等)、药物过敏等。

哮喘的发病机制还不完全清楚,可能包括:变态反应、气道慢性炎症、气道高反应性、气道神经调节失常、遗传机制、呼吸道病毒感染、神经信号转导机制和气道重构及其相互作用等。

### (一) 心理致病因素

1. **心理动力理论** 精神分析学家认为,哮喘的发作与特定的潜意识心理冲突有关,强烈的依赖欲望没有满足,使这种情感受到压抑,而不能从哭泣或叫喊等意识行为向外表达,又试图消除被压抑的矛盾情绪(如与母亲隔离引起的焦虑)或避开危险事物,于是通过自主性神经系统功能活动的改变造成支气管的平滑肌收缩而致病。

笔记栏

2. 心理生物学理论

(1) 心理因素使大脑中枢神经失去自主神经的调控,从而促使某些介质释放,使支气管平滑肌收缩,黏膜水肿;

(2) 心理因素引起内分泌功能的失调,通过下丘脑和它控制的垂体而影响免疫功能,从而降低机体对病毒、细菌、过敏因子、生化因子的抵抗力;

(3) 心理因素影响全身的或支气管黏膜的免疫力,使其对过敏源的敏感性增加,并使支气管痉挛和产生大量分泌物(黏液)堵于支气管中。

(4) 学习理论:从行为学的观点来看,哮喘的发作会立即引起父母或他人的注意,可能会使他们逃避责任,如家务、锻炼和某些社会活动等,获得继发性受益,从而使个体获得习惯性心理和生理反应,继而转变成为支气管哮喘。

(二) 临床心理特点

1. 紧张焦虑 大多数支气管哮喘患者具有依赖性强,较被动顺从,敏感,易受暗示,情绪不稳定,希望被人照顾和以自我为中心等人格特点。过度焦虑,依赖及心理压力等心理因素会影响自主神经系统,继而影响支气管平滑肌,导致哮喘发作。

2. 烦躁、恐惧 因哮喘多在夜间发作,患者自觉呼吸困难、胸闷、被迫坐立、张口呼吸、发绀、大量出汗、易疲劳,易表现为烦躁、恐惧,对各项检查和治疗缺乏耐心和信心,过于担心疾病预后。

### 六、肿瘤

肿瘤(tumour)是指机体在各种致瘤因子作用下,局部组织细胞增生所形成的新生物(neogrowth),因为这种新生物多呈占位性块状突起,也称赘生物。根据新生物的细胞特性及对机体的危害性程度,又将肿瘤分为良性肿瘤和恶性肿瘤两大类,而癌症即为恶性肿瘤的总称。本章节主要讨论恶性肿瘤。

(一) 心理致病因素

1. 生活事件 许多有关癌症发病前情绪状态的研究,都强调指出了重大的生活变故所造成的精神应激,是患者处于一种难以自拔的绝望情绪之中。长期置于高度紧张的生活环境,特别是丧失(如失去亲人)和分离(如离婚)常常是诱发癌症的重要因素。最常见的癌症心理应激因素是失去亲人的情感体验。亲人死亡的事件常成为癌症的预兆。早在1954年,Stepheson就发现相当多的子宫颈癌患者对性生活不满意,分居,离婚,被遗弃等事件的发生率也较高。Greer对乳腺癌患者的研究表明,癌症的诊断和最近或过去失去亲人等刺激事件的发生之间有明显的关系。

2. 情绪因素 在公元2世纪,Galen就观察到抑郁质的妇女较性格开朗者易患乳腺癌。近年来通过使用各种量表对抑郁与癌症的关系进行了调查,大部分的回顾性研究都表明抑郁等负面情绪可提高癌症的患病率和病死率,即负面情绪更易使人患癌症,并能加速癌症的发展。这与临床上观察的生存期较长的癌症患者往往是乐观、积极向上的相吻合。与癌症有关的情绪因素包括长期的忧虑、被压抑的愤怒、绝望、忧伤和悲哀等。

3. 个性特点 癌症患者大都具有孤独、沉默和压抑的个性特征,其人际交往模式具有顺从、无攻击性、自我贬低、谨慎、保守的特点。癌症患者对待挫折往往以消极防御为主,而积极防御较差。不同器官的癌症患者个性也不同,女性乳腺癌和男性肺癌患者多数较倔强,性格内向及情绪波动不如其他癌症患者明显。反之,男性肠癌患者更具有内向性及更加顺从,而食管癌的患者病前为急躁和火爆。但是总体上来说癌症患者存在C型行为特征。主要表现为与别人过分合作;原谅一些不该原谅的行为;生活和工作中没有主意和目标,不确定性多;对别人过度耐心;尽量回避各种冲突;不表现负性情绪,特别是愤怒;屈从于权威等。

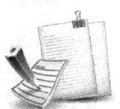
笔记栏

4. 不良的生活行为习惯 如吸烟、嗜酒、过冷过热饮食、食用变质食物等可诱发某些部位癌症。

(二) 临床心理特点

癌症患者的心理状态可表现为否认期,愤怒期,妥协期,抑郁期,接受期五个阶段。

1. 否认期　患者在得知自己的诊断后,第一个反应就是拒绝承认患有癌症,怀疑诊断错了,多数患者要求复查。而在诊断再次被确认之后,患者随即出现孤独心理,开始封闭自己,不愿与他人交谈,他们往往会脱离正常生活。

2. 愤怒期　患者经过否认期后,不得不面对恶性肿瘤的事实,此时的患者愤愤不平,心中十分委屈:"得病的为什么是我?"由于"绝症"的事实与求生的欲望相矛盾,患者往往十分痛苦。

3. 妥协期　在愤怒期结束之后癌症的事实仍然存在,因此,患者不得不在心理上承认诊断,而面对疾病常常出现两种分化,一种患者积极接受诊断,认为既然无法摆脱这一命运,不如在有限的时间里多感受人生的乐趣,他们常能配合治疗和护理,并主动参加社会活动;另一类患者则消极接受命运,认为自己无法与命运抗争,死亡是在所难免的他们经常交替出现愤怒与抑郁,加速了癌症的进程。

4. 抑郁期　在治疗过程中随着病情的恶化,癌症患者面临着疼痛与死亡的威胁,而且有些患者还承受着医疗费用的压力,为自己成为家庭的负担而不安,患者往往感到悲伤,丧失了治疗的信心,甚至有轻生的想法。放疗和化疗严重的治疗反应和毒副作用可导致严重的不良心理反应。治疗的挫折还会加剧患者的不良情绪。

5. 接受期　也可以成为平静期,患者不仅在身体上承受了手术,化疗,放疗等的痛苦,同时在精神上也经受了一系列的心路历程,在癌症的晚期,患者常常对各种治疗都失去了信心,表现出异乎寻常的平静。

对于不同的患者,其各种心理状态持续的时间长短不一心理反应的轻重也不同,与患者的文化层次,经济状况,年龄以及所从事的职业等因素有关。文化水平较高或医务人员得了癌症后,往往产生一连串关于不良预后的联想,致使心理负担过重;文化水平过低,对癌症知识了解较少的患者,他们的心理负担较前者轻;老年患者多有老朽感,认为死亡是一种自然规律,是一种超脱,因此他们的心理反应较轻;而中青年患者既是工作骨干,又是家庭的栋梁责任感和事业心驱使他们牵挂和顾虑特别多心理反应较重。

## 第三节　心身疾病的诊治及预防

### 一、心身疾病的诊断

#### (一) 心身疾病的诊断要点

(1) 明确的躯体症状(心理因素引起的躯体症状)。

(2) 寻找心理社会、刺激因素,并明确其与躯体症状的关系(躯体有器质性变化或明确的病理性过程)。

(3) 排除躯体疾病和神经症,以及"诈病"的诊断。

#### (二) 心身疾病的诊断程序

1. 采集病史　除与临床病史采集相同外,还要特别注意收集患者心理、社会方面的有关资料,如心理发展情况、个性或行为特点、社会生活事件及人际关系、家庭支持等,从中初步寻找与心身疾病发生、发展有关的因素。

2. 体格检查　与临床条件体检相同,但要注意体检时患者的心理行为反应方式,有时可从患者对体检的特殊反应中找出其心理素质上的某些特征,如是否过分敏感、拘谨等。

3. 心理学检查　对初步疑为心身疾病者,应结合其病史,采用交谈、座谈、行为观察、心理测量,直至使用必要的心理生物学检查方法,对其进行较系统的医学心理学检查,以确定心理、社会因素的性质,内容和在疾病发生、发展、恶化或好转中的作用。

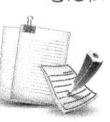

4. 综合分析　据以上收集的资料,结合心身疾病的基本理论,对是否是心身疾病何种心身疾病,由哪些心理、社会因素起主要作用及可能的作用机理等问题作出恰当的估计,以便确诊。

## 二、治疗

### (一) 心身疾病的治疗原则

心身疾病的治疗原则是心身同治,酌情择重。

(1) 发病急、躯体症状严重者,以躯体对症治疗为主,心理治疗为辅。如对于过度换气综合征的患者,在症状发作期必须及时采取生物学治疗手段对症处理,以阻断恶性循环,否则将使症状进一步恶化,呼吸性碱中毒加重,出现头痛、恐惧甚至抽搐等。同时对有过度焦虑的恐惧反应的患者给予心理疏导治疗。

(2) 对以心理症状为主,躯体症状为次者;或虽以躯体症状为主,但曾经经历过的心身疾病,则可在实施常规躯体治疗的同时,重点给予心理治疗。如绝育术后下肢瘫痪,除给予适当的药物治疗及功能训练外,重点着手心理疏导治疗及暗示疗法。痉挛性输卵管梗阻,只需心理疏导及暗示治疗即可痊愈。

### (二) 心身疾病实施心理治疗的目的

(1) 消除心理社会紧张刺激的因素。

(2) 消除心理学病因,逆转心身疾病的心理病理过程,使之由病理心理生理向健康方面发展,这是治本。

(3) 消除生物学症状。通过心理学技术直接改变患者的生物学过程,提高身体素质,促进疾病的康复,如采用长期松弛训练或生物反馈疗法,能改善循环系统,降低血压。

心身疾病的心理治疗手段,应视不同层次、不同方法、不同目的而决定,支持疗法,环境控制,松弛训练,生物反馈,认知疗法,行为矫正疗法,家庭疗法,集体疏导,个体疏导等心理治疗方式均可酌情选择使用。

## 三、心身疾病的护理

对于心身疾病除了治疗时需注意心身相关的双重治疗外,护理工作亦应与医疗同步。在对心身病症患者进行生理护理的同时,通过医生、护士与患者的交往,以合理的言行举止来影响和改变患者的心理状态,使患者在最佳的心理状态下主动地接受治疗,以提高对心身病症的治疗效果。做心理护理时需注意两个原则:心理护理和躯体护理的整体性,重视周围环境对患者的情感影响。在一般的护理中,要和患者建立良好的医患关系,创造良好的康复环境,通过沟通、理解、支持、安抚等方式对患者进行直接的心理护理,调动患者的积极情绪,观察并发现其心理变化,一起帮助患者了解疾病知识。在针对特定的疾病的心理时,要根据相应疾病的患者所表现的性格特征、情绪、年龄等进行相应的护理。如甲状腺功能亢进症患者的护理时,帮助患者一起了解甲状腺功能亢进的知识,当患者脾气较大时,理解他,包容他,及时安抚他的情绪,增强信心,若为老年患者,可安排家属一起陪护。心理护理的主要目的在于协助患者接受身体的改变,鼓励其参与治疗,学会自己照顾自己,争取社会支持和亲属的配合。

## 四、心身疾病的预防

心身疾病是心理因素和生物因素综合作用的结果,因而其预防也应同时兼顾心、身两方面。心理社会紧张刺激因素大多需要较长时间的作用才会引起心身疾病,但突发的强刺激例外,故心身疾病的心理学预防应从早做起。

具体的预防工作包括以下内容。

(1) 对那些具备明显心理素质上弱点的人,如易暴怒、抑郁、孤僻及多疑倾向者应及早通过心理指导加强其健全个性的培养。

笔记栏

(2) 对于那些具备明显行为问题者,如吸烟、酗酒、多食、缺少运动、过度减肥等,应利用心理学技术指导其进行矫正。

(3) 对那些工作和生活环境中存在明显应激症的人,应及时帮助其进行适当调整,以减少不必要的心理刺激。

(4) 对那些出现情绪危机的正常人,应及时帮助加以疏导。

(5) 对那些具备心身疾病遗传倾向如高血压,疑难病症家族史或已有心身疾病的先兆征象者则更应注意加强心理预防工作。

总之,心身疾病的心理、社会方面的预防工作是多层次,多层面的,是心理卫生工作的重要内容,也涉及医院的设施,管理及医务人员的素质,诊疗技能和水平。

## 小 结

心身疾病
- 心身疾病的概念:指那些心理-社会因素在疾病的发生和发展过程总起主导作用的躯体疾病,由于具有生理上的障碍,因此心身疾病又被称为心理生理疾病或心理生理障碍
- 特点
  - 患者具有一定的遗传素质、性格特点或心理缺陷
  - 存在心理社会紧张刺激的因素
  - 需要身心同治
- 致病因素
  - 生活事件
  - 精神和情绪反应
  - 个体易感性
  - 行为模式
- 治疗原则
  - 发病急、躯体症状严重者:以躯体对症治疗为主,心理治疗为辅
  - 以心理症状为主,躯体症状为次者,或虽以躯体症状为主,但曾经经历过的心身疾病,则可在实施常规躯体治疗的同时,重点给予心理治疗
- 护理原则
  - 心理护理和躯体护理的整体性
  - 重视周围环境对患者的情感影响

【思考题】

(1) 说出心身疾病的概念和特点。
(2) 按系统化分类,每个系统至少说出一种心身疾病。
(3) 心身疾病的致病因素有哪些?
(4) 试述冠心病、消化性溃疡、肿瘤的心理致病因素和临床心理特征。
(5) 试述心身疾病的治疗原则。
(6) 试述心身疾病的护理原则。

(韩 婷)

# 第十一章

# 心理健康教育

## 学习要点

- **掌握**：心理健康教育的方法。
- **熟悉**：心理健康教育内容。
- **了解**：心理健康教育的概念和原则。

## 第一节 心理健康教育概述

随着现代医学模式的转变，心理健康的概念日益深入人心，心理健康教育也逐渐被人们所接受，以患者为对象的心理健康教育应运而生，成为医护人员为患者解决健康问题的重要手段。

### 一、心理健康教育的概念

（一）心理健康教育概念

心理健康教育是指专业人员通过有组织、有计划、有评价的教育活动，促使人们认识心理健康与躯体健康的关系，建立有益于心理健康的防御机制和行为应对方式，掌握心理自助和心理保健方法，提高心理健康水平，预防心理疾病。

（二）患者心理健康教育的概念

1. 患者心理健康教育的概念　患者心理健康教育是指以医院为基地，以患者为对象，通过有目的、有计划、有评价的教育过程，使患者认识社会心理因素与疾病发生、发展和转归的关系，改变不利于健康的错误观念和错误行为，建立良好的心理防御机制和疾病应对方式，促进心身康复。患者心理健康教育的任务就是要通过各种教育手段，使患者明确社会心理因素既是致病因素，又是促进机体康复的治疗因素，认识生物、心理、社会因素在健康与疾病中的相互关系，以及对疾病发生、发展的影响，澄清一些不利于疾病诊断、治疗和康复的错误认识。最终目标是帮助患者建立积极的心理防御机制和应对疾病的方式，促进机体康复，预防疾病复发，减少疾病导致的病残率，提高生存质量。

2. 患者心理健康教育的作用　心理健康教育为护士实施心理护理提供了方法。心理护理作为一种护理方式，在整体护理中已得到广泛的应用。心理护理的基本任务是利用心理学的理论和技能积极影响患者的心身状态，帮助患者排除有害于健康的干扰因素，使之在接受诊疗、护理的过程中保持最佳心身状态，促进心身康复。而积极影响患者的有效方法就是进行心理健康教育，护士通过有目的、有计划、有评价的教育活动，帮助患者改变对健康与疾病的错误认识，建立积极的心理认

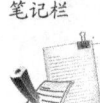
笔记栏

知模式,以达到促进心身康复的目的。

实践证明,患病后持有乐观的心态、与疾病积极抗争的患者比消极、沮丧、抱怨、持听天由命态度的患者,更能赢得康复的机会和生存的时间。其原因就在于前者的内在潜能得到了充分的发挥,这种潜能显著地增加了自身免疫功能,使患者获得了应对疾病的抗衡能力。实际上无论何种患者都具有自我调整的内在潜力,只是有的患者没有意识到或由于对疾病的错误认识而丧失了抗衡的能力。因此,对持有不良心态的患者尽早实施心理健康教育,使之充分认识心理因素对疾病发生、发展、转归和愈后的作用,便可激发患者积极应对疾病的潜能,主动遏止疾病过程中消极情绪的持续时间和反应强度,以积极的心态,主动参与与疾病抗争的诊疗、护理、康复过程,使心理健康教育在激发患者潜能方面真正发挥其推进器的作用。

3. 心理健康教育的预防　心理健康教育是预防心理疾病的重要途径,主要任务是做好三级预防。一级预防是针对整个人群和社区的心理健康教育,其目的是通过传授增进和维护心理健康的科学知识,影响人们对健康的观念和态度,改变有害于健康的不良行为,提高大众对心理问题或心理障碍的识别能力,消除产生精神心理障碍的原因。二级预防是针对有心理问题的个体进行的心理健康教育,目的是早发现,早干预,使轻度的心理异常不至于进一步发展成为心理疾病。三级预防是针对罹患精神心理疾病和心身疾病的患者进行的心理健康教育,目的是促进心理疾病的早日康复,减少精神疾患所致的机能缺陷,提高社会适应能力,恢复社会功能。三级预防为有效控制心理疾病发生、发展和预后提供了途径。

## 二、心理健康教育的原则

### (一) 科学性原则

实施心理健康教育必须遵守科学性原则,教育的内容、引用的例证和资料应有可靠的依据,不能为迎合患者的心理需要而介绍一些民间传闻或效果不确定的内容误导患者。更不能为了强调心理因素对整体健康的意义而否定其他因素如疾病本身或各种治疗手段对整体健康的影响。在教育过程中必须坚持实事求是、客观辨证的原则,不能任意夸大心理因素对疾病转归的作用,给患者一种心理治疗是万能的误导,在说明不良情绪对个体健康的危害时,应恰如其分,不能为提示患者引起重视而使用危言耸听的词语和例证。

### (二) 针对性原则

临床实践证明,同种疾病可有不同的临床表现和心理反应,不同的疾病也可能有相同的临床症状和心理反应。因此,在实施心理健康教育过程中,应根据患者的性别、年龄、职业、文化、婚姻、个性特征、病种、病情、病程、治疗、康复等特点有针对性地实施,不能千篇一律,制定教育计划也应因人而异,因时、因地实施。

### (三) 尊重性原则

在实施心理健康教育的活动中,不可避免地要触及患者对自身疾病的态度,价值观和行为方式等敏感问题。心理健康教育是建立在平等、信任的基础之上,教育效果的好坏取决于良好的治疗性关系和患者接受教育内容的态度,如果不认识这一点,将患者视为无知的学生强行说教,极易引起患者的反感甚至产生抵触情绪,教育者的所有努力在患者封闭的内心世界面前将毫无价值。因此。在实施心理健康教育中应始终遵循尊重的原则,尊重患者的人格和尊严,尊重患者的选择,承认患者间的差异,把每个患者都看作是有独特价值和潜能的人,教育者的责任是用翔实有力的资讯启发患者的思维,影响患者的态度,激发患者积极应对疾病的潜能。

### (四) 保密性原则

在心理健康教育活动中,教育者在与患者交流中可能会获得涉及患者隐私的谈话资料,教育者必须遵守保密性原则,这是教学双方建立依赖关系的基础。教育者必须明白,你对患者的谈话内容,在保密方面是负有道义和法律责任的。特别是涉及患者个人的秘密、隐私、缺陷,以及由此而产生的心理和行为困扰、矛盾、冲突等不能随意泄露给他人,更不能作为谈话的笑料。涉及患者隐私

笔记栏

的教育资料应妥善保管不能让无关人员阅读,以维持其保密性。

### (五) 专业性原则

心理健康教育是一项专业性较强的工作,要求施教者除具备疾病教育的知识外,还要有一定的心理学基础知识,如心理评估知识、心理诊断知识和心理干预知识。教育者能熟练应用心理学技能对现存或潜在的影响患者健康的心理问题、社会问题和应对方式做出判断,对患者的个性特征、态度特征、行为特征和心理防御模式等表现形式,用心理学知识加以判断和解释。只有对患者的心理活动特点有深入的了解,才有可能对患者进行有的放矢地心理健康教育,否则就会适得其反。因此,要对患者实施心理健康教育,教育者必须接受心理学技能的培训。近年来随着心理咨询师认证制度的建立,许多医护人员接受了心理咨询师的系统培训,这不仅为开展患者心理健康教育奠定了基础,也为受训者提供了实践的舞台。

## 第二节 心理健康教育内容

### 一、心理社会因素对疾病影响的教育

#### (一) 帮助患者认识影响健康的心理社会因素

影响健康的心理社会因素包括外部因素和内部因素。外部因素包括生活事件、社会支持与慢性应激刺激;内部因素包括个体易感性和应对方式。教育的目的是帮助患者认清心理社会因素对健康的影响具有双向性特征,它既是影响健康的致病因素,又是促进健康的治疗因素。对因心理社会因素患病或加重病情的患者,应帮助其建立积极的心理防御机制和社会支持系统,努力消除心理社会因素对患者健康的消极影响。

#### (二) 帮助有生活事件的患者减少负面影响

生活事件对人体的影响依事件的性质不同,反应程度各不相同。当在心理社会评估中发现患者有近期生活事件和慢性应激刺激时,应进一步评价这些刺激因素对患者健康的影响程度。可利用"生活再适应量表",让患者将近一年生活中发生转变的事件列出。再根据生活改变的积分预测个体出现健康问题的可能性。积分超过300分者,80%会出现明显的健康问题;积分在150~299分者,50%出现类似的健康问题;积分在150分之下者,30%出现健康问题。依据评估结果指导患者理解生活事件改变的积分越高,患病机会越大,加深对心理社会因素是致病因素的认识,减少个体易感性,减轻心理反应程度,主动消除心理社会因素对心身健康的负面影响。

#### (三) 帮助有不良应对方式的患者建立积极的心理防御机制

防御机制是人们处理压力事件时的思想、态度、行动的总称,是帮助个体应对压力带来的焦虑所采用的一种应对机制,是个体的自我保护反应,其目的是阻止个体所不希望发生的情形出现。防御机制不同于压力对人体产生的压力反应,它主要是精神方面的内容,也包括个体应对特定压力情形的行为反应。患者常见的防御机制有:

1. 抑制  即将不愉快的想法压抑于潜意识中,不愿释放和表达。
2. 文饰  以自圆其说来解释自己的行为,将自己的真实感受掩盖起来。
3. 投射  将自己不愉快的情绪归因于他人。
4. 退化  个体的行为倒退到早期幼稚的行为阶段。
5. 置换  将情绪中的一个目标转移到可以接受的另一目标,以减轻不良情绪带来的痛苦。
6. 升华  将无意识的冲突以社会能接受的方式表示,使之具有建设性。

前4种属于消极防御机制,后2种为积极防御机制,采用何种防御机制应对疾病,取决于患者的态度。在实施心理健康教育时,应注意观察患者对不同情形的行为反应,患者对这些反应的解释,

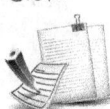

以及这些反应的有效性,判断患者的行为反应属于何种应对模式,向患者解释消极模式的危害,帮助患者学会运用积极的模式促进机体的康复,充分发挥心理防御机制对疾病的治疗作用。

**(四) 帮助无助的患者建立社会支持系统**

心理社会支持是患者可利用的外部资源,其功能是帮助患者调动内在的心理资源以处理情绪的问题,承担患者的各种任务或分担他们的艰辛与痛苦,为患者提供金钱、物质、技能、信息及劝告等,以帮助患者处理所面临的应激情景。心理社会支持系统的好坏对增加或减少疾病的危险性有重要意义。在心理健康教育中应对患者心理社会支持的程度和患者利用心理社会资源的情况进行综合评估,判断患者有无心理社会支持系统、提供支持的类型、支持的来源、支持的数量和利用度、支持的质量和类型、对支持的需求和反应等。心理社会支持的类型包括信息支持、情感支持、实体支持和归属支持,在分析患者心理社会支持的类型时要判断患者缺乏的是来自哪方面的社会支持,以便在教育中有目的的调动和利用有效的、患者需要得到的外部资源,同时还要注意患者对外部资源的利用度。社会支持利用度是指调动社会网络,利用他人支持和帮助的程度。社会支持利用度受多种因素影响,如患者的社会交往能力、性格倾向、所患疾病对患者交往的限制等。在实施心理健康教育时对经历过生活事件并缺乏社会支持的患者应向其说明心理社会支持对促进疾病康复的意义,调动其利用社会支持的积极性,同时向家属说明为患者提供心理社会支持的作用、意义和方法,共同为促进患者的康复建立起良好的心理社会支持系统。

## 二、心身疾病患者的心理健康教育

**(一) 帮助患者认识心身疾病的特点**

心身疾病是一组躯体疾病其发生、发展、转归和防治都与心理社会因素密切相关,尤其是精神障碍引起的躯体疾病,必须用心理治疗才有效,因此又叫心理生理疾患。这类疾病不仅有心理症状,而且还有组织器官形态学改变的病理基础。目前认为确认心身疾病必须具备下列特征:

(1) 以情绪障碍为主要发病因素之一。
(2) 常有特殊的个性心理特征,如 A 型性格与 C 型性格。
(3) 发病率有明显的性别差异,女性高于男性。
(4) 同一患者可患几种性质类似的疾病,如冠心病、糖尿病等。
(5) 有同一疾病或类似疾病的家族史。
(6) 常有缓解-复发的倾向。
(7) 这些疾病常与内分泌系统和自主神经功能密切相关。向患者说明正常机体的生理反应与心理活动是协同发展的,在任何时候有心理活动就会有心理反应,如果不良的心理反应持续过久,就可以导致器官的功能紊乱,甚至发生器质性病理变化。因此,帮助患者认识心身疾病的特点,有利于增强患者的预防意识,尽量减少心理因素对机体的不利影响。

**(二) 帮助患者认识心身疾病的常见症状**

向患者说明由于心身疾病涉及全身多个系统,症状繁多,很难一一列举,但概括起来主要有两大类,即躯体症状和心理障碍,如高血压伴焦虑状态、胃溃疡伴忧郁状态或神经性厌食等。其特点是心理障碍是因,躯体障碍是果,但后者亦可反过来影响心理活动。两者互为因果的特点使得患者在不同的疾病阶段,出现不同的躯体症状和心理紊乱症状。指导患者在向医生描述病情时,具体说明心身症状的特点和引起这些症状的因素,为正确的诊断和及时的治疗提供依据。

**(三) 帮助患者明确心身疾病治疗的要点**

临床上治疗心身疾病的基本原则是在治疗躯体疾病的基础上积极进行心理治疗和药物干预。心理治疗包括认知疗法、行为治疗、放松训练等;药物治疗包括抗焦虑药物、抗抑郁药物、催眠药物等。在进行心理健康教育时,应根据患者所患心身疾病的特点和治疗方法,做好治疗相关知识教育。如心理治疗是一个过程,需要多次复诊,不能企求一次解决所有的心理问题。对心理医生布置的训练任务要督促患者按要求完成,如放松训练每天至少做 2 次,每次不少于 20 min,不能随意减少或终止训练。

### 三、躯体疾病患者的心理健康教育

#### (一) 帮助患者认识躯体疾病的心理反应特点

1. 疼痛反应　疼痛是机体损伤的信号,常见的疼痛有组织损伤性疼痛、心理障碍性疼痛、躯体妄想性疼痛、内脏痛和牵涉痛。疼痛反应表现为自主神经反应、情感反应、躯体运动反应和行为反应。机体对疼痛的反应受心理因素和社会文化因素影响,产生不同的反应效应。

2. 感知过敏反应　当患者感到疾病痛苦和行为丧失的社会后果时,可以出现感知觉过敏状态或激惹状态,表现为警觉性增高,敏感多疑。

3. 躯体转移性反应　由于个性易感因素,部分患者可出现躯体转移症状,如病变器官心因性机能障碍加剧,出现尿频、心悸、手颤、面部肌肉紧张、月经失调、失眠、全身倦怠、头晕等。

4. 过度防御反应　患病过程中患者均不同程度地应用心理防御机制缓解心理紧张,心理防御机制可在短时间内使心理平衡,但如果持续存在消极的或过度、过强的心理防御反应,就有可能将躯体疾病演化为心理障碍。帮助患者及时发现和处理躯体疾病伴随的心理反应是心理健康教育的重要任务。

#### (二) 帮助患者认识躯体障碍对心理活动的影响

躯体疾病对患者心理活动或态度的影响取决于疾病的性质、病情的严重程度和患者的个性心理特征、年龄、经验以及当时的心理状态。患相同疾病的人,不同的心态会产生不同的求医行为和治疗行为。如患急性肝炎的患者,由于病毒感染,肝细胞炎症,引起肝大、上腹部疼痛、肝功能异常、继发消化功能紊乱。这些症状、体征对于一个开朗外向的人来说,可表现为有理智地承认患病的现实,迫切地要求就医治疗。而对于谨慎、内向的人则会出现怀疑、多思、自我发泄、烦躁不安等情绪反应。倘若患者有一些医学知识,可能会及时就诊,积极治疗疾病。反之,就可能会脱离现实地轻视病情,不按时就医。因此,护士在实施心理健康教育时应注意判断影响患者正确应对躯体疾病的因素,帮助患者认识心理活动产生的原因和对疾病的影响,指导其在疾病的发生、发展和转归的过程中始终保持积极向上的心态,客观现实地处理好躯体疾病带来的心理问题。

#### (三) 帮助患者认识躯体疾病引起的心理行为异常现象

1. 意识障碍　如嗜睡、蒙眬、幻觉、妄想、谵妄等。告知患者这些意识障碍的症状多属于一过性的或暂时性的,会随着病情的好转和稳定逐渐减轻或消失。

2. 认知障碍　如注意力不集中、记忆力减退、遗忘、定向障碍等,尤其是老年痴呆患者,认知障碍的出现是一个渐进的过程,早期多表现为遗忘,晚期因出现时间、人物、地点定向障碍而经常发生走失等意外情况。因此,对有认知障碍的患者,一定要向家属说明认知功能障碍的危害,帮助家属建立安全防护意识,加强对患者的监护和关爱,防止意外事件发生。

3. 情绪障碍　躯体疾病引起的情绪障碍多为消极的情绪反应,常表现为恐慌、愤怒、罪恶感、焦虑和抑郁等,这些负性情绪往往成为影响患者心身康复的重要因素,如得不到有效调整则会增加发生并发症的机会,加重病情,甚至贻害生命。发现有抑郁障碍的迹象应及时对其进行心理指导,分析引起抑郁的原因,同时应利用社会支持系统对患者给予情感支持,教育家属认识抑郁发作的症状和引起自杀的危害,并加强对患者的安全监护。

4. 行为异常　某些躯体疾病除有情绪障碍外还伴随一些行为异常的表现,如甲状腺功能亢进的患者可有精神兴奋性增高或狂躁的行为;垂体功能减退的患者轻者可出现呆滞、淡漠、言语行为迟缓的症状,重者可出现重性精神病的行为表现。某些隐私性疾病、传染性疾病等,被歧视的恐惧压力可使患者产生退缩行为或报复行为。因此,在对以上患者实施心理健康教育时,应注意观察患者的行为异常特征,判断患者的行为表现可能引起哪些不安全因素,指导家属学会如何识别患者的异常行为,并在发生这些行为时采取及时有效的措施加以防护。

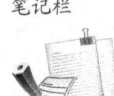

### 四、康复患者的心理健康教育

**(一) 帮助患者认识心理康复在全面康复中的作用**

现代医学研究已证实,具有某些心理行为特征或个性特征的人对某些疾病具有易感性,即使通过治疗能缓解症状,但由于致病的心理特征没有改变,疾病还会反复发作,经久不愈。对有这些特征的患者,心理康复就显得尤为重要。临床上比较典型的发病与心理社会因素密切相关的是心血管疾病,国内外对冠心病发病机理研究证实,A 型行为不但是急性心肌梗死的发病危险因素,而且亦是发病后影响预后的重要危险因素。如果能改变 A 型行为模式,减少机体对外界刺激因素的过度反应,就能使冠心病向好转方向发展。这说明心理康复在促进疾病康复和预防疾病复发中都起着不可忽视的重要的作用,通过心理健康教育,帮助患者树立全面的康复观,使之能积极参与心理康复过程,主动改变不利于疾病康复的行为模式,努力达到真正意义上的全面康复。

**(二) 帮助患者认识错误认知对康复的阻碍**

在康复过程中较常见的错误认知有以下几种。

1. 否认作用　由于过度否认导致个体不能准确了解和接受现实,虽然可进行康复训练,但进展不大。教育的重点是说明持久性康复的意义并鼓励其积极参与康复计划的制定和执行,避免一味纠正其否认的态度。

2. 认同延迟　认同延迟的患者往往采取逃避的方式,拒绝治疗或不配合治疗。一般情况下逃避行为经过一段时间后会逐渐减少,教育者应注意评估患者的行为表现,判断引起逃避的原因,及时修订训练计划,减少训练中的负性情绪,指导家属对患者的积极行为给予充分的肯定和鼓励,使其坚定康复的信念。

3. 失能评价　在躯体病残的急性期过后,患者几乎无一例外地产生失衡评价,从而导致抑郁、失望、甚至自杀,表现为拒食、拒绝治疗和攻击等行为。对躯体残疾后机体机能的丧失程度,大多数患者及其家属并不完全了解,也不具备这方面的医学知识。因此,他们的失能评价往往是不正确的,存在过分看轻或夸大、歪曲性质,由此导致的后续行为反应将严重影响到对残疾的适应以及对康复计划的执行。对此,首先应说明躯体病残的部分失能是客观存在的,以免患者产生"残疾只是暂时的"不现实幻想或导致否认躯体病残的事实。其次,对病前适应能力较好的患者,可以公开病残的失能程度和可以恢复的程度,以明确康复的目标,激发患者的行为动力。

4. 不合理信念　常见于因病残引起的性功能丧失的患者,如截瘫患者、子宫或卵巢切除后的患者、肾病或肾移植手术后患者等,对性功能丧失的错误判断,可导致患者产生羞愧、抑郁、焦虑情绪,影响夫妻感情和生活质量。教育的任务是帮助患者改变不合理的信念,告诉患者,人类的性行为是取决于生物和心理两种因素。性问题除了是一种生物现象外,还是一种微妙的情绪体验,生物方面的损伤往往可以通过情绪体验去补偿,性功能的康复同感觉、运动康复一样,是正常的、正当的,应积极采取医学措施加以改善,提高生活质量。

**(三) 帮助患者认识不良情绪对康复的影响**

疾病和残疾对患者情绪的影响主要体现在自尊的丧失和因不能自理而产生的负性情绪,最常见的负性情绪是焦虑、抑郁、愤怒和过分依赖。教育者要善于观察这些负性情绪的行为表现,及时发现和处理因情绪障碍引发的不良情况,如攻击身边亲人或医护人员,不执行康复计划,对自己生闷气,拒食,收集可用于自杀的药品或用物,情绪突然由阴转晴,假装愉快来麻痹亲人以寻求自杀机会,或行为像儿童一样,期望得到额外的照顾,不愿接受自理能力训练等。将这些情绪反应特点告诉患者家属,取得家属的配合,对患者主动参与康复活动的行为给予及时的肯定与鼓励,对康复过程中出现的微小进步给予积极的心理暗示,当出现焦虑、抑郁情绪和攻击行为时,指导患者用放松技术缓解情绪压力。

**(四) 帮助患者认识不健全人格对康复的影响**

许多研究表明,人格因素在疾病的发生、发展和转归中起重要作用,不健全的人格特征可成为

影响疾病康复的重要因素。如偏执型人格的人在遇到疾病挫折时容易把患病或伤残的责任推给别人,在康复过程中常会视别人的好意为动机不良,甚至会怀疑治疗的效果,从而严重地阻碍了康复的进程。对此类患者应做好人格与疾病关系的解释,使之意识到不良人格特征对康复治疗的负面影响,以科学的解释消除患者多疑的心理。强迫型人格的人易追求完美,在康复过程中表现出对自己病情的过分担忧和对医护人员的过分严格,不近人情,常不厌其烦地询问自己的病情及康复效果,如达不到要求会产生紧张、焦虑情绪。对此类患者,应认真而耐心地回答他所关心的问题,详细解释康复过程的意义和效果,缓解紧张焦虑情绪。癔症型人格的人,情绪不稳定,富于幻想并具有高度的暗示性,在康复过程中情绪变化无常。利用此类患者易接受暗示的特点,可多采用积极暗示提高康复的依从性。冲动型人格的人,其行为和情绪具有明显的冲动性,在情绪激动时常不能控制自己,但间歇期则正常,对此类患者以保持其情绪稳定为主,避免因冲动而做出不利于康复的行为。

*(五) 帮助患者认识不良社会因素对康复的影响*

不良社会因素对康复的影响主要表现在家庭成员、工作单位、社会对患者的态度和社会支持系统的保障力度上。同情、理解、接纳、支持、关心、照顾、鼓励的态度对患者建立康复信心,努力实现重返社会的康复目标有积极的促进作用。相反,如果采取嫌弃、厌烦、歧视、嘲弄、侮辱、放弃、将患者视为累赘的态度,将会对患者的心理造成致命的打击,不仅影响疾病的康复进程,而且还有可能导致患者放弃治疗,甚至自杀的恶性后果。因此,在实施健康教育中,应对影响患者康复的社会因素进行评价,向家属及其所在单位的领导、同事,说明积极社会支持的意义与作用,帮助患者建立完善的社会支持系统,使患者对回归社会充满信心。

## 第三节　心理健康教育方法

### 一、个别教育技巧

个别教育是一对一交谈的口头教育方式,由于这种方式有较强的隐私性和针对性,因此,在心理健康教育中被广泛采用。在进行个别指导时应掌握以下技巧:

*(一) 建立良好的第一印象*

以恰当的称谓称呼患者,主动向患者做自我介绍,说明教育的目的、意义,消除陌生感,取得患者的信任和合作。在谈话中始终保持热情、诚恳的态度,并注意保持合理的距离、姿势、仪态及眼神接触。使用患者能接受的语言根据教育对象的身份、文化层次以及对疾病的了解程度,选择患者能接受的语言,使用医学术语时要将术语的概念进行通俗易懂的描述,谈话中还要注意对语音、语速、语气的控制。

*(二) 灵活选择提问方式*

可供选择的提问方式有3种,既开放式、封闭式和半封闭式。如果需要诱发患者说出自己的感觉、认识,表达态度或想法时可选用开放式提问,如果要澄清患者的某些问题或感受,可选用封闭式提问,如果要转换话题,引出下文,可选用半封闭式提问,如"除了你刚才说的食欲差外,你在情绪上还有哪些不愉快的体验"。

*(三) 适时确定谈话主题*

应根据评估的需要和指导的内容适时确定谈话主题,提高谈话的时效性。如在教育评估时发现患者因知识缺乏造成了错误的认知,应顺便告诉患者正确的知识。有时患者也会在评估时反问一些与心理健康相关的问题,应抓住激发学习动机的有利时机进行即时引导和教育,往往会收到事半功倍的效果。

笔记栏

**（四）对教育效果进行积极的反馈**

积极反馈通常用在健康咨询、心理训练和行为干预时，在交谈或训练时适时插入肯定性的反馈语言，如"是的"、"很好"、"你做得很对"等，这些积极的反馈可使患者获得愉快感、鼓舞感、成就感，以激励患者更积极地参与学习。

## 二、心理训练技巧

心理训练实质上是一种特殊的教育过程，它是一种特殊的自助式的心理教育方式。从广义上讲，心理训练就是有意识、有目的地对人们的心理施加影响的过程。从狭义上讲，心理训练就是采用一定的方法和手段使人们形成良好心理状态的过程。本章介绍最常用的放松训练。

放松训练是指使有机体从紧张状态松弛下来的一种练习过程。放松有两层意思，一是肌肉松弛，二是消除紧张。放松训练的直接目的是使肌肉放松，最终目的是使整个机体活动水平降低，达到心理上的松弛，从而使机体保持内环境平衡与稳定。

**（一）呼吸放松法**

呼吸放松训练可以使我们清楚地觉察和意识到自己的呼吸状况。因为我们在躺着的时候是采用的腹式呼吸，可以躺下来去体验。

(1) 要穿舒适宽松的衣服，保持舒适的躺姿，两脚向两边自然张开，一只手臂放在上腹，另一只手臂自然放在身体一侧。

(2) 缓慢地通过鼻孔呼吸，感觉吸入的气体有点凉凉的，呼出的气息有点暖。吸气和呼气的同时，感觉腹部的涨落运动。

(3) 保持深而慢的呼吸，吸气和呼气的中间有一个短暂的停顿。

(4) 几分钟过后，坐直，把一只手放在小腹，把另一只手放在胸前，注意两手在吸气和呼气中的运动，判断哪一只手活动更明显。如果放在胸部的手的运动比另一只手更明显，这意味着我们采用的更多的是胸式呼吸而非腹式的呼吸。我们要提高腹式呼吸。

可以就用呼吸，同时提示自己身上哪些部位还紧张，想象气体从那些部位流过，带走了紧张，达到放松的状态。

**（二）肌肉放松法**

人在肌肉紧张的时候，心理也会紧张，如果能让肌肉放松，那心理上也可以放松下来。而肌肉放松是我们可以通过锻炼做到的。

肌肉放松法通过让人有意识地去感觉主要肌肉群的紧张和放松，从而达到放松的目的。试一下这种感觉：将右手握成拳，攥紧些，再紧一些，然后感觉一下手和前臂的紧张状态，让这种感觉进到手指、手掌和前臂。然后再放松手，注意紧张和放松之间的感觉的差异。可以闭上你的眼睛再做一次，意识到那种紧张，再放松，让紧张感流走。

肌肉放松的长远目标是使身体能够即时监督大量的控制信号，从而自动地缓解不需要的紧张。

我们可以试试这种方式：是坐的姿势，拿掉一些束缚的东西像手表之类。将注意力集中在每个肌肉群：手臂、脸和颈部，胸，肩，背，腹部，腿和脚；放松，试着察觉哪些部位还比较紧张，发送给这个肌肉群进行放松。

用这种方法之前可以先试一次放松这几个肌肉群的方法，在以后练习的时候可以回忆这些感觉。(紧张过后都要保持一会，感受紧张再放松)

(1) 手臂：紧握拳头，放松向后弯曲手腕，手背和前臂紧张。

(2) 放松肩：(左右分开做，每次只放松一个)耸起你的肩部向耳部靠拢。感觉和保持肩部的紧张。(暂停)让肩部放松。

(3) 颈部：将头紧靠在椅背上。感觉颈部和后背的紧张，保持，然后放松头向前向下伸，感觉颈前部肌肉的紧张，然后放松。

(4) 胸部肌肉：深吸气，充满你的胸腔，憋一会。感觉整个胸部和腹部的紧张状态，保持然后放松。

(5) 背部：将背往后弯曲，感觉紧张，放松。

(6) 腿部：伸直双腿，暂停5 s，放松。

(7) 脚部：注意小腿和脚，将脚尖尽量朝上指，使你的小腿肌肉绷紧。然后放松。

最后还是要关注一下自己的全身，如果觉得哪里还紧张，再发送信息，放松。

治疗者在给出放松的指示语时，特别要注意利用自己的声调语气来创造出一个有利于患者放松的气氛。从开始到最后，语速是逐渐变慢的，但也不能太慢，注意发出的指令要与患者的呼吸协调一致。每部分肌肉由紧张到放松的过程都要有一定的时间间隔，为对方更好地体验紧张和放松留有适当的余地。

## 小 结

1. 心理健康教育
   - 心理健康概念：是指专业人员通过有组织、有计划、有评价的教育活动，促使人们认识心理健康与躯体健康的关系，建立有益于心理健康的防御机制和行为应对方式，掌握心理自助和心理保健方法，提高心理健康水平，预防心理疾病
   - 心理健康教育方法
     - 科学性
     - 针对性
     - 尊重性
     - 保密性
     - 专业性
   - 心理健康教育内容
     - 帮助患者认识影响健康的心理社会因素
     - 帮助有生活事件的患者减少负面影响
     - 帮助有不良应对方式的患者建立积极的心理防御机制
     - 帮助无助的患者建立社会支持系统

2. 心理健康教育方法
   - 个别教育技巧
   - 心理训练技巧

【思考题】

(1) 试述心理健康教育和患者心理健康教育的概念和原则。

(2) 试述心理健康教育的内容。

(3) 试述躯体疾病的心理反应特点。

(4) 试述康复过沉重常见的错误认知有哪些？

(5) 试述个别心理健康教育的技巧有哪些？

(6) 如何具体实施呼吸放松法？

(韩　婷)

# 附　　录

## 附录1　症状自评量表(SCL-90)

指导语：以下列出了有些人可能会有的问题,请仔细地阅读每一条,然后根据最近一星期以内下述情况影响您的实际感觉,在每个问题后标明该题的程度得分。其中,"没有"选1,"很轻"选2,"中等"选3,"偏重"选4,"严重"选5。

1. 头痛　　　　　　　　　　　　　　　　　　　　　　1-2-3-4-5
2. 神经过敏,心中不踏实　　　　　　　　　　　　　　1-2-3-4-5
3. 头脑中有不必要的想法或字句盘旋　　　　　　　　1-2-3-4-5
4. 头昏或昏倒　　　　　　　　　　　　　　　　　　　1-2-3-4-5
5. 对异性的兴趣减退　　　　　　　　　　　　　　　　1-2-3-4-5
6. 对旁人责备求全　　　　　　　　　　　　　　　　　1-2-3-4-5
7. 感到别人能控制您的思想　　　　　　　　　　　　　1-2-3-4-5
8. 责怪别人制造麻烦　　　　　　　　　　　　　　　　1-2-3-4-5
9. 忘记性大　　　　　　　　　　　　　　　　　　　　1-2-3-4-5
10. 担心自己的衣饰整齐及仪态的端正　　　　　　　　1-2-3-4-5
11. 容易烦恼和激动　　　　　　　　　　　　　　　　　1-2-3-4-5
12. 胸痛　　　　　　　　　　　　　　　　　　　　　　1-2-3-4-5
13. 害怕空旷的场所或街道　　　　　　　　　　　　　　1-2-3-4-5
14. 感到自己的精力下降,活动减慢　　　　　　　　　　1-2-3-4-5
15. 想结束自己的生命　　　　　　　　　　　　　　　　1-2-3-4-5
16. 听到旁人听不到的声音　　　　　　　　　　　　　　1-2-3-4-5
17. 发抖　　　　　　　　　　　　　　　　　　　　　　1-2-3-4-5
18. 感到大多数人都不可信任　　　　　　　　　　　　　1-2-3-4-5
19. 胃口不好　　　　　　　　　　　　　　　　　　　　1-2-3-4-5
20. 容易哭泣　　　　　　　　　　　　　　　　　　　　1-2-3-4-5
21. 同异性相处时感到害羞不自在　　　　　　　　　　　1-2-3-4-5
22. 感到受骗,中了圈套或有人想抓住您　　　　　　　　1-2-3-4-5
23. 无缘无故地突然感到害怕　　　　　　　　　　　　　1-2-3-4-5
24. 自己不能控制地大发脾气　　　　　　　　　　　　　1-2-3-4-5
25. 怕单独出门　　　　　　　　　　　　　　　　　　　1-2-3-4-5
26. 经常责怪自己　　　　　　　　　　　　　　　　　　1-2-3-4-5
27. 腰痛　　　　　　　　　　　　　　　　　　　　　　1-2-3-4-5

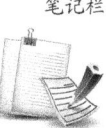

笔记栏

| | |
|---|---|
| 28. 感到难以完成任务 | 1-2-3-4-5 |
| 29. 感到孤独 | 1-2-3-4-5 |
| 30. 感到苦闷 | 1-2-3-4-5 |
| 31. 过分担忧 | 1-2-3-4-5 |
| 32. 对事物不感兴趣 | 1-2-3-4-5 |
| 33. 感到害怕 | 1-2-3-4-5 |
| 34. 您的感情容易受到伤害 | 1-2-3-4-5 |
| 35. 旁人能知道您的私下想法 | 1-2-3-4-5 |
| 36. 感到别人不理解您、不同情您 | 1-2-3-4-5 |
| 37. 感到人们对您不友好,不喜欢您 | 1-2-3-4-5 |
| 38. 做事必须做得很慢以保证做得正确 | 1-2-3-4-5 |
| 39. 心跳得很厉害 | 1-2-3-4-5 |
| 40. 恶心或胃部不舒服 | 1-2-3-4-5 |
| 41. 感到比不上他人 | 1-2-3-4-5 |
| 42. 肌肉酸痛 | 1-2-3-4-5 |
| 43. 感到有人在监视您、谈论您 | 1-2-3-4-5 |
| 44. 难以入睡 | 1-2-3-4-5 |
| 45. 做事必须反复检查 | 1-2-3-4-5 |
| 46. 难以作出决定 | 1-2-3-4-5 |
| 47. 怕乘电车、公共汽车、地铁或火车 | 1-2-3-4-5 |
| 48. 呼吸有困难 | 1-2-3-4-5 |
| 49. 一阵阵发冷或发热 | 1-2-3-4-5 |
| 50. 因为感到害怕而避开某些东西、场合或活动 | 1-2-3-4-5 |
| 51. 脑子变空了 | 1-2-3-4-5 |
| 52. 身体发麻或刺痛 | 1-2-3-4-5 |
| 53. 喉咙有梗塞感 | 1-2-3-4-5 |
| 54. 感到前途没有希望 | 1-2-3-4-5 |
| 55. 不能集中注意 | 1-2-3-4-5 |
| 56. 感到身体的某一部分软弱无力 | 1-2-3-4-5 |
| 57. 感到紧张或容易紧张 | 1-2-3-4-5 |
| 58. 感到手或脚发重 | 1-2-3-4-5 |
| 59. 想到死亡的事 | 1-2-3-4-5 |
| 60. 吃得太多 | 1-2-3-4-5 |
| 61. 当别人看着您或谈论您时感到不自在 | 1-2-3-4-5 |
| 62. 有一些不属于您自己的想法 | 1-2-3-4-5 |
| 63. 有想打人或伤害他人的冲动 | 1-2-3-4-5 |
| 64. 醒得太早 | 1-2-3-4-5 |
| 65. 必须反复洗手、点数目或触摸某些东西 | 1-2-3-4-5 |
| 66. 睡得不稳不深 | 1-2-3-4-5 |
| 67. 有想摔坏或破坏东西的冲动 | 1-2-3-4-5 |
| 68. 有一些别人没有的想法或念头 | 1-2-3-4-5 |
| 69. 感到对别人神经过敏 | 1-2-3-4-5 |
| 70. 在商店或电影院等人多的地方感到不自在 | 1-2-3-4-5 |
| 71. 感到任何事情都很困难 | 1-2-3-4-5 |

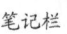
笔记栏
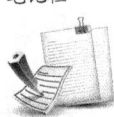

| | |
|---|---|
| 72. 一阵阵恐惧或惊恐 | 1-2-3-4-5 |
| 73. 感到在公共场合吃东西很不舒服 | 1-2-3-4-5 |
| 74. 经常与人争论 | 1-2-3-4-5 |
| 75. 单独一个人时神经很紧张 | 1-2-3-4-5 |
| 76. 别人对您的成绩没有作出恰当的评价 | 1-2-3-4-5 |
| 77. 即使和别人在一起也感到孤单 | 1-2-3-4-5 |
| 78. 感到坐立不安心神不定 | 1-2-3-4-5 |
| 79. 感到自己没有什么价值 | 1-2-3-4-5 |
| 80. 感到熟悉的东西变成陌生或不像是真的 | 1-2-3-4-5 |
| 81. 大叫或摔东西 | 1-2-3-4-5 |
| 82. 害怕会在公共场合昏倒 | 1-2-3-4-5 |
| 83. 感到别人想占您的便宜 | 1-2-3-4-5 |
| 84. 为一些有关性的想法而很苦恼 | 1-2-3-4-5 |
| 85. 您认为应该因为自己的过错而受到惩罚 | 1-2-3-4-5 |
| 86. 感到要很快把事情做完 | 1-2-3-4-5 |
| 87. 感到自己的身体有严重问题 | 1-2-3-4-5 |
| 88. 从未感到和其他人很亲近 | 1-2-3-4-5 |
| 89. 感到自己有罪 | 1-2-3-4-5 |
| 90. 感到自己的脑子有毛病 | 1-2-3-4-5 |

**评分规则：**

若选A计1分，选B计2分，选C计3分，选D计4分，选E计5分。将因子F1（躯体化）、F2（强迫）、F3（人际关系敏感）、F4（抑郁）、F5（焦虑）、F6（敌意）、F7（恐惧）、F8（妄想）、F9（精神病性）、F10（其他）各自包含的项目得分分别累计相加，即可得到各个因子的累计得分；将各个因子的累计得分除以其相应的项目数，即可得到各个因子的因子分数——T分数。例如，若躯体化一项合计分为8，题目数为8，则因子分为1。

SCL-90主要提供以下分析指标：

总分和总均分：总分是90个项目各单项得分相加，最低分为90分，最高分为450分。总均分＝总分÷90，表示总的来看，被试的自我感觉介于1~5的哪一个范围。

阴性项目数：表示被试"无症状"的项目有多少。

阳性项目数：表示被试在多少项目中呈现"有症状"。

阳性项目均分：表示"有症状"项目的平均得分。

**结果解释：**

SCL-90测查结果的解释可以从许多角度进行。既可从整个量表（90个题目）中的阳性症状广度和总因子分数出发来宏观评定被试心理障碍的大体情况，又可从统计原理出发，对被试的某一因子得分偏离常模团体均数的程度加以评价。

SCL-90在国内已有18~29岁的全国性常模，该常模给出了各种因子的平均数X和标准差SD。一般而言，如果某因子分数偏离常模团体平均数达到两个标准差（SD）时，即可认为是异常。在对大学生进行心理健康测评和心理咨询过程中，比较粗略、简便、直观的判断方法是看因子分数是否超过3分（1~5评分制），若超过3分，即表明该因子的症状已达中等以上的严重程度。在0~4评分制中，若超过2分，即表明该因子的症状达中等以上的严重程度。此时，应对受测大学生采取必要的心理治疗措施。

## 附录2　焦虑自评量表(SAS)

下面有20条文字,请仔细阅读每一条,把意思弄明白,然后根据您最近一星期的实际情况在适当的方格里划,每一条文字后有四个格,表示：A 没有或很少时间；B 小部分时间；C 相当多时间；D 绝大部分或全部时间。

1. 我觉得比平时容易紧张或着急　　　　　　　　　　　　　　　　　(A) (B) (C) (D)
2. 我无缘无故在感到害怕　　　　　　　　　　　　　　　　　　　　(A) (B) (C) (D)
3. 我容易心里烦乱或感到惊恐　　　　　　　　　　　　　　　　　　(A) (B) (C) (D)
4. 我觉得我可能将要发疯　　　　　　　　　　　　　　　　　　　　(A) (B) (C) (D)
5. 我觉得一切都很好　　　　　　　　　　　　　　　　　　　　　　(A) (B) (C) (D)
6. 我手脚发抖打战　　　　　　　　　　　　　　　　　　　　　　　(A) (B) (C) (D)
7. 我因为头疼、颈痛和背痛而苦恼　　　　　　　　　　　　　　　　(A) (B) (C) (D)
8. 我觉得容易衰弱和疲乏　　　　　　　　　　　　　　　　　　　　(A) (B) (C) (D)
9. 我觉得心平气和,并且容易安静坐着　　　　　　　　　　　　　　(A) (B) (C) (D)
10. 我觉得心跳得很快　　　　　　　　　　　　　　　　　　　　　(A) (B) (C) (D)
11. 我因为一阵阵头晕而苦恼　　　　　　　　　　　　　　　　　　(A) (B) (C) (D)
12. 我有晕倒发作,或觉得要晕倒似的　　　　　　　　　　　　　　(A) (B) (C) (D)
13. 我吸气呼气都感到很容易　　　　　　　　　　　　　　　　　　(A) (B) (C) (D)
14. 我的手脚麻木和刺痛　　　　　　　　　　　　　　　　　　　　(A) (B) (C) (D)
15. 我因为胃痛和消化不良而苦恼　　　　　　　　　　　　　　　　(A) (B) (C) (D)
16. 我常常要小便　　　　　　　　　　　　　　　　　　　　　　　(A) (B) (C) (D)
17. 我的手脚常常是干燥温暖的　　　　　　　　　　　　　　　　　(A) (B) (C) (D)
18. 我脸红发热　　　　　　　　　　　　　　　　　　　　　　　　(A) (B) (C) (D)
19. 我容易入睡并且一夜睡得很好　　　　　　　　　　　　　　　　(A) (B) (C) (D)
20. 我作噩梦　　　　　　　　　　　　　　　　　　　　　　　　　(A) (B) (C) (D)

**评分规则：**

正向计分题 A、B、C、D 按1、2、3、4分计；反向计分题按4、3、2、1计分。反向计分题号：5、9、13、17、19。总分乘以1.25取整数,即得标准分,分值越小越好,分界值为50。

## 附录3　抑郁自评量表(SDS)

请根据您近一周的感觉来进行评分,数字的顺序依次为：1→从无；2→有时；3→经常；4→持续。

1. 我感到情绪沮丧,郁闷　　　　　　　　　　　　　　　　　　　　　1 2 3 4
2. 我感到早晨心情最好　　　　　　　　　　　　　　　　　　　　　　4 3 2 1
3. 我要哭或想哭　　　　　　　　　　　　　　　　　　　　　　　　　1 2 3 4
4. 我夜间睡眠不好　　　　　　　　　　　　　　　　　　　　　　　　1 2 3 4

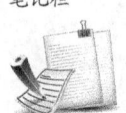

| 5. 我吃饭像平时一样多 | 4 3 2 1 |
| 6. 我的性功能正常 | 4 3 2 1 |
| 7. 我感到体重减轻 | 1 2 3 4 |
| 8. 我为便秘烦恼 | 1 2 3 4 |
| 9. 我的心跳比平时快 | 1 2 3 4 |
| 10. 我无故感到疲劳 | 1 2 3 4 |
| 11. 我的头脑像往常一样清楚 | 4 3 2 1 |
| 12. 我做事情像平时一样不感到困难 | 4 3 2 1 |
| 13. 我坐卧不安,难以保持平静 | 1 2 3 4 |
| 14. 我对未来感到有希望 | 4 3 2 1 |
| 15. 我比平时更容易激怒 | 1 2 3 4 |
| 16. 我觉得决定什么事很容易 | 4 3 2 1 |
| 17. 我感到自己是有用的和不可缺少的人 | 4 3 2 1 |
| 18. 我的生活很有意义 | 4 3 2 1 |
| 19. 假若我死了别人会过得更好 | 1 2 3 4 |
| 20. 我仍旧喜爱自己平时喜爱的东西 | 4 3 2 1 |

**评分规则:**

先把20个题目综合相加,得出总分,再转换成百分指数,方法见公式:指数＝ 总分(得分)/总分满分(80)×100。指数与抑郁症状的严重程度的关系如下:指数在50%以下:正常范围(无抑郁症状);指数在50%～59%:轻度抑郁;指数在60%～69%:中度抑郁;指数在70%及以上为重度至严重抑郁。此量表虽然可以测出抑郁的轻重程度,却不能判断抑郁的分类,测出有抑郁症之后,应该及时到精神科门诊进行详细的检查、诊断及治疗。

## 附录4 非精神科患者心理状态评估量表(MSSNS)

指导语:请仔细阅读每一条,然后根据您最近的实际情况在每一条文字后的四个答案中的一个打"√"或画"○"。

| 条　目 | 没有或很少 | 有时 | 相当多时间 | 绝大部分时间 |
|---|---|---|---|---|
| 1. 我觉得比平常容易紧张和着急 | | | | |
| 2. 我感到我正在受惩罚 | | | | |
| 3. 我想大叫或摔东西 | | | | |
| 4. 我经常与人争论 | | | | |
| 5. 我经常责怪自己 | | | | |
| 6. 一想到疾病后的后果,我就感到害怕 | | | | |
| 7. 我担心会发生不好的事 | | | | |
| 8. 我对将来感到悲观 | | | | |
| 9. 我感到一阵阵的恐惧 | | | | |
| 10. 想结束自己的生命 | | | | |
| 11. 我想找人发泄怒火 | | | | |

(续表)

| 条 目 | 没有或很少 | 有时 | 相当多时间 | 绝大部分时间 |
|---|---|---|---|---|
| 12. 我感到发抖 | | | | |
| 13. 我感到害怕 | | | | |
| 14. 我感到孤独 | | | | |
| 15. 我有想摔坏或破坏东西的冲动 | | | | |
| 16. 我感到他(她)人对我不公平 | | | | |
| 17. 我感到人们围着我但并不关心我 | | | | |
| 18. 我感到烦乱 | | | | |
| 19. 我希望身边有人陪伴 | | | | |
| 20. 我觉得闷闷不乐,情绪低沉 | | | | |
| 21. 我认为如果我死了别人会生活得好些 | | | | |
| 22. 我不能控制地大发脾气 | | | | |
| 23. 我对治疗感到害怕(放疗、手术等) | | | | |
| 24. 我对他人现在毫无兴起 | | | | |
| 25. 我的思想处于混乱状态 | | | | |
| 26. 当我考虑我目前的病情时,我就陷入紧张状态 | | | | |
| 27. 我感到缺乏交谈 | | | | |
| 28. 我感到我是一个彻底失败的人 | | | | |
| 29. 我感到命运对我不公平 | | | | |
| 30. 我对周围的一起设施感到害怕 | | | | |
| 31. 我有想大人或伤害人的冲动 | | | | |
| 32. 我对身体的不适(如疼痛、麻木、恶心等)感到恐惧 | | | | |
| 33. 我感到寂寞 | | | | |
| 34. 我对事物不感兴趣 | | | | |
| 35. 我感到坐立不安、心神不定 | | | | |
| 36. 我常常想起过去快乐的日子 | | | | |
| 37. 我害怕一个人待在病房 | | | | |
| 38. 我想找人倾说 | | | | |

**评分规则:**

选用标准化测题,评定非精神疾病患者的焦虑、抑郁、愤怒、孤独程度及其总体心理状况。采用4分法计分,分别是:没有或很少有、有时有、相当多世间有、绝大部分时间有。按答题序号,分别记1~4分,分数越高,表明患者的情绪反应强度越高。

## 附录5 EPQ人格问卷

**指导语:** 本测验由许多与你有关的问题组成。当你阅读每一题目时,请考虑是否符合你自己的实际情况和看法。如果情况符合,请选择"是"。请尽快填写你看完题目后的第一印象,不要在每一道题目上费太多时间思索。答案无所谓对与不对,好与不好,完全不必有任何顾虑。

1. 你是否有许多不同的业余爱好?　　A. 是　　B. 否
2. 你是否在做任何事情以前都要停下来仔细思考?　　A. 是　　B. 否
3. 你的心境是否常有起伏?　　A. 是　　B. 否
4. 你曾有过明知是别人的功劳而你去接受奖励的事吗?　　A. 是　　B. 否
5. 你是否健谈?　　A. 是　　B. 否
6. 欠债会使你不安吗?　　A. 是　　B. 否
7. 你曾无缘无故觉得"真是难受"吗?　　A. 是　　B. 否
8. 你曾贪图过分外之物吗?　　A. 是　　B. 否
9. 你是否在晚上小心翼翼地关好门窗?　　A. 是　　B. 否
10. 你是否比较活跃?　　A. 是　　B. 否
11. 你在见到一小孩或一动物受折磨时是否会感到非常难过?　　A. 是　　B. 否
12. 你常常为自己不该作而作了的事,不该说而说了的话而紧张吗?　　A. 是　　B. 否
13. 你喜欢跳降落伞吗?　　A. 是　　B. 否
14. 通常你能在热闹联欢会中尽情地玩吗?　　A. 是　　B. 否
15. 你容易激动吗?　　A. 是　　B. 否
16. 你曾经将自己的过错推给别人吗?　　A. 是　　B. 否
17. 你喜欢会见陌生人吗?　　A. 是　　B. 否
18. 你是否相信保险制度是一种好办法?　　A. 是　　B. 否
19. 你是一个容易伤感情的人吗?　　A. 是　　B. 否
20. 你所有的习惯都是好的吗?　　A. 是　　B. 否
21. 在社交场合你是否总不愿露头角?　　A. 是　　B. 否
22. 你会服用奇异或危险作用的药物吗?　　A. 是　　B. 否
23. 你常有"厌倦"之感吗?　　A. 是　　B. 否
24. 你曾拿过别人的东西吗(哪怕一针一线)?　　A. 是　　B. 否
25. 你是否常爱外出?　　A. 是　　B. 否
26. 你是否从伤害你所宠爱的人而感到乐趣?　　A. 是　　B. 否
27. 你常为有罪恶之感所苦恼吗?　　A. 是　　B. 否
28. 你在谈论中是否有时不懂装懂?　　A. 是　　B. 否
29. 你是否宁愿去看书而不愿去多见人?　　A. 是　　B. 否
30. 你有要伤害你的仇人吗?　　A. 是　　B. 否
31. 你觉得自己是一个神经过敏的人吗?　　A. 是　　B. 否
32. 对人有所失礼时你是否经常要表示歉意?　　A. 是　　B. 否
33. 你有许多朋友吗?　　A. 是　　B. 否
34. 你是否喜爱讲些有时确能伤害人的笑话?　　A. 是　　B. 否
35. 你是一个多忧多虑的人吗?　　A. 是　　B. 否
36. 你在童年是否按照吩咐要做什么便做什么,毫无怨言?　　A. 是　　B. 否
37. 你认为你是一个乐天派吗?　　A. 是　　B. 否
38. 你很讲究礼貌和整洁吗?　　A. 是　　B. 否
39. 你是否总在担心会发生可怕的事情?　　A. 是　　B. 否
40. 你曾损坏或遗失过别人的东西吗?　　A. 是　　B. 否
41. 交新朋友时一般是你采取主动吗?　　A. 是　　B. 否
42. 当别人向你诉苦时,你是否容易理解他们的苦哀?　　A. 是　　B. 否
43. 你认为自己很紧张,如同"拉紧的弦"一样吗?　　A. 是　　B. 否
44. 在没有废纸篓时,你是否将废纸扔在地板上?　　A. 是　　B. 否

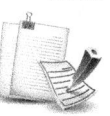

| 45. 当你与别人在一起时,你是否言语很少? | A. 是 | B. 否 |
| 46. 你是否认为结婚制度是过时了,应该废止? | A. 是 | B. 否 |
| 47. 你是否有时感到自己可怜? | A. 是 | B. 否 |
| 48. 你是否有时有点自夸? | A. 是 | B. 否 |
| 49. 你是否很容易将一个沉寂的集会搞得活跃起来? | A. 是 | B. 否 |
| 50. 你是否讨厌那种小心翼翼地开车的人? | A. 是 | B. 否 |
| 51. 你为你的健康担忧吗? | A. 是 | B. 否 |
| 52. 你曾讲过什么人的坏话吗? | A. 是 | B. 否 |
| 53. 你是否喜欢对朋友讲笑话和有趣的故事? | A. 是 | B. 否 |
| 54. 你小时候曾对父母粗暴无礼吗? | A. 是 | B. 否 |
| 55. 你是否喜欢与人混在一起? | A. 是 | B. 否 |
| 56. 你如知道自己工作有错误,这会使你感到难过吗? | A. 是 | B. 否 |
| 57. 你患失眠吗? | A. 是 | B. 否 |
| 58. 你吃饭前必定洗手吗? | A. 是 | B. 否 |
| 59. 你常无缘无故感到无精打采和倦怠吗? | A. 是 | B. 否 |
| 60. 和别人玩游戏时,你有过欺骗行为吗? | A. 是 | B. 否 |
| 61. 你是否喜欢从事一些动作迅速的工作? | A. 是 | B. 否 |
| 62. 你的母亲是一位善良的妇人吗? | A. 是 | B. 否 |
| 63. 你是否常常觉得人生非常无味? | A. 是 | B. 否 |
| 64. 你曾利用过某人为自己取得好处吗? | A. 是 | B. 否 |
| 65. 你是否常常参加许多活动,超过你的时间所允许? | A. 是 | B. 否 |
| 66. 是否有几个人总在躲避你? | A. 是 | B. 否 |
| 67. 你是否为你的容貌而非常烦恼? | A. 是 | B. 否 |
| 68. 你是否觉得人们为了未来有保障而办理储蓄和保险所花的时间太多? | A. 是 | B. 否 |
| 69. 你曾有过不如死了为好的愿望吗? | A. 是 | B. 否 |
| 70. 如果有把握永远不会被别人发现,你会逃税吗? | A. 是 | B. 否 |
| 71. 你能使一个集会顺利进行吗? | A. 是 | B. 否 |
| 72. 你能克制自己不对人无礼吗? | A. 是 | B. 否 |
| 73. 遇到一次难堪的经历后,你是否在一段很长的时间内还感到难受? | A. 是 | B. 否 |
| 74. 你患有"神经过敏"吗? | A. 是 | B. 否 |
| 75. 你曾经故意说些什么来伤害别人的感情吗? | A. 是 | B. 否 |
| 76. 你与别人的友谊是否容易破裂,虽然不是你的过错? | A. 是 | B. 否 |
| 77. 你常感到孤单吗? | A. 是 | B. 否 |
| 78. 当人家寻你的差错,找你工作中的缺点时,你是否容易在精神上受挫伤? | A. 是 | B. 否 |
| 79. 你赴约会或上班曾迟到过吗? | A. 是 | B. 否 |
| 80. 你喜欢忙忙碌碌地过日子吗? | A. 是 | B. 否 |
| 81. 你愿意别人怕你吗? | A. 是 | B. 否 |
| 82. 你是否觉得有时浑身是劲,而有时又是懒洋洋的吗? | A. 是 | B. 否 |
| 83. 你有时把今天应做的事拖到明天去做吗? | A. 是 | B. 否 |
| 84. 别人认为你是生气勃勃吗? | A. 是 | B. 否 |
| 85. 别人是否对你说了许多谎话? | A. 是 | B. 否 |
| 86. 你是否容易对某些事物容易冒火? | A. 是 | B. 否 |
| 87. 当你犯了错误时,你是否常常愿意承认它? | A. 是 | B. 否 |
| 88. 你会为一动物落入圈套被捉拿而感到很难过吗? | A. 是 | B. 否 |

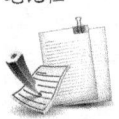

**评分规则:**

E 量表:外向-内向。第 1、5、9、13、16、22、29、32、35、40、43、46、49、53、56、61、72、76、85 题答"是"和第 26、37 题答"否"的每题各得 1 分。

N 量表:神经质(又称情绪性)。第 3、6、11、14、18、20、24、28、30、34、36、42、47、51、54、59、63、66、67、70、74、78、82、84 题答"是"每题各得 1 分。

P 量表:精神质(又称倔强)。第 19、23、27、38、41、44、57、58、65、69、73、77 题答"是"和第 2、8、10、17、33、50、62、80 题答"否"的每题各得 1 分。

L 量表:测定被试的掩饰、假托或自身隐蔽,或者测定其朴实、幼稚水平。第 12、31、48、68、79、81 题答"是"和第 4、7、15、21、25、39、45、52、55、60、64、71、75、83 题答"否"的每题各得 1 分。大致结果解释:(实际上应按标准差计算再确定)

E 量表分:分数高于 15,表示人格外向,可能是好交际,渴望刺激和冒险,情感易于冲动。分数低于 8,表示人格内向,如好静,富于内省,不喜欢刺激,喜欢有秩序的生活方式,情绪比较稳定。N 量表分:分数高于 14 表示焦虑、忧心忡忡、常郁郁不乐,有强烈情绪反应,甚至出现不够理智的行为。低于 9 表示情绪稳定。P 量表分:分数高于 8 表示可能是孤独、不关心他人,难以适应外部环境,不近人情,与别人不友好,喜欢寻衅搅扰,喜欢干奇特的事情,并且不顾危险。

L 量表分:L 量表分如高于 18,显示被试有掩饰倾向,测验结果可能失真。

## 附录 6  A 型性格问卷

这是美国心理学家编制的 A 型性格测量问卷。根据你的实际情况,对所提问题回答"是"或"否"。

1. 你说话时会刻意加重关键字的语气吗?
2. 你吃饭和走路时都很急促吗?
3. 认为孩子自幼就该养成与人竞争的习惯吗?
4. 当别人慢条斯理做事时你会感到不耐烦吗?
5. 当别人向你解说事情时你会催他赶快说完吗?
6. 在路上挤车或餐馆排队你会感到生气吗?
7. 聆听别人谈话时你会一直想你自己的问题吗?
8. 你会一边吃饭一边写笔记吗?
9. 你会在休假之前先赶完预定的一切工作吗?
10. 与别人闲谈时你总是提到自己关心的事么?
11. 让你停下工作休息一会儿时你会觉得是浪费时间吗?
12. 你是否觉得全心投入工作而无暇欣赏周围的美景?
13. 你是否觉得宁可务实而不愿从事创新或改革的事?
14. 你是否尝试在时间限制内作出更多的事?
15. 与别人有约时你是否绝对遵守时间?
16. 表达意见时你是否握紧拳头以加强语气?
17. 你是否有信心再提升你的工作业绩?
18. 你是否觉得有些事情等着你立刻去完成?
19. 你是否觉得对自己工作效率一直不满意?

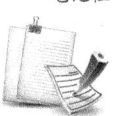

笔记栏

20. 你是否觉得与人竞争时非赢不可?
21. 你是否经常打断别人的话?
22. 看见别人迟到时你是否会生气?
23. 用餐时你是否一吃完就立刻离席?
24. 你是否经常有匆匆忙忙的感觉?
25. 你是否对自己近来的表现不满意?

**评分规则:**

回答"是"的题目超过半数,为A型;否则为B型。

A型性格的特点是:性格急躁,没有耐心;争强好胜,求胜心切,追求成就,有很强的事业心;动作敏捷;时间观念强;情绪容易波动;对人有戒心;缺少运动。

B型性格的特点是:性情随和,不喜欢与人争斗;生活方式悠闲自在,不争名利,对成败得失看得较淡,不太在意成就的大小,对工作生活较容易满足;工作生活从容不迫,有条不紊;时间观念不是特别强。

心理学家认为,A型性格易导致心脏病。如果你回答"是"的题目超过半数,你就应该改变生活习惯,放慢生活节奏,改善你的性格。

## 附录7　生活事件量表(LES)

下面是每个人都有可能遇到的一些日常生活事件,究竟是好事还是坏事,可根据个人情况自行判断。这些事件可能对个人有精神上的影响(体验为紧张、压力、兴奋或苦恼等),影响的轻重程度是各不相同的。影响持续的时间也不一样。请您根据自己的情况,实事求是地回答下列问题,填表不记姓名,完全保密,请在最合适的答案上打钩。

| 生活事件名称 | 事件发生时间 | | | 性质 | | 精神影响程度 | | | | 影响持续时间 | | | 备注 |
|---|---|---|---|---|---|---|---|---|---|---|---|---|---|
| | 未发生 | 一年前 | 一年内 | 长期性 | 好事 | 坏事 | 无影响 | 轻度 | 中度 | 重度 | 极重 | 三个月内 | 半年内 | 一年内 | 一年以上 |
| 举例:房屋拆迁 | | ✓ | | | ✓ | | | ✓ | | | | ✓ | | | |

**家庭有关问题**
1. 恋爱或订婚
2. 恋爱失败、破裂
3. 结婚
4. 自己(爱人)怀孕
5. 自己(爱人)流产
6. 家庭增添新成员
7. 与爱人父母不和
8. 夫妻感情不好
9. 夫妻分居(因不和)
10. 夫妻两地分居(工作需要)
11. 性生活不满意或独身
12. 配偶一方有外遇

笔记栏

(续表)

| 生活事件名称 | 事件发生时间 | | | 性质 | | 精神影响程度 | | | | 影响持续时间 | | | | 备注 |
|---|---|---|---|---|---|---|---|---|---|---|---|---|---|---|
| | 未发生 | 一年前 | 一年内 | 长期性 | 好事 | 坏事 | 无影响 | 轻度 | 中度 | 重度 | 极重 | 三个月内 | 半年内 | 一年内 | 一年以上 | |

13. 夫妻重归于好
14. 超指标生育
15. 本人(爱人)作绝育手术
16. 配偶死亡
17. 离婚
18. 子女升学(就业)失败
19. 子女升学(就业)失败
20. 子女长期离家
21. 父母不和
22. 家庭经济困难
23. 欠债500元以上
24. 经济情况显著改善
25. 家庭成员重病、重伤
26. 家庭成员死亡
27. 本人重病或重伤
28. 住房紧张

**工作学习中的问题**

29. 待业、无业
30. 开始就业
31. 高考失败
32. 扣发奖金或罚款
33. 突出的个人成绩
34. 晋升、提级
35. 对现职工作不满意
36. 工作学习中压力大(如成绩不好)
37. 与上级关系紧张
38. 与同事领导不和
39. 第一次远走他乡异国
40. 生活规律重大变动(饮食睡眠规律改变)
41. 本人退休离休或未安排具体工作

**社交与其他问题**

42. 好友重病或重伤
43. 好友死亡
44. 被人误会、错怪、诬告、议论
45. 介入民事法律纠纷
46. 失窃、财产损失
47. 意外惊吓、发生事故、自然灾害

如果您还经历过其他的生活事件,请依次填写

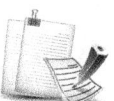

笔记栏

(续表)

| 生活事件名称 | 事件发生时间 | | | 性质 | | 精神影响程度 | | | | 影响持续时间 | | | 备注 |
|---|---|---|---|---|---|---|---|---|---|---|---|---|---|
| | 未发生 | 一年前 | 一年内 | 长期性 | 好事 | 坏事 | 无影响 | 轻度 | 中度 | 重度 | 极重 | 三个月内 | 半年内 | 一年内 | 一年以上 | |
| 48. | | | | | | | | | | | | | | |
| 49. | | | | | | | | | | | | | | |

| 正性事件值： | 家庭有关问题： |
|---|---|
| 负性事件值： | 工作学习中的问题： |
| 总值： | 社交及其他问题： |

## 附录8　特质应对方式问卷(TCSQ)

当您遇到平日里的各种困难或不愉快时(也就是遇到各种生活事件时)，您往往是如何对待的？根据实际情况选择相应的选项。

|  | 肯定是 | | | | 肯定不是 |
|---|---|---|---|---|---|
| 1. 能尽快地将不愉快忘掉 | 5 | 4 | 3 | 2 | 1 |
| 2. 易陷入对事件的回忆和幻想之中而不能摆脱 | 5 | 4 | 3 | 2 | 1 |
| 3. 当作事情根本未发生过 | 5 | 4 | 3 | 2 | 1 |
| 4. 易迁怒于别人而经常发脾气 | 5 | 4 | 3 | 2 | 1 |
| 5. 通常向好的方面想,想开些 | 5 | 4 | 3 | 2 | 1 |
| 6. 不愉快的事很容易引起情绪波动 | 5 | 4 | 3 | 2 | 1 |
| 7. 喜欢将情绪压在心底里不让其表现出来,但又忘不掉 | 5 | 4 | 3 | 2 | 1 |
| 8. 通常与类似的人比较,就觉得算不了什么 | 5 | 4 | 3 | 2 | 1 |
| 9. 能较快将消极因素化为积极因素,例如参加活动 | 5 | 4 | 3 | 2 | 1 |
| 10. 遇烦恼的事很容易想悄悄地哭一场 | 5 | 4 | 3 | 2 | 1 |
| 11. 旁人很容易使你重新高兴起来 | 5 | 4 | 3 | 2 | 1 |
| 12. 如果与人发生冲突,宁可长期不理对方 | 5 | 4 | 3 | 2 | 1 |
| 13. 对重大困难往往举棋不定,想不出办法 | 5 | 4 | 3 | 2 | 1 |
| 14. 对困难和痛苦能很快适应 | 5 | 4 | 3 | 2 | 1 |
| 15. 相信困难和挫折可以锻炼人 | 5 | 4 | 3 | 2 | 1 |
| 16. 在很长的时间里回忆所遇到的不愉快事 | 5 | 4 | 3 | 2 | 1 |
| 17. 遇到难题往往责怪自己无能而怨恨自己 | 5 | 4 | 3 | 2 | 1 |
| 18. 认为天底下没有什么大不了的事 | 5 | 4 | 3 | 2 | 1 |
| 19. 遇苦恼事喜欢一人独处 | 5 | 4 | 3 | 2 | 1 |
| 20. 通常以幽默的方式化解尴尬局面 | 5 | 4 | 3 | 2 | 1 |

**评分规则：**

1、3、5、8、9、11、14、15、18、20 的积极分数相加；2、4、6、7、10、12、13、16、17、19 的消极分数相加。

指标效度结论：前后一致 0 处于正常范围内；两级反应 0.00 处于正常范围内；中庸倾向 0.15 处于正常范围内；顺从倾向 0.25 处于正常范围内；随意反应 0.05 处于正常范围内；过度思考 0.00 处于正常范围内。

1. 前后一致：用于表示受测者答案是否保持一致性。得分较高表示受测者可能存在一定的乱选现象。

2. 两级反应：指受测者选择极端答案的倾向。得分较高表示受测者的测试结果可能值得怀疑，需要与受测者进行探讨。

3. 中庸倾向：指受测者选择中间答案的倾向。得分较高表示受测者的测试结果可能值得怀疑，需要与受测者进行探讨。

4. 顺从倾向：指受测者对任何观点都趋向同意而非不同意的倾向。得分较高表示受测者没有认真答题，也可能说明了受测者更倾向于服从别人或者反对别人。

5. 随意反应：指受测者在答题的时候有随意反应的倾向。得分较高表示受测者没有经过认真思考就完成了作答。

6. 过度思考：指受测者对该测试题的思考时间过长。得分较高表示受测者结果可能不可靠。

**测评维度得分**

消极应对 41，消极应对指你在遇到问题时倾向于用一种消极的方式去处理，如会经常地迁怒于人，遇到令你伤心、苦恼的事时常想独自大哭一场，情绪很容易波动，容易将不愉快的事情放在心上，与人发生冲突则会长期的不理对方。在该维度上你的得分是 41，这提示你的得分较高，即你在平时的学习生活中不太用积极的方式去处理问题。

积极应对 51，积极应对指的是你在遇到问题时倾向于用一种积极的方式去处理，如，遇到事情通常往好的方面想，而且能很快忘掉令人不愉快的事情，通常会以幽默的方式化解尴尬的局面，在你不开心的时候旁人很容易就会让你高兴起来，困难和痛苦你都能很快地适应。在该维度上你的得分是 51，这提示你的得分中等，即你在平时的学习生活中经常会兼顾积极和消极的方法方式去处理问题。

## 附录9　领悟社会支持量表(PSSS)

以下12个句子，每一个句子后面各有7个答案。请你根据自己的实际情况在每句后面选择一个答案。例如，选择①表示您极不同意，即说明您的实际情况与这一句子所描述情况极不相符；选择⑦表示您极同意，即说明你的实际情况与这一句子所描述情况极相符；选择④表示中间状态。余类推。

1. 在我遇到问题时有些人(老师、亲戚、同学)会出现在我的身旁
   ① 极不同意 ② 很不同意 ③ 稍不同意 ④ 中立 ⑤ 稍同意 ⑥ 很同意 ⑦ 极同意
2. 我能够与有些人(老师、亲戚、同学)共享快乐与忧伤
   ① 极不同意 ② 很不同意 ③ 稍不同意 ④ 中立 ⑤ 稍同意 ⑥ 很同意 ⑦ 极同意
3. 我的家庭能够切实具体地给我帮助
   ① 极不同意 ② 很不同意 ③ 稍不同意 ④ 中立 ⑤ 稍同意 ⑥ 很同意 ⑦ 极同意
4. 在需要时我能够从家庭获得感情上的帮助和支持
   ① 极不同意 ② 很不同意 ③ 稍不同意 ④ 中立 ⑤ 稍同意 ⑥ 很同意 ⑦ 极同意
5. 当我有困难时有些人(老师、亲戚、同学)是安慰我的真正源泉
   ① 极不同意 ② 很不同意 ③ 稍不同意 ④ 中立 ⑤ 稍同意 ⑥ 很同意 ⑦ 极同意

6. 我的朋友们能真正地帮助我
   ① 极不同意 ② 很不同意 ③ 稍不同意 ④ 中立 ⑤ 稍同意 ⑥ 很同意 ⑦ 极同意
7. 在发生困难时我可以依靠我的朋友们
   ① 极不同意 ② 很不同意 ③ 稍不同意 ④ 中立 ⑤ 稍同意 ⑥ 很同意 ⑦ 极同意
8. 我能与自己的家庭谈论我的难题
   ① 极不同意 ② 很不同意 ③ 稍不同意 ④ 中立 ⑤ 稍同意 ⑥ 很同意 ⑦ 极同意
9. 我的朋友们能与我分享快乐与忧伤
   ① 极不同意 ② 很不同意 ③ 稍不同意 ④ 中立 ⑤ 稍同意 ⑥ 很同意 ⑦ 极同意
10. 在我的生活中有些人(老师、亲戚、同学)关心着我的感情
    ① 极不同意 ② 很不同意 ③ 稍不同意 ④ 中立 ⑤ 稍同意 ⑥ 很同意 ⑦ 极同意
11. 我的家庭能心甘情愿协助我作出各种决定
    ① 极不同意 ② 很不同意 ③ 稍不同意 ④ 中立 ⑤ 稍同意 ⑥ 很同意 ⑦ 极同意
12. 我能与朋友们讨论自己的难题
    ① 极不同意 ② 很不同意 ③ 稍不同意 ④ 中立 ⑤ 稍同意 ⑥ 很同意 ⑦ 极同意

**评分规则:**

该量表由12个项目组成,包括家庭支持、朋友支持和其他支持3个维度,其中第11、3、4、8是家庭支持的条目,6、7、9、12为朋友支持的条目,其余为其他支持的条目。量表采用七级计分法,领悟社会支持总分由所有条目分累加,以总分反映个体感受到的社会支持总程度。计分方法:选(1)得1分,选(7)得7分,其余类推。总分在12～36为低支持状态;总分在37～60为中间支持状态;总分在61～84为高支持状态。总分越高,说明个体的社会支持越高。

## 附录10　一般自我效能感量表(GSES)

以下10个句子关于你平时对你自己的一般看法,请你根据你的实际情况(实际感受),在右面合适的□上打"√"。答案没有对错之分,对每一个句子无须多考虑。

|  | 完全不正确 | 有点正确 | 多数正确 | 完全正确 |
|---|---|---|---|---|
| 1. 如果我尽力去做的话,我总是能够解决问题的 | □ | □ | □ | □ |
| 2. 即使别人反对我,我仍有办法取得我所要的 | □ | □ | □ | □ |
| 3. 对我来说,坚持理想和达成目标是轻而易举的 | □ | □ | □ | □ |
| 4. 我自信能有效地应付任何突如其来的事情 | □ | □ | □ | □ |
| 5. 以我的才智,我定能应付意料之外的情况 | □ | □ | □ | □ |
| 6. 如果我付出必要的努力,我一定能解决大多数的难题 | □ | □ | □ | □ |
| 7. 我能冷静地面对困难,因为我信赖自己处理问题的能力 | □ | □ | □ | □ |
| 8. 面对一个难题时,我通常能找到几个解决方法 | □ | □ | □ | □ |
| 9. 有麻烦的时候,我通常能想到一些应付的方法 | □ | □ | □ | □ |
| 10. 无论什么事在我身上发生,我都能应付自如 | □ | □ | □ | □ |

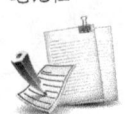

**评分规则:**

GSES为单维量,没有分量表,因此只统计总量表分。把所有10个项目的得分加起来除以10

即为总量表分。GSES采用李克特4点量表形式,各项目均为1~4评分。对每个项目,被试根据自己的实际情况回答"完全不正确"、"有点正确"、"多数正确"或"完全正确"。评分时,"完全不正确"记1分,"有点正确"记2分,"多数正确"记3分,"完全正确"记4分。

## 附录11 工作倦怠量表

请您根据自己的感受和体会,判断它们在您所在的单位或者您身上发生的频率,并在合适的数字上划"√"。

| 项目 | 从不 | 极少一年几次或更少 | 偶尔一个月一次或者更少 | 经常一个月几次 | 频繁每星期一次 | 非常频繁一星期几次 | 每天 |
|---|---|---|---|---|---|---|---|
| **情绪衰竭** | | | (该维度的得分=所有题目的得分相加/5) | | | | |
| 1. 工作让我感觉身心俱惫 | 0 | 1 | 2 | 3 | 4 | 5 | 6 |
| 2. 下班的时候我感觉精疲力竭 | 0 | 1 | 2 | 3 | 4 | 5 | 6 |
| 3. 早晨起床不得不去面对一天的工作时,我感觉非常累 | 0 | 1 | 2 | 3 | 4 | 5 | 6 |
| 4. 整天工作对我来说确实压力很大 | 0 | 1 | 2 | 3 | 4 | 5 | 6 |
| 5. 工作让我有快要崩溃的感觉 | 0 | 1 | 2 | 3 | 4 | 5 | 6 |
| **工作态度** | | | (该维度的得分=所有题目的得分相加/4) | | | | |
| 1. 自从开始干这份工作,我对工作越来越不感兴趣 | 0 | 1 | 2 | 3 | 4 | 5 | 6 |
| 2. 我对工作不像以前那样热心了 | 0 | 1 | 2 | 3 | 4 | 5 | 6 |
| 3. 我怀疑自己所做工作的意义 | 0 | 1 | 2 | 3 | 4 | 5 | 6 |
| 4. 我对自己所做工作是否有贡献越来越不关心 | 0 | 1 | 2 | 3 | 4 | 5 | 6 |
| **成就感** | | | (该维度的得分=反向计分后,所有题目的得分相加/6) | | | | |
| 1. 我能有效地解决工作中出现的问题(反向计分) | 0 | 1 | 2 | 3 | 4 | 5 | 6 |
| 2. 我觉得我在为公司作有用的贡献(反向计分) | 0 | 1 | 2 | 3 | 4 | 5 | 6 |
| 3. 在我看来,我擅长于自己的工作(反向计分) | 0 | 1 | 2 | 3 | 4 | 5 | 6 |
| 4. 当完成工作上的一些事情时,我感到非常高兴(反向计分) | 0 | 1 | 2 | 3 | 4 | 5 | 6 |
| 5. 我完成了很多有价值的工作(反向计分) | 0 | 1 | 2 | 3 | 4 | 5 | 6 |
| 6. 我自信自己能有效地完成各项工作(反向计分) | 0 | 1 | 2 | 3 | 4 | 5 | 6 |

**评分规则:**

得分在50分以下,工作状态良好;得分在50~75分,存在一定程度的职业倦怠,需进行自我心理调节;得分在75~100分,建议休假,离开工作岗位一段时间进行调整;得分在100分以上,建议咨询心理医生或辞职,不工作,或换个工作也许对人生更积极。

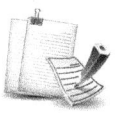

## 附录12　护士用住院患者观察量表(NOSIE)

每项为一描述性短语,如肮脏、对周围活动感兴趣、自觉一无是处等。本量表为频度量表,按照具体现象或症状的出现频度,分为0～4分:0表示无,1表示有时是或有时有,2表示较常发生,3表示经常发生,4表示几乎总是如此。

| | |
|---|---|
| 1. 肮脏 | 0 1 2 3 4 |
| 2. 不耐烦 | 0 1 2 3 4 |
| 3. 哭泣 | 0 1 2 3 4 |
| 4. 对周围活动感兴趣 | 0 1 2 3 4 |
| 5. 不督促就一直坐着 | 0 1 2 3 4 |
| 6. 容易生气 | 0 1 2 3 4 |
| 7. 听到不存在的声音 | 0 1 2 3 4 |
| 8. 衣着保持整洁 | 0 1 2 3 4 |
| 9. 对人友好 | 0 1 2 3 4 |
| 10. 不如意便心烦 | 0 1 2 3 4 |
| 11. 拒绝做日常事务 | 0 1 2 3 4 |
| 12. 易激动发牢骚 | 0 1 2 3 4 |
| 13. 忘记事情 | 0 1 2 3 4 |
| 14. 问而不答 | 0 1 2 3 4 |
| 15. 对好笑的事发笑 | 0 1 2 3 4 |
| 16. 进食狼藉 | 0 1 2 3 4 |
| 17. 与人攀谈 | 0 1 2 3 4 |
| 18. 自觉抑郁沮丧 | 0 1 2 3 4 |
| 19. 谈论个人爱好 | 0 1 2 3 4 |
| 20. 看到不存在的东西 | 0 1 2 3 4 |
| 21. 提醒后才做事 | 0 1 2 3 4 |
| 22. 不督促便一直醒 | 0 1 2 3 4 |
| 23. 自觉一无是处 | 0 1 2 3 4 |
| 24. 不太遵守医院规则 | 0 1 2 3 4 |
| 25. 难以完成简单任务 | 0 1 2 3 4 |
| 26. 自言自语 | 0 1 2 3 4 |
| 27. 行动缓慢 | 0 1 2 3 4 |
| 28. 无故发笑 | 0 1 2 3 4 |
| 29. 容易冒火 | 0 1 2 3 4 |
| 30. 保持自身整洁 | 0 1 2 3 4 |

**评分规则:**

NOSIE的结果可以归纳成因子分、总积极因素分、总消极因素分和病情总估计(总分)。具体分析时需进行一些换算步骤。NOSIE的因子分计算方法如下。

(1) 社会能力[20-(13,14,21,24,25项组分和)]×2。

(2) 社会兴趣(4,9,15,17,19项组分和)×2。

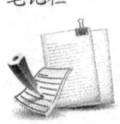

(3) 个人整洁[8+(8,30项组分和)-(1,16项组分和)]×2。
(4) 激惹(2,6,10,11,12,29项组分和)×2。
(5) 精神病表现(7,20,26,28项组分和)×2。
(6) 迟缓(5,22,27项组分和)×2。
(7) 抑郁(3,18,23项组分和)×2。

总积极因素：1,2,3项因子分和。

总消极因素：4,5,6,7项因子分和。

病情总估计：(128+总积极因素-总消极因素)。

说明：常数项主要是为了避免负分的出现。"×2"是为了便于一名评定员时的评定结果和规定的2名评定员的结果类比。如为2名评定员，在因子分计算时只需将二者的评分相加便可，不再"×2"。

# 主要参考文献

陈素坤,周英.临床护理心理学教程.北京:人民军医出版社,2007.
杭荣华,刘新民.护理心理学.合肥:中国科学技术大学出版社,2013.
郝玉芳.护理心理学.3版.北京:中国中医药出版社,2016.
姜乾金,林大熙,唐峥华,等.护理心理学.2版.杭州:浙江大学出版社,2012.
蒋继国.护理心理学.2版.北京:人民卫生出版社,2011.
鞠永熙.护理心理学.北京:科学出版社,2015.
李丽萍,刘晓红,等.护理心理学.北京:人民卫生出版社,2012.
李丽萍.护理心理学.2版.北京:人民卫生出版社,2016.
李凌江.行为医学.2版.长沙:湖南科学技术出版社,2008.
罗劲梅,何俊康.精神障碍护理学.南京:南京大学出版社,2015.
沈健.护理心理学.2版.上海:同济大学出版社,2013.
沈渔邨.精神病学.5版.北京:人民卫生出版社,2010.
史宝欣,戎华刚,刘大川.护理心理学.2版.北京:人民卫生出版社,2013.
杨艳杰,曹枫林.护理心理学.4版.北京:人民卫生出版社,2017.
郑一瑾,左慧敏.护理心理学.武汉:华中科技大学出版社,2016.
中国就业培训技术指导中心,中国心理卫生协会.心理咨询师.民族出版社,2011.
钟志兵,杨顺才,张殿君,等.护理心理学.北京:中国医药科技出版社,2016.
周郁秋.护理心理学.2版.北京:人民卫生出版社,2006.